EUSTACE MULLINS

GYILKOSSÁG INJEKCIÓVAL

AZ AMERIKA ELLEN IRÁNYULÓ ORVOSI ÖSSZEESKÜVÉS TÖRTÉNETE

OMNIA VERITAS®

EUSTACE CLARENCE MULLINS
(1923–2010)

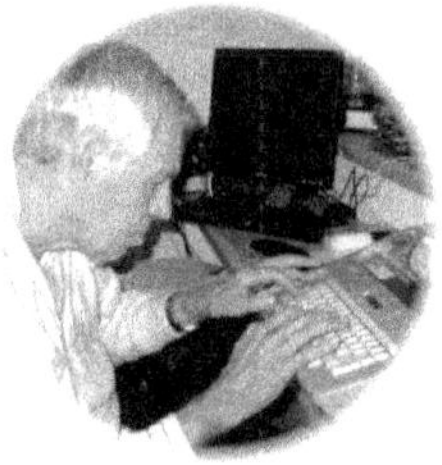

Eustace Mullins (1923–2010) amerikai író volt, aki a bankrendszerről és a pénzügyi intézményekről írt kritikus műveiről vált ismertté. Ezra Pound költő hatására 1952-ben megjelentette *The Secrets of the Federal Reserve* című könyvét, amely mély nyomot hagyott a nemzetközi pénzügyeket bíráló egyes körökben. Termékeny íróként egész pályafutása során érdeklődött a politikai, gazdasági és történelmi témák iránt.

Murder by Injection
The Story of the Medical Conspiracy Against America

GYILKOSSÁG INJEKCIÓVAL
AZ AMERIKA ELLEN IRÁNYULÓ ORVOSI ÖSSZEESKÜVÉS TÖRTÉNETE

1988

Fordította és kiadta az Omnia Veritas Limited

OMNIA VERITAS®
www.omnia-veritas.com

ELŐSZÓ **11**
Köszönetnyilvánítás: *13*
1. FEJEZET **15**
AZ ORVOSI MONOPÓLIUM 15
2. FEJEZET **23**
A SARLATÁNOKRÓL SZÓLÓ SARLATÁNSÁG 23
3. FEJEZET **55**
A RÁKBÓL SZÁRMAZÓ NYERESÉG 55
4. FEJEZET **102**
VÉDŐOLTÁS 102
5. FEJEZET **115**
FLUORIDÁLÁS 115
6. FEJEZET **130**
HOVÁ TART AZ AIDS? 130
7. FEJEZET **143**
MŰTRÁGYA 143
8. FEJEZET **154**
AZ ÉLELMISZERLÁNC SZENNYEZŐDÉSE 154
9. FEJEZET **170**
A GYÓGYSZERIPARI KARTELL 170
10. FEJEZET **228**
A ROCKEFELLER-SZINDIKÁTUS 228
EGYÉB CÍMEK **255**

Címzett
BLAIR
elismerésül páratlan
az amerikai eszmék iránti elkötelezettségedért

Címzett

BLAIR

elismerésül páratlan

az amerikai eszmék iránti elkötelezettségedért

ELŐSZÓ

A jelen mű, amely mintegy negyven évnyi nyomozati kutatás eredménye, logikus folytatása korábbi könyveimnek: az Egyesült Államok monetáris politikájának és banki gyakorlatának nemzetközi ellenőrzéséről szóló leleplezésnek; egy későbbi mű, amely feltárja azokat a titkos szervezetek hálózatát, amelyeken keresztül ezek az idegen erők gyakorolják a politikai hatalmat – a titkos bizottságokat, alapítványokat és politikai pártokat, amelyek révén rejtett terveiket végrehajtják; és most: a legfontosabb kérdés, azaz az, hogy ezek a rablások milyen módon érintik az amerikai állampolgárok mindennapi életét és egészségét. A rejtőzködő uralkodók hatalmas ereje ellenére rájöttem, hogy csak egy csoportnak van hatalma élet-halál ítéletet hozni bármely amerikai felett – nemzetünk orvosainak.

Felfedeztem, hogy ezek az orvosok, hatalmuk ellenére, maguk is nagyon szigorú ellenőrzés alatt állnak szakmai életük minden területén. Meglepő módon ezeket az ellenőrzéseket nem állami vagy szövetségi ügynökségek gyakorolják, bár az amerikai élet szinte minden más területe ma már a bürokrácia abszolút ellenőrzése alatt áll. Az orvosoknak megvan a saját autokráciájuk, egy magán szakmai szervezetük, az Amerikai Orvosi Szövetség. Ez a csoport, amelynek székhelye Illinois államban, Chicagóban van, fokozatosan építette fel hatalmát, amíg teljes ellenőrzést nem szerzett az orvosi egyetemek és az orvosok akkreditációja felett.

Ezeknek a manipulátoroknak a nyomai egyenesen azokhoz a nemzetközi összeesküvők fészkéhez vezettek, akiket korábbi könyveimben lelepleztem. Tudtam, hogy már kifosztották Amerikát, veszélyesen alacsony szintre csökkentették katonai erejét, és bürokratikus ellenőrzést vezettek be minden amerikai felett. Most pedig rájöttem, hogy összeesküvéseik közvetlenül érintik minden amerikai egészségét is.

Ez az összeesküvés dokumentáltan rontotta polgáraink egészségi állapotát. Csecsemőhalandóság és más fontos egészségügyi statisztikák tekintetében ma már messze lemaradtunk a civilizált nemzetek rangsorában. Sikerült dokumentálnom ezeknek a hidegvérű iparmágnásoknak a sokkoló tevékenységét, akik nemcsak éhínségeket, gazdasági válságokat, forradalmakat és háborúkat terveznek és hajtanak végre, hanem legnagyobb nyereségüket az egészségügyi ellátás manipulálásából is merítik. Ezen összeesküvők cinizmusa és gonoszsága meghaladja a legtöbb amerikai képzeletét. Évente szándékosan milliókat zsákmányolnak ki népünktől „jótékonysági" szervezeteken keresztül, majd ugyanezeket a szervezeteket használják kulcsszereplőként orvosi monopóliumuk megerősítésére. A félelem és a megfélemlítés azok az alapvető technikák, amelyekkel az összeesküvők fenntartják ellenőrzésüket egészségügyi ellátásunk minden területén, miközben könyörtelenül eltiporják minden olyan versenytársat, aki veszélyezteti nyereségüket. Akárcsak az amerikai nép feletti „viselkedés-ellenőrzésük" egyéb területein, a leggyakrabban használt fegyverük ellenünk a szövetségi ügynökök és szövetségi ügynökségek bevonása az intrikáik végrehajtására. Ennek a műveletnek a bizonyítéka talán a munkám legzavarba ejtőbb felfedezése.

Eustace Mullins
1988. február 22.

Köszönetnyilvánítás:

Hálás vagyok a washingtoni Kongresszusi Könyvtár munkatársainak az udvariasságukért és az együttműködésükért e mű elkészítése során.

1. FEJEZET

AZ ORVOSI MONOPÓLIUM

Az orvosi gyakorlat talán nem a világ legrégebbi szakmája, de gyakran úgy tekintik, hogy nagyjából ugyanazok az elvei alapján működik. A páciens nemcsak azt kérdezi magától, hogy megkapja-e azt, amiért fizet, hanem sok esetben megdöbbenve tapasztalja, hogy valójában olyasmit kapott, amire nem számított. A történelmi adatok vizsgálata azt mutatja, hogy az orvosi gyakorlat tényleges módszerei az idők folyamán nem változtak meg annyira. A nemrég felfedezett Ebers-papirusz azt mutatja, hogy már i. e. 1600-ban is több mint kilencszáz recept állt az orvosok rendelkezésére, köztük az ópium mint fájdalomcsillapító szer. Még 1700-ban is a gyakran használt gyógyszerek közé tartoztak a hashajtók, mint a szenna, az aloe, a füge és a ricinusolaj. A bélférgeket aspidiumgyökérrel (a hímpáfrány), gránátalma-kéreggel vagy féregölő olajjal kezelték. Keleten ezt a szantonin virágaiból nyerték, a nyugati féltekén pedig a chenopodium gyümölcséből és leveleiből préselték ki.

Fájdalomcsillapítók az alkohol, a hyoscyamus levelek és az ópium voltak. A hyoscyamus skopolamint tartalmaz, amelyet a modern orvostudományban a „szürkületi alvás" előidézésére használnak. A 16. században az arabok a reumás fájdalmak és a köszvény kezelésére a sáfrány származékát, a colchicumot használták. A kinin forrásául szolgáló cinchona kérget a malária kezelésére használták; a chaulmoogra olajat a leprára, az ipecacot pedig az amőbiás vérhasra. Az égett szivacsot egykor a golyva kezelésére használták; a benne található jód biztosította a gyógyulást. A bábák az ergotot használták a méh összehúzására. Körülbelül kétszáz évvel ezelőtt Sir Humphry Davy felfedezte a dinitrogén-oxid érzéstelenítő tulajdonságait, ezzel elindítva a modern orvostudomány korszakát. Michael Faraday felfedezte az étert, Wilhelm Surtner pedig kivonta a morfiumot az ópiumból.

A 19. század végéig az orvosok szabadúszóként praktizáltak, ami azt jelentette, hogy döntéseik minden kockázatát magukra vállalták. A szegények ritkán találkoztak orvossal, mivel az orvosi ellátás általában a gazdagokra és a hatalmasokra korlátozódott.

Egy uralkodó meggyógyítása nagy hasznot hozhatott, de a gyógyítás kudarca végzetes hiba lehetett. Talán éppen ennek a szakmának a személyes kockázatainak tudata adta az ötletet a monopólium létrehozására, hogy a kockázatokat és a hasznot egy kiválasztott kevesek között osszák el. Az orvosi monopólium kiépítésére irányuló kísérletek mára modern pestist hoztak létre, míg a monopólium fenntartására irányuló elszántság drágán megfizetődött a közvélemény számára pénzben és szenvedésben egyaránt.

Közel ötszáz évvel ezelőtt Angliában történt az egyik első kísérlet ennek a monopóliumnak a létrehozására. Az 1511-es törvény, amelyet VIII. Henrik király írt alá Angliában, bűncselekménynek minősítette az orvosi vagy sebészi gyakorlatot egy „szakértői" testület jóváhagyása nélkül. Ezt a törvényt 1518-ban a Királyi Orvosi Kollégium megalapításával hivatalossá tették. 1540-ben a borbélyok és sebészek is hasonló jogosultságokat kaptak, amikor a király jóváhagyta társaságukat. Azonnal kampányt indítottak a szegényeket ellátó, engedély nélküli gyógyítók eltávolítására. Úgy tűnik, nincs semmi új a nap alatt, mivel nagyjából ugyanilyen kampány már régóta folyik az Egyesült Államokban is. A szegényeket ellátó orvosok zaklatása olyan széles körű szenvedést okozott Angliában, hogy VIII. Henrik király kénytelen volt 1542-ben kihirdetni a Quacks Chartát. Ez a charta mentesítette a „jogosulatlan gyógyítókat", és lehetővé tette számukra, hogy folytassák tevékenységüket. Az Egyesült Államokban soha nem adtak ki ilyen oklevelet, ahol a „kuruzsló" nem csupán engedély nélküli orvos, azaz olyan, akit az Amerikai Orvosi Szövetség vagy az annak irányítása alatt álló kormányzati szervek egyikének sem „jóváhagyott", hanem azonnali letartóztatásnak is ki van téve. Érdekes, hogy a kuruzslók oklevelezése nem tartozik azok közé az angol élet jellemzői közé, amelyek átkerültek az amerikai gyarmatra.

1617-ben Angliában megalakult a Gyógyszerészek Társasága. 1832-ben alapították a Brit Orvosi Szövetséget; ez ösztönzőleg hatott egy hasonló szövetség, az Amerikai Orvosi Szövetség (AMA) megalakítására az Egyesült Államokban. A kezdetektől fogva az Amerikai Orvosi Szövetségnek egyetlen fő célja volt: az orvosi gyakorlat teljes monopóliumának elérése és védelme az Egyesült Államokban. Kezdettől fogva az AMA az allopátiát tette gyakorlatának alapjává. Az allopátia olyan orvostudományi irányzat volt, amelynek gyakorlói elismert orvostudományi egyetemen szereztek képzést, és nagymértékben támaszkodtak a sebészeti beavatkozásokra és a gyógyszerek alkalmazására. Ezen orvostudományi irányzat vezetőit Németországban képezték ki. Elkötelezettek voltak a vércsapolás és a nagy dózisú gyógyszerek gyakori alkalmazása mellett. Ellenségesen viszonyultak minden olyan orvostudományi irányzathoz, amely nem az egyetemeken született, és nem követte a szabványosított vagy ortodox eljárásokat.

Az allopátia heves rivalizálást váltott ki a 19. században elterjedt orvostudományi irányzattal, a homeopátiával. Ezt az irányzatot egy Christian Hahnemann (1755–1843) nevű orvos hozta létre. Alapja a „similibus curentur" elv volt, vagyis a hasonló a hasonlót gyógyítja. A homeopátia napjainkban még nagyobb jelentőséggel bír, mert az immunrendszeren keresztül hat, a betegséget okozó anyagokhoz hasonló, nem mérgező adagokat alkalmazva. Még ma is Erzsébet királynőt a Buckingham-palotában a személyes homeopátiás orvosa kezeli. Az Egyesült Államokban azonban a szervezett orvoslás továbbra is hevesen igyekszik hitelteleníteni és felszámolni a homeopátiás gyógyászat gyakorlatát. Ironikus módon Dr. George H. Simmons, aki 1899 és 1924 között uralta az Amerikai Orvosi Szövetséget, és nemzeti hatalommá építette ki azt a szervezetet, évekig hirdetéseket tett közzé Lincolnban, Nebraskában, ahol praktizált, amelyekben kijelentette, hogy „homeopátiás orvos".

Klinikai vizsgálatok kimutatták, hogy a homeopátia ugyanolyan hatékony, mint bizonyos széles körben felírt ízületi gyulladás elleni gyógyszerek, és azzal a döntő előnnyel is rendelkezik, hogy nincs káros mellékhatása.

A homeopátia eredményeit azonban történelmileg elhallgatták, vagy ha egyáltalán említették őket, akkor jelentősen félreértelmezték vagy eltorzították. Ennek a technikának egy klasszikus példája Angliában történt az 1854-es pusztító kolerajárvány idején; a feljegyzések szerint a járvány idején a homeopátiás kórházakban a halálozási arány mindössze 16,4% volt, szemben az ortodox orvosi kórházak 50%-os halálozási arányával. Ezt a adatot a londoni városi egészségügyi tanács szándékosan elhallgatta.

A 19. század folyamán a homeopátia gyakorlata gyorsan elterjedt az Egyesült Államokban és Európában. Dr. Hahnemann írt egy tankönyvet, a „Homeopathica Materia Medica" címűt, amely lehetővé tette sok orvos számára, hogy átvegye módszereit.

1847-ben, amikor az Amerikai Orvosi Szövetséget (AMA) megalapították az Egyesült Államokban, a homeopáták száma több mint kétszerese volt az allopáták, az AMA-típusú orvosok számának. A homeopátiás szakma individualista jellege és az a tény, hogy általában egyedül praktizáltak, miatt nem voltak felkészülve az allopáták összehangolt támadására. Kezdettől fogva az AMA bebizonyította, hogy csupán egy szakmai lobbicsoport, amelyet a verseny elfojtása és a homeopáták kiszorítása céljából szerveztek. Az 1900-as évek elejére, amikor az AMA kezdte elérni ezt a célt, az amerikai orvoslás sötét korszakába lépett. Csak most kezd kilábalni azokból a sötét évtizedekből, miközben egy új, holisztikus mozgalom a teljes fizikai rendszer kezelését szorgalmazza, ahelyett, hogy egy érintett részre koncentrálna.

Az AMA allopátiás orvostudományi iskolájának egyik jellegzetes vonása az állandó önreklámozás és egy mítosz terjesztése volt, miszerint az ő orvostudományuk az egyetlen hatékony. Ez a káros fejlemény egy új szörnyet teremtett: az őrült orvost, mint abszolút tévedhetetlenségű személyt, akinek ítéletét soha nem szabad megkérdőjelezni. Természetesen hibáiról sem szabad soha beszélni. Ahogy Ivan Ilyich rámutatott sokkoló könyvében, a „Medical Nemesis, the Expropriation of Health" (1976) című műben, nemcsak az allopátiás orvostudomány hatékonysága bizonyult mítoszsá, hanem az orvosok most új járványokat hoztak létre, olyan betegségeket, amelyeket Ilyich „iatrogénnek" nevez, és amelyek egy olyan járványt okoznak, amelyet ő „iatrogenezisnek" nevez. Ilyich azt állítja, hogy ez a járvány jelenleg végigsöpör az országon. Az iatrogenezist úgy definiálja, mint „olyan betegséget, amelyet az orvos orvosi beavatkozása okoz". Ilyich továbbá három gyakran előforduló iatrogenesis-típust határoz meg: a klinikai iatrogenesis-t, amely egy orvos által okozott betegség; a társadalmi- is iatrogenesis-t, amelyet a gyógyászati-ipari komplexum machinációi szándékosan hoznak létre; és a kulturális iatrogenesis-t, amely aláássa az emberek túlélési akaratát. A három iatrogenesis-típus közül a harmadik lehet a legelterjedtebb. A különféle gyógyszerek reklámjai „stressznek" nevezik azt a nehézséget, hogy legyőzzük a mindennapi élet problémáit, amelyeket a totalitárius kormány és a háttérben álló, saját személyes haszonszerzésük érdekében működő gonosz alakok okoznak. Szembesülve ezzel a szörnyű jelenléttel, amely behatol az amerikai állampolgárok mindennapi életének minden területére, sok embert elhatalmasít a reménytelenség érzése, és meggyőződnek arról, hogy semmit sem tehetnek. Valójában ez a szörnyeteg rendkívül sebezhető, mert túlságosan kiterjedt, és ha megtámadják, kiderül, hogy csak papírtigris.

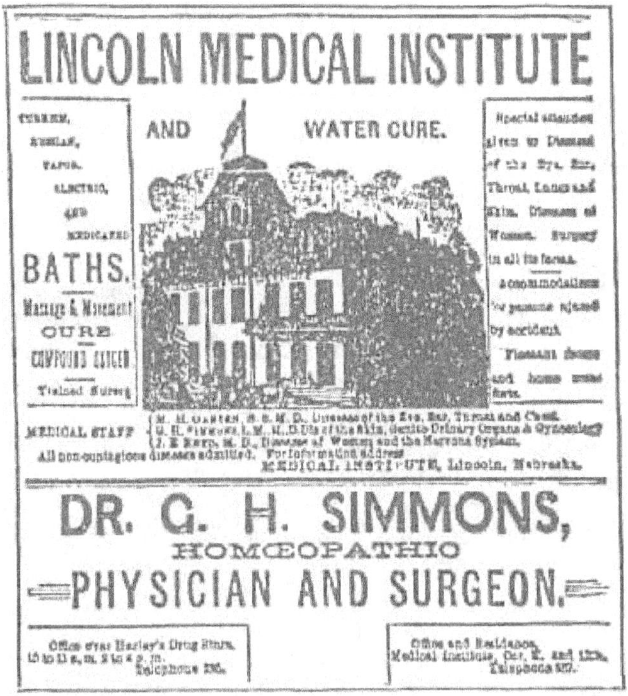

Az Amerikai Orvosi Szövetség vezetőjének sarlatán hirdetése

Ez a hirdetés a nebraskai Lincoln újságaiban jelent meg évekkel azelőtt, hogy megszerezte volna levelező diplomáját a Rush Medical College-tól. Ebben a hirdetésben „Doc" Simmons magát, -t homeopátiás orvosként mutatja be. Későbbi hirdetéseiben egyre ambiciózusabbá vált, és azt állította magáról, hogy „a dublini Rotunda Kórházak nőgyógyászati és szülészeti szakvizsgázottja". Figyeljük meg a „Compound Oxygen" nevű humbug gyógymódot.

Az AMA heves állításai ellenére, miszerint javul az orvosi ellátás, a nyilvántartások azt mutatják, hogy az amerikaiak egészségi állapota romlik. A tizenkilencedik században folyamatos javulás volt tapasztalható, valószínűleg a homeopáták gondoskodásának köszönhetően. A korszak jellegzetes betegsége a tuberkulózis volt. 1812-ben New Yorkban a tuberkulózis okozta halálozási arány 100 000 főre vetítve 700 volt. Amikor Koch 1882-ben izolálta a bacilust, ez a halálozási arány már 370-re csökkent. 1910-ben, amikor megnyílt az első tuberkulózis szanatórium, ez az arány tovább csökkent 180-ra 100 000 főre vetítve. 1950-re ez a halálozási arány 50-re csökkent 100 000 főre vetítve. Az orvosi nyilvántartások bizonyítják, hogy a skarlát, a diftéria, a szamárköhögés és a kanyaró okozta gyermekhalandóság 90%-os csökkenése az antibiotikumok és az immunizálás bevezetése előtt, 1860 és 1896 között következett be. Ez jóval azelőtt történt, hogy 1905-ben elfogadták az Élelmiszer- és Gyógyszerügyi Törvényt, amely kormányzati ellenőrzést vezetett be a gyógyszerek államok közötti kereskedelmére. 1900-ban mindössze egy orvos jutott 750 amerikaira. Általában két év gyakorlatot teljesítettek, amely után nagyjából ugyanakkora fizetésre számíthattak, mint egy jó szerelő. 1900-ban az *AMA Journal*, amelynek szerkesztője már Dr. George H. Simmons volt, harci riadót fújt. „Meg kell fékezni a szakma növekedését, ha az egyes tagok azt akarják, hogy az orvosi gyakorlat jövedelmező szakma legyen." Nehéz lenne bármely szakma irodalmában ennél határozottabb monopólium iránti igényt találni. De hogyan lehetett volna ezt a célt elérni? A Merlin, aki varázspálcáját lengetve előidézte ezt a drámai fejleményt az orvosi szakmában, nem másnak bizonyult, mint a világ leggazdagabb emberének, a telhetetlen monopolistának, John D. Rockefellernek. Friss győzelmét követően, amelynek során hatalmas olajmonopóliumot szervezett – egy olyan diadal, amely éppoly vérbő volt, mint bármely ókori római diadal –, Rockefeller, a Rothschild-ház teremtménye és annak Wall Street-i követe, Jacob Schiff, rájött, hogy egy orvosi monopólium még nagyobb nyereséget hozhat számára, mint olajtrösztje. 1892-ben Rockefeller Frederick T. Gatest nevezte ki ügynökének, és az oldalon a „minden jótékonysági tevékenységének vezetője" címet adományozta neki. Mint kiderült, Rockefeller minden nagy nyilvánosságot kapott „jótékonysági kezdeményezése" kifejezetten arra irányult, hogy nemcsak a saját vagyonát és hatalmát növelje, hanem azokét is, akiket olyan ügyesen képviselt.

Frederick T. Gates első ajándéka Rockefellernek egy terv volt amelynek célja az Egyesült Államok teljes orvosi oktatási rendszerének uralma volt. Az első lépést a Rockefeller Orvostudományi Kutatóintézet létrehozásával tették meg. 1907-ben az AMA „megkérte" a Carnegie Alapítványt, hogy végezzen felmérést az ország összes orvosi iskolájáról. Már ekkoriban a Rockefeller-érdekek jelentős gyakorlati ellenőrzést gyakoroltak a Carnegie Alapítványok felett, amelyet azóta is fenntartanak. Az alapítványi világban közismert tény, hogy a Carnegie Alapítványok (amelyekből több is létezik) csupán a Rockefeller Alapítvány gyenge kiegészítői. A Carnegie Alapítvány Abraham Flexnert nevezte ki az orvostudományi egyetemekről szóló tanulmányának vezetőjévé. Véletlen egybeesésként testvére, Simon volt a Rockefeller Orvostudományi Kutatóintézet vezetője. A Flexner-jelentés 1910-ben készült el, hónapokig tartó utazások és tanulmányozás után. Erősen befolyásolta a német képzésű allopátiás képviselet az amerikai orvosi szakmában. Később kiderült, hogy

Flexnerre leginkább a baltimore-i utazása gyakorolt hatást. A Johns Hopkins Egyetemen végzett. Ezt az iskolát Daniel Coit Gilman (1831–1908) alapította. Gilman a Yale Egyetemen működő Russell Trust (ma Halál Testvériség néven ismert) három alapító tagja közé tartozott. A Yale-i központjában volt egy német nyelvű levél, amely felhatalmazta Gilmant az Illuminátusok ezen ágának létrehozására az Egyesült Államokban. Gilman alapította a Peabody Fundot és a John Slater Fundot, amelyek később a Rockefeller Alapítvány lett. Gilman a Rockefeller által létrehozott General Education Board (Általános Oktatási Tanács) egyik alapítója is lett, amelynek feladata az volt, hogy átvegye az Egyesült Államok orvosi oktatási rendszerének irányítását; valamint a Carnegie Alapítvány és a Russell Sage Alapítvány alapítója is volt. A Johns Hopkins Egyetemen Gilman tanította Richard Elyt is, aki Woodrow Wilson oktatáspolitikájának gonosz zsenije lett. Gilman utolsó éve során elért végső eredménye az volt, hogy tanácsot adott Herbert Hoovernek egy gondolkodóközpont létrehozásának célszerűségéről. Hoover később, az első világháború után, Gilman tervét követve létrehozta a Hoover Intézetet. Ez az intézmény szolgáltatta a „Reagan-forradalom" mozgatórugóit és alakítóit Washingtonban. Nem meglepő, hogy az amerikai nép még nagyobb adósságterhet és még elnyomóbb szövetségi bürokráciát kapott, mindez Daniel Coit Gilman Illuminati-prospektusának eredményeként.

Flexner ideje nagy részét a Johns Hopkins Egyetemen töltötte, jelentésének véglegesítésével. Az orvostudományi kar, amelyet csak 1893-ban alapítottak, nagyon korszerűnek számított. Ez volt az amerikai német allopátiás orvostudományi iskola központja is. A Kentucky állambeli Louisville-ben született Flexner a berlini egyetemen tanult. Az Amerikai Cionista Szervezet elnöke, Louis Brandies, aki szintén Louisville-ből származott, a Flexner család régi barátja volt. Miután Woodrow Wilson kinevezte Brandeist a Legfelsőbb Bíróság tagjává, Brandeis kinevezte magát párizsi küldöttnek, hogy részt vegyen az 1918-as versailles-i békekonferencián. Célja az volt, hogy ezen a konferencián előmozdítsa a cionista mozgalom céljait.

Bernard Flexnert, aki akkor New York-i ügyvéd volt, felkérték, hogy kísérje el Brandeist, mint a cionista delegáció hivatalos jogi tanácsadóját Párizsba. Bernard Flexner később a Külkapcsolatok Tanácsának alapító tagja lett, és testvérével, Simonnal együtt a Rockefeller Alapítvány kurátora.

Simon Flexnert 1903-ban, az intézet megalapításakor nevezték ki a Rockefeller Orvostudományi Kutatóintézet első igazgatójának. Abraham Flexner 1908-ban csatlakozott a Carnegie Oktatásfejlesztési

Alapítványhoz, ahol 1928-as nyugdíjba vonulásáig dolgozott. Évekig a Rockefeller Általános Oktatási Tanácsának tagja is volt. Az Oxfordi Egyetem Rhodes-emlék előadói címmel tüntette ki. Legfontosabb műve 1913-ban jelent meg, „Prostitution in Europe" (Prostitúció Európában) címmel.

Abraham Flexner benyújtott egy zárójelentést Rockefellernek, amely minden szempontból kielégítőnek bizonyult. Első pontja határozott egyetértés volt az AMA azon panaszával, miszerint túl sok az orvos. Flexner megoldása egyszerű volt: az orvosi képzést olyan elitisztikussá és drágává, valamint annyira elhúzódóvá tenni, hogy a legtöbb hallgató számára lehetetlenné váljon az orvosi pálya megfontolása. A Flexner-program négyéves egyetemi alapképzést és további négyéves orvosi képzést írt elő. Jelentése emellett bonyolult követelményeket támasztott az orvosi egyetemekkel szemben: drága laboratóriumokkal és egyéb felszereléssel kellett rendelkezniük. A Flexner-jelentés követelményeinek hatálybalépésével az orvosi egyetemek száma gyorsan csökkent. Az első világháború végére az orvosi egyetemek száma 650-ről mindössze 50-re csökkent. Az éves diplomások száma 7500-ről 2500-ra csökkent. A Flexner-korlátozások bevezetése gyakorlatilag garantálta, hogy az Egyesült Államokban az orvosi monopólium eredményeként egy kis, jómódú családokból származó elitista hallgatói csoport alakuljon ki, és hogy ez a kis csoport szigorú ellenőrzés alá kerüljön.

Mennyibe került a Flexner-jelentés az átlagos amerikai polgárnak? Néhány friss statisztika rávilágít a helyzetre. A New York Times arról számolt be, hogy 1985-ben az Egyesült Államokban az egy főre jutó egészségügyi ellátás költsége évi 1800 dollár volt; Angliában évi 800 dollár, Japánban évi 600 dollár. Ugyanakkor mind Anglia, mind Japán magasabb helyen áll az orvosi ellátás minőségének skáláján, mint az Egyesült Államok.

Például Japánhoz képest, amelynek életszínvonala magasabb, mint az Egyesült Államoké, de amely évente 600 dollárért biztosított minőségi orvosi ellátást polgárainak, az Egyesült Államokban az összehasonlítható orvosi ellátás értéke nem lehet magasabb, mint évi 500 dollár fejenként. Mi az a 1300 dolláros különbség fejenként? Ez az az évi 300 milliárd dollár, amellyel az orvosi monopólium kirabolja az amerikai közvéleményt túlszámlázások, bűnszervezeti tevékenységek és a gyógyszeripari tröszt működése révén.

2. FEJEZET

A SARLATÁNOK A SARLATÁNSÁGRÓL

> **Sarlatán** – orvosi vagy sebészi ismeretekkel rendelkező, de tudatlan színész.
>
> Sarlatánság – csalás. 1783, Crabbe, Village 1: „Egy hatalmas sarlatán, aki régóta jártas az emberi betegségekben, és aki először megsérti az áldozatot, akit megöl."
>
> *Oxford English Dictionary*

Geoffrey Marks szerint az amerikai orvostudomány első jelentős alakja a teológus Cotton Mather (1663–1728) volt.

Increase Mather, a Harvard Egyetem rektora fiaként Cotton Mather számos teológiai művet írt, de egy teljes terjedelmű orvosi művet is, „The Angel of Bethesda" címmel, amelyet 1720 és 1724 között írt. Orvosi levelei nagymértékben támaszkodtak a helyi indián hagyományokra; elmélkedett a betegségek mentális tényezőjéről is, megjegyezve, hogy „A vidám szív jót tesz, mint a gyógyszer, de a megtört lélek kiszárítja a csontokat."

Úgy tűnik, Mather volt az első és egyben utolsó teológus, akit érdekeltek az amerikai orvostudomány gyakorlati vonatkozásai. Az amerikai orvostudomány következő jelentős alakja Dr. Nathan Smith Davis (1817–1904) volt. Miután Dr. Daniel Clark mellett tanult New York állam északi részén, Davis 1847-ben New Yorkba költözött. Már 1845-ben követelte a New York-i Orvosi Társaságtól, hogy orvosolja az orvosi képzés legkirívóbb visszaéléseit, ragaszkodva ahhoz, hogy az akkor divatos négyhónapos képzést hat hónapra növeljék. 1846. május 11-én orvoscsoportot hívott össze New Yorkban, hogy megalapítsák az Amerikai Orvosi Szövetség magját. A szervezet a következő évben, 1847. május 5-én, Philadelphiában nyert hivatalos státuszt; ez az Amerikai Orvosi Szövetség hivatalos alapításának dátuma. A New York-i találkozón részt vevő száz küldött száma Philadelphiában már több mint kétszázötvenre nőtt. Hamarosan számos államban állami szervezeteket hoztak létre. Smith később Chicagóba költözött, ahol csatlakozott a Rush Orvostudományi Egyetem oktatói gárdájához.

1883-ban, amikor az AMA megalapította folyóiratát, ő lett az első szerkesztő, és ezt a tisztséget 1889-ig töltötte be.

Alapítója, Dr. Davis jó szándéka ellenére az AMA mintegy ötven éven át haldokló állapotban maradt. 1899-ben a szervezet óriási lépést tett előre, amikor megérkezett a Nebraskából származó Dr. George H. Simmons. Simmons, akit egész életében – talán gúnyosan – „Doc"-nak neveztek, ma az amerikai kuruzslók kiemelkedő alakjaként él az emlékezetben. Az angliai Moretonban született Simmons 1870-ben vándorolt ki az Egyesült Államokba. A Középnyugaton telepedett le, és újságíróként kezdte pályafutását. Érdekes, hogy a 20. századi amerikai orvostudomány két másik meghatározó alakja, Dr. Morris Fishbein és Albert Lasker szintén újságíróként kezdte pályafutását; Fishbein egész életében újságíró maradt. Simmons a *Nebraska Farmer* szerkesztője lett Lincolnban, Nebraskában. Néhány évvel később úgy döntött, hogy javít a pénzügyi helyzetén, és páratlan orvosi sarlatánságba kezdett. Érdekes módon az AMA 1868-ban hivatalosan úgy definiálta a sarlatánságot, mint „olyan gyógyszerek vagy kezelések értékesítését vagy alkalmazását, amelyeket a törvényesen létrehozott orvosi hatóságok nem hagytak jóvá". Simmons figyelmen kívül hagyta ezt a követelményt. Senki sem tudta soha megállapítani, hogy tanult-e valahol orvosi diplomát szerezni. Ennek ellenére hirdetni kezdte, hogy a „dublini Rotunda Kórház licencese", feltehetően az írországi Dublinra utalva. Valójában a dublini kórház soha nem állított ki licencet, és erre nem is volt jogosult. (Lásd a 2. illusztrációt, a szemközti teljes oldalon.)

Senki sem vette a fáradtságot, hogy feltegye a kérdést: miért döntött úgy Simmons, aki állítólag szabályosan engedélyezett orvosként érkezett az Egyesült Államokba, hogy ehelyett néhány évig újságíróként dolgozzon. Azt is hirdette, hogy „másfél évet töltött London legnagyobb kórházaiban", bár nem tett semmiféle állítást arra vonatkozóan, hogy milyen minőségben volt ott: betegként, ápolóként vagy más beosztásban. Évekkel később postai úton szerezte meg diplomáját az ország egyik virágzó diplomagyárától, a chicagói Rush Medical College-tól, miközben Lincolnban teljes munkaidőben orvosként praktizált. Nincs arról feljegyzés, hogy a diploma megszerzése előtt valaha is betette volna a lábát a Rush Medical College campusára. Pártfogoltja, Morris Fishbein szintén a Rush Medical College-ba járt. Kérdéses volt, hogy Fishbein valaha is ténylegesen diplomát szerzett-e; évekkel később, amikor már befolyásos pozícióban volt, ott „professzor" lett, és az orvostudomány PR-vonatkozásainak oktatására szakosodott.

A szerzők, Geoffrey Marks és William K. Beatty kimerítő és részletes összeállításukban, „The Story of Medicine in America" című meghatározó műben sem Simmonsról, sem Fishbeinről nem tesznek említést, ami nyilvánvalóan szembetűnő kihagyás, mivel ők a két leghírhedtebb orvos a gyógyászati történelmünkben. Nyilvánvalóan felismerve, hogy ez a két férfi a gyógyászati történelem két leghíresebb sarlatánja, a szerzők óvatosan úgy döntöttek, hogy figyelmen kívül hagyják őket.

A Who's Who című kiadványban Simmons megjegyzi, hogy 1884 és 1899 között Lincolnban praktizált orvosként. Diplomáját a következőképpen tünteti fel: L. M. Dublin 1884. Ez további kérdéseket vet fel. Simmons 1870-ben vándorolt ki az Egyesült Államokba; 1870-től 1899-ig, amikor Chicagóba költözött, folyamatosan Lincolnban élt. Valamilyen okból elmulasztotta feltüntetni a Rush Medical College-tól kapott levelező diplomáját a *Who's Who* 1936-os kiadásában; a 1922-es kiadásban még feltüntette, hogy 1892-ben szerezte meg. Itt sem vetette fel később senki a kérdést az oktatási hátterével kapcsolatban, amelyből kitűnt, hogy csak az Egyesült Államokba érkezése után kezdte meg orvosi tanulmányait Dublinban. „Doc" Simmons lincolni hirdetései, amelyeket itt közlünk, a korabeli szokásos szóhasználatot alkalmazták: „Korlátozott számú női páciens fogadható a lakásomban." Ez egy kódolt utalás volt arra, hogy abortuszokat végzett. A helyszínen szépségszalont és masszázsszalont is üzemeltetett, a „Lincoln Institute" részeként, amelynek láthatóan ő volt az egyetlen tisztviselője. Hirdetései „homeopátiás orvosként" is bemutatták, bár hamarosan az AMA-nál kezdett karriert, hogy tönkretegye a homeopátia szakmát az Egyesült Államokban. Hirdetései azt hirdették, hogy „minden női orvosi és sebészeti betegséget kezel".

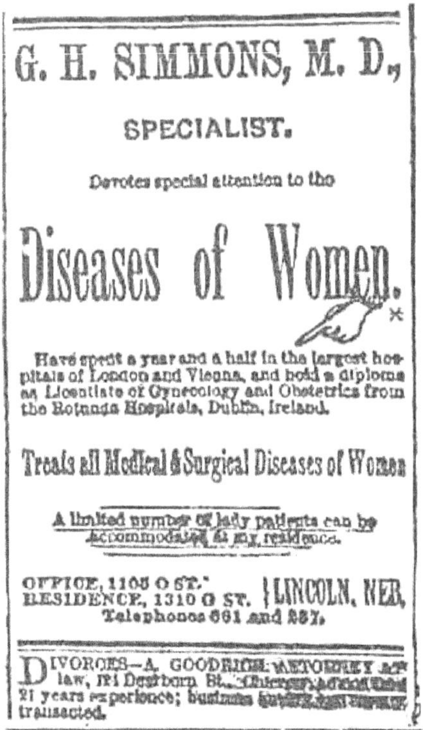

Az Amerikai Orvosi Szövetség szervezőjének és vezetőjének sarlatán hirdetése, az abortuszorvosok által használt formátumban A „Lakásomban korlátozott számú hölgy beteget tudok fogadni" sorok az abortuszorvosok által azokban a napokban hirdetéseikben rendszeresen használt forma voltak. A londoni és bécsi kórházak tapasztalatai szerint az ír engedély fiktív. Ez a hirdetés később jelent meg, mint a Lincoln Intézeté, de évekkel azelőtt, hogy „Doc" Simmons megszerezte volna diplomagyárból származó diplomáját.

Miután megismerte az Amerikai Orvosi Szövetséget, Simmons, aki mindig nagyobb státuszt keresett, létrehozta a Nebraska-i Orvosi Szövetséget. Szervezői tehetsége felkeltette a chicagói központ figyelmét, és felkérték, hogy vegye át az AMA Journal of szerkesztői posztját. Így „Doc" Simmons nem orvosként, hanem újságíróként került az AMA-hoz. Rájött, hogy az AMA sodródik, és senki sem képes nemzeti politikát végrehajtani. A helyzet épp az ő képességeinek és hajtóerejének megfelelő volt. Hamarosan kinevezte magát az Amerikai Orvosi Szövetség titkárává és ügyvezető igazgatójává, és elindította a szervezetet azon diktatórikus és önmagát dicsőítő politikáján, amelyet a mai napig fenntart. Az AMA-hoz befolyó összes pénz Simmons kezén ment keresztül, és ő személyesen felügyelte a működés minden részletét. Hamarosan talált egy tehetséges és hajlandó helyettest egy olyan ember személyében, aki korábban a Kentucky Állami Egészségügyi Tanács titkára volt. Úgy tűnik, hogy ő volt Simmons szívének kedves embere, mert letartóztatták, miután a vizsgálók mintegy 62 000 dolláros hiányt találtak a számláin. Az állami bürokrácia jó hírű tagjaként sikerült hivatalos kegyelmet szereznie a kentucky-i kormányzótól, azzal a szelíd intéssel, hogy talán a legjobb lenne, ha máshol telepedne le. Chicago csak egy rövid vonatútra volt, ahol rájött, hogy Simmons-t lenyűgözték a referenciái. Ez az úriember, Dr. E. E. Hyde, 1912-ben leukémiában halt meg. Ez szerencsés körülménynek bizonyult egy másik, a háttérben várakozó újságíró, Dr. Morris Fishbein számára. Fishbein látszólag befejezte tanulmányait a Rush Orvostudományi Főiskolán, de még nem kapta meg a diplomáját. Mindenesetre nem akart orvos lenni. Néhány hónapig szórványosan dolgozott gyakornokként a Durand Kórházban, de nem volt hajlandó betartani az akkori szabályokat, amelyek két év gyakornoki gyakorlatot írtak elő egy akkreditált kórházban. Komolyan fontolgatta a cirkuszi akrobata karriert, és részmunkaidőben statisztaként dolgozott egy opera társulatnál. Tudomást szerzett az AMA-nál megnyíló álláslehetőségről is, és Dr. Hyde végső betegségének idején részmunkaidőben írt ott. Simmons ráadásul úgy találta, hogy Fishbein a szívének kedves ember. Amikor Dr. Hyde meghalt, Simmons azonnal nagyon vonzó, havi 100 dolláros kezdő fizetést ajánlott a fiatalembernek, ami 1913-ban magas összegnek számított. Fishbein otthonra lelt az AMA-nál; csak 1949-ben távozott, amikor szó szerint kirúgták.

Fishbein megjelenésével az Amerikai Orvosszövetség (AMA) immár szilárdan a nemzet két legagresszívebb sarlatánjának kezében volt: Simmonsé, aki évekig gyakorolta az orvostudományt, anélkül, hogy zavarta volna, hogy nincs olyan orvosi diplomája, amely a nyilvánosság előtt is megállná a helyét, és Morris Fishbeiné, aki 1938-ban eskü alatt bevallotta, hogy életében egyetlen napig sem gyakorolta az orvostudományt. Mivel „Doc" Simmons, ahogyan barátságosan hívták, karrierje során soha nem mutatott más motivációt, csak kapzsiságot, hamar rájött, hogy az AMA hatalmas ereje gyakorlatilag egy aranybányába repítette. Nem habozott bizonyos ellentételezéseket kérni az AMA szívességéért vagy jóindulatáért cserébe. Elsősorban az új termékekre vonatkozó „jóváhagyási pecsétet" kérte. Mivel az AMA kezdetben gyakorlatilag nem rendelkezett laboratóriummal, vizsgálati berendezésekkel vagy kutatói személyzettel, a jóváhagyási pecsétet „zöld kutatás" útján szerezték meg, vagyis annak fáradságos megállapításával, hogy a kérelmező mennyit tud fizetni, és mennyit érhet ez neki. Eleinte néhány gyógyszergyártó nehezményezte ezt a megállapodást, és megtagadta a fizetést. Az ellenzék vezetője Dr. Wallace C. Abbott volt, aki 1900-ban alapította az Abbott Laboratories-

t. Simmons nyíltan szembeszállt vele azzal, hogy nem hagyott jóvá egyetlen terméket sem az Abbott Laboratories-tól, függetlenül attól, hogy hányat nyújtottak be. Ez a patthelyzet egy ideig folytatódott, mígnem egy reggel „Doc" Simmons láthatóan megrendült, amikor Dr. Abbott tornyosult fölé az irodájában.

„Nos, uram" – dadogta –, „miben segíthetek?" „Csak azért jöttem le, hogy személyesen halljam öntől" – válaszolta Dr. Abbott –, „miért nem hagyott jóvá az AMA egyetlen termékemet sem."

„Ez nem igazán az én területem, uram" – válaszolta „Doc" Simmons –, „szívesen megkérdezem a kutatási osztályunkat, és kiderítem, mi a probléma."

„Van valami módja, hogy felgyorsítsam a vizsgálatot?" – kérdezte Dr. Abbott.

Simmons örömében repesett. Végre a makacs kémikus is kezdte a dolgokat az ő szemszögéből látni. „Örömmel megteszek mindent, amit tudok" – mondta. „Van valami, amit tehet" – mondta Dr. Abbott, „ha lenne olyan kedves átnézni ezeket a dokumentumokat, az segíthetne önnek a döntésben."

Számos papírt terített ki „Doc" Simmons íróasztalán. Simmons azonnal rájött, hogy karrierjének teljes dokumentációját látja maga előtt, amelyet Dr. Abbott által felbérelt magánnyomozók gondosan gyűjtöttek össze. Ott voltak az úgynevezett „diplomák" teljes részletei; a lincolni volt betegek által Simmons ellen emelt szexuális vádak iratai, valamint egyéb pikáns részletek, például a betegek halálát okozó orvosi gondatlanság vádjai. Tudta, hogy csapdába esett.

„Rendben," mondta Simmons, „mit is akarsz pontosan?"

„Csak azt akarom, hogy az AMA jóváhagyja a termékeimet" – mondta Dr. Abbott. „Gondolja, hogy ez most lehetséges?"

„Megkapja" – mondta Simmons. Attól a naptól kezdve az Abbott cégének termékeit, amely akkor még Abbott Biologicals néven működött, gyorsított eljárással bírálta el az AMA, és „Jóváhagyva" jelöléssel látta el. Dr. Abbott egy centet sem fizetett ezért a különleges elbánásért.

Az évek során az Abbott–Simmons-konfliktusról számos változat keringett. Egy szépített változat Tom Mahoney „Merchants of Life" című művében olvasható, amely azt állítja, hogy Simmons ellenezte Dr. Abbott által az orvosi hivatásban végrehajtott „kereskedelmi hasznosítást", és meg akarta tanítani neki a leckét. A Gyógyszerészeti és Kémiai Tanács nemcsak hogy nem hagyta jóvá Abbott egyetlen gyógyszerét sem, de elutasította az American Medical Association folyóiratában való hirdetési kérelmét is, és később nem volt hajlandó kinyomtatni tiltakozó leveleit. Simmons ezután személyes támadásokat indított Dr. Abbott ellen a Journal 1907. decemberi és 1908. márciusi számaiban. Simmons jámbor állítása, miszerint nem akarta, hogy Dr. Abbott kereskedelmi célokra használja az orvosi hivatást, üresnek hangzik; Abbott gyógyszeripari termékeket gyártott értékesítésre. A bökkenő az volt, hogy nem volt hajlandó kifizetni a szokásos zsarolási díjat Simmonsnak. Miután a zűrzavar rendeződött, S. DeWitt Clough, Abbott reklámmenedzsere, Morris Fishbein bridzspartnere lett.

Az AMA Simmons–Fishbein-korszakának lelkes kritikusaként a new yorki Dr. Emanuel Josephson így írt: „A módszerek, amelyeket Simmons és csapata az orvosi kiadványok és a szakma számára szóló hirdetések monopóliumáért folytatott harcában alkalmazott, gyakran durvák és törvénytelenek voltak. Az AMA nyíltan azzal fenyegette azokat a cégeket, amelyek a saját folyóirataikon kívüli médiumokban hirdettek, hogy visszavonja termékeik »elfogadását«." Dr. Josephson Simmons gyakorlatát „kereskedelem korlátozására irányuló összeesküvésnek és zsarolásnak" nevezte. Továbbá – ismét helyesen – azzal vádolta, hogy „az orvostudomány területén aktív szövetségi kormányzati szervek szinte mindegyikét teljes mértékben az Egyesület uralta". Ezt alátámasztja a jelen író is, aki később számos példát hoz fel arra, hogy kormányzati ügynökségek aktívan végrehajtották a Drug Trust legszörnyűbb zsarolási ügyeit. A Simmons által bevezetett ellenőrzések annyira kimerítőek voltak, hogy az AMA elnöke, Dr. Nathan B. van Etten később eskü alatt tett nyilatkozatot a New York-i Kerületi Bíróságon, miszerint az Amerikai Orvosi Szövetség elnökeként nem volt jogosult pénzt elfogadni vagy szerződéseket kötni. Minden ilyen ügylet a chicagói központi iroda személyzetének hatáskörébe tartozott. Később megjegyezték, hogy az AMA „az orvosok jövedelmének védelmére összpontosít a kormányzati beavatkozással szemben az orvosi gyakorlatban". Ez egy olyan eset volt, amikor a tortát megették, és meg is tartották. Miközben határozottan ellenezték az orvosi monopólium kormányzati felügyeletét, a monopolisták gyakran kényszerítették a különböző kormányzati szerveket, hogy lépjenek fel bárki ellen, aki fenyegetést jelentett a monopóliumukra, letartóztatták, vád alá helyezték és börtönbe küldték őket.

„Doc" Simmons jövedelmező uralma az Amerikai Orvosi Szövetség felett számos melléktevékenységbe vezette. 1921-ben megalapította a Chicagói Orvostudományi Intézetet. Ez látszólag nem volt más, mint a kenőpénzeinek befogadója. Emellett élvezte az amerikai sikertörténet járulékos előnyeit is: egy dús idomú szeretőt tartott egy fényűző Gold Coast-i lakásban. A gazember Simmons nem elégedett meg azzal, hogy felesége előtt fitogtatta ezt a viszonyt; egyre kegyetlenebbé vált elszántságában, hogy megszabaduljon tőle. Ezután egy klasszikus trükkhöz folyamodott: az orvos megpróbálta megszabadulni a nem kívánt feleségétől azzal, hogy kábítószerekkel tömte, megpróbálta meggyőzni arról, hogy megőrült, és remélhetőleg öngyilkosságba hajszolta. Néhány hónapos kezelés után a felesége visszavágott azzal, hogy pert indított ellene. Az 1924-ben nagy nyilvánosságot kapott tárgyalás azzal ért véget, hogy a feleség tanúvallomása szerint a férje nagy adag kábítószert adott neki, amelyet „orvosi tapasztalatai" alapján írt fel, majd eljárást indított, hogy elmebetegnek nyilvánítsák. Ez abban az időszakban nem volt olyan szokatlan eljárás; szó szerint több száz feleséggel történt meg. A felesége azonban keményebbnek bizonyult, mint a legtöbb áldozat. A bíróságon tanúskodott, hogy a férje megpróbálta őrültnek beállítani. Ez a tárgyalás több mint egy tucat későbbi könyv, színdarab és film ihletőjévé vált, amelyek egy orvos történetén alapulnak, aki gyógyszerek adagolásával és pszichológiai terrorral próbálja őrületbe kergetni a feleségét. A leghíresebb ezek közül a „Gaslight" volt, amelyben Charles Boyer tökéletesen alakította „Doc" Simmons szerepét, míg a szerencsétlen feleséget Ingrid Bergman játszotta.

A tárgyalás hatalmas negatív nyilvánosságot hozott Simmonsra, és kénytelen volt lemondani az AMA elnöki posztjáról. Megtartotta azonban a „tiszteletbeli főszerkesztő" címet, és 1924-től 1937-ben bekövetkezett haláláig távol maradt a szervezetből. Morris Fishbein, akit továbbra is a szerencse kísért, most már teljes mértékben uralta az AMA-t. Ketten együtt több mint fél évszázadon át irányították az AMA-t, tökéletesítve technikáikat, hogy ezt a szervezetet felhasználva pénzt gyűjtsenek, politikai befolyást gyakoroljanak, és fenntartsák uralmukat az orvosok, kórházak, gyógyszergyárak és az érintett kormányzati szervek felett. Simmons Hollywoodba, Floridába költözött, ahol 1937-ig élt. A *New York Times* nekrológjának címe így szólt: „A sarlatánok elleni háborúról ismert". Hosszú ideje kritikusának számító Dr. Emanuel Josephson megjegyezte, hogy ez furcsa emlékmű egy olyan ember számára, akit régóta „a sarlatánok hercegeként" ismertek.

Morris Fishbein örökölte Simmons tehetséges asszisztensét is az AMA-nál, Dr. Olin Westet (1874–1952). West 1910 és 1918 között a Rockefeller Egészségügyi Bizottság tennessee-i állami igazgatója volt. Így rendelkezett a szükséges referenciákkal ahhoz, hogy az AMA központjában a Rockefeller-kapcsolatok képviselőjeként működjön.

Dr. Josephson később Fishbeint „az orvosi szakma Hitlerének", Westet pedig „Göringjének" nevezte. Fishbein továbbra is tisztában volt azzal, hogy az AMA képes kormányzati alkalmazottakat „felhasználni" az AMA céljaira. A Gyógyszerészeti és Kémiai Tanács első tizenöt tagjából hárman a szövetségi kormány tagjai voltak.

Simmons eltűnésével Fishbeinnek most már szabad keze volt. Attól a naptól kezdve gondoskodott arról, hogy ha valaki az AMA-t említette, akkor Morris Fishbeint is megemlítse. Pozícióját arra használta, hogy számos magánvállalkozást indítson, köztük könyvkiadást, előadások tartását és újságcikkek írását. Az AMA-tól kapott, évi 24 000 dolláros, igen szerény fizetéséből Fishbein a nyugati világ playboyja lett. Gyermekeit egy francia nevelőnő felügyelte, ő pedig hetente New Yorkba utazott, hogy a Stork Clubban mutatkozhasson, és részt vehessen a színházi premiereken. A díjak, kenőpénzek, díjak és egyéb pénzek valódi áradatként ömlöttek a zsebébe. Az AMA-nál töltött huszonöt év alatt soha nem hagyott ki egyetlen lehetőséget sem a reklámozásra és a meggazdagodásra. Annak ellenére, hogy életében egy napot sem praktizált orvosként, rávette a King Features Syndicate-et, hogy szerződtesse őt napi rovatíróként, aki „orvosi" kommentárokat írt, amelyek több mint kétszáz újságban jelentek meg. 1940. március 23-án *az Editor and Publisher* című lapban egy egész oldalas hirdetés jelent meg új vállalkozásának megünneplésére, amelyben az állt: „Az orvostudomány tekintélye, Dr. Fishbein neve egyenlő az ezüsttárgyakon található »sterling« pecséttel." Hogy ez burkolt utalás volt-e Júdásra, nem világos.

Fishbein további jövedelemre tett szert azzal, hogy kinevezte magát a *Look* Magazine, az Egyesült Államok második legnagyobb kiadványának orvosi tanácsadójává. 1935-ben belevágott abba, ami valószínűleg legnagyobb pénzügyi sikere volt: egy hatalmas kötet, a „Modern Home Medical Adviser" éves kiadásába. A könyvet orvosok írták meg neki megbízásból, de ő írta a szenzációhajhász reklámszöveget: „Minden orvos ajánlja. A leggazdagabb milliomos sem vásárolhatna jobb egészségügyi útmutatót." Nyilvánvaló, hogy egyetlen orvos sem merte kritizálni a könyvet.

Fishbein egyre növekvő hatalmát az AMA-n belül az a tény leplezte, hogy soha nem viselt más címet, csak a „szerkesztő" címet. Abszolút ellenőrzést gyakorolt az AMA összes kiadványa felett, és így teljes hatalmat szerzett a szervezet felett. Senki, aki nem értett vele egyet, nem kapott lehetőséget arra, hogy hangot adjon elégedetlenségének. Abszolút ellenőrzést gyakorolt az AMA különböző bizottságainak személyzeti kiválasztása felett is, így senki sem volt olyan helyzetben, hogy támadást indítson ellene. Az

Élelmiszerbizottság és a Gyógyszerészeti és Kémiai Tanács különösen az ő fennhatósága alá tartozott, mivel ezek nagy hatalommal rendelkeztek a gyártók és a hirdetők felett. A Gyógyszerészeti és Kémiai Tanácsot 1905-ben hozták létre, egy időben azzal, hogy a kongresszus elfogadta az Élelmiszer- és Gyógyszerügyi Törvényt; a két csoport mindig nagyon szorosan együttműködött. Ahogy a hirdetési bevételek évről évre nőttek, Fishbein határozottan tagadta, hogy az AMA bármilyen nyereséget termelne. *A Review of Reviews* 1926-os szám*ában* a következőket idézték tőle: „Az Amerikai Orvosi Szövetség messze nem az a »nonprofit szervezet«, aminek a statútumok felsorolják, hanem rendkívül jövedelmező a közönség számára, mind pénzben, mind életekben." Így Fishbein ügyesen elhárította az AMA bevételeivel kapcsolatos növekvő kritikát azzal az állításával, hogy az a nagyközönség számára jövedelmező.

Fishbein szerkesztősége alatt az AMA egészségügyi magazinja, *a Hygiea,* a következő főcímet hirdette: „TISZTA ÉLELMISZEREK, ŐSZINTÉN REKLÁMOZVA." „Az AMA Élelmiszerbizottságának elfogadási pecsétje a legjobb garancia arra, hogy bármely termék minőségi állításai helytállóak, és hogy a reklámja igaz. Keresse ezt a pecsétet minden élelmiszeren, amit vásárol. A White Star Tuna és a Chicken of the Sea márkájú tonhalak rendelkeznek ezzel a pecséttel." Pont abban az időben, amikor Fishbein ezeket a hirdetéseket közölte, az Élelmiszer- és Gyógyszerügyi Hivatal (FDA) többször is lefoglalta éppen ezeknek a márkáknak a szállítmányait, és elítélte őket, mert „teljes egészében vagy részben bomlott állati anyagokból álltak". Ennyit a minősítő pecsétről.

Az AMA Élelmiszerbizottsága mindig a leleplezés vagy a súlyos kártérítési perek szélén táncolt, mivel gyakorlatilag semmilyen vizsgálati eszközzel nem rendelkezett. A *Business Week* 1931. június 24-i száma komoly kérdéseket vetett fel ezekkel a tevékenységekkel kapcsolatban, különös tekintettel az AMA azon jogkörére, hogy cenzúrázza a gyártók hirdetési szövegeit. *A Business Week* azt a kérdést tette fel, hogy „vajon egy országos szakmai testület, amely feltehetően a legmagasabb etikai szinten működik, nem lépi-e folyamatosan túl tevékenységének természetes határait, amikor megpróbálja átvenni a rendőri és szabályozó hatalmat az ország legnagyobb iparága felett". A *Business Week* szerkesztői jól tudták, hogy az AMA munkatársai alig végeztek vizsgálatokat, és nem voltak képesek ítéletet hozni a termékek „elfogadhatóságáról". A magazin cikke valószínűleg csendes figyelmeztetésnek szánták az AMA számára, hogy hagyjon fel tevékenységével ezen a területen. Nem számoltak azonban Fishbein merészségével. Az AMA Élelmiszerbizottsága Fishbein irányítása alatt még egy évtizedig folytatta működését. 1939-ben Fishbein mintegy 2706 egyedi terméknek ítélte oda az Elfogadási Pecsétet, amelyeket körülbelül 1653 vállalat gyártott. Fő riválisa ezen a területen, a Good Housekeeping Seal of Approval (Jó háztartás jóváhagyási pecsét) szintén egyre nagyobb támadások kereszttüzébe került a pecsétjéhez több ügyfelet szerző agresszív taktikája miatt. 1941 májusában a Szövetségi Kereskedelmi Bizottság „felhagyási" parancsot adott ki a Good Housekeeping Seal ellen; Fishbein látta a jeleket, és röviddel ezután megszüntette az AMA Seal of Acceptance díjakat az általános célú élelmiszerek számára.

A Gyógyszerészeti és Kémiai Tanács egészen más kérdés volt. Ez volt a kulcs a nagy pénzhez. Egy gyógyszergyártó százmillió dollárt kereshetett egy új termékkel, ha azt a megfelelő támogatás mellett hozták forgalomba; a legfontosabb természetesen az AMA Seal of Acceptance volt. A nagyszabású megvesztegetés, összeesküvés és korrupció lehetőségei túlságosan elterjedtek voltak ahhoz, hogy figyelmen kívül lehessen hagyni őket. Egy orvos, aki nagyon is tudatában volt ennek, Dr. Emanuel Josephson volt New Yorkból. Hatalmas vagyon örököse, Dr. Josephson a város legdrágább negyedében, egy több millió dolláros városi házban lakott, éppen Nelson Rockefeller szomszédságában, a divatos Upper East Side-on. Josephson nem tudta elrejteni megvetését Fishbein és pénzéhes tevékenysége iránt. 1932. január 2-án hivatalosan kilépett az AMA New York-i Orvosi Társaságából; az AMA úgy döntött, hogy figyelmen kívül hagyja lemondólevelét 1938-ig, amikor Fishbein közzétett egy levelet, amelyben azt állította, hogy az AMA „megszakította vele a kapcsolatot". 1939-ben Dr. Josephson benyújtotta *a Science Magazine-nak* úttörő kutatásának fontos eredményeit tartalmazó cikkét, „Vitamin E Therapy of Myasthenia Gravis" (A myasthenia gravis E-vitamin-terápiája) címmel, amelyet a lap nem volt hajlandó kinyomtatni. Dr. Josephson később rámutatott, hogy az AMA több mint huszonöt éven át szándékosan eltitkolta az E-vitamin-terápia előnyeit. Ez csak egy példa volt a több száz közül, amikor az AMA életmentő információkat tartott vissza a nyilvánosság elől. Az E-vitamin-terápia előnyeit ma már az orvostársadalom általánosan elismeri.

Az AMA új termékek ellenőrzésére alkalmazott módszerét az United Press 1940. január 20-i közleménye tárta fel, amely szerint az AMA-nak jól meghatározott újságpolitikája volt: „soha ne nevezzenek semmit gyógymódnak, és valójában ne tegyenek közzé semmilyen leírású gyógymódot alapos vizsgálat nélkül". A szervezet általában azt javasolta, hogy bármely gyógymódról szóló jelentést az AMA New

York-i fiókjához utaljanak vizsgálat céljából. Ahogy Dr. Josephson tanúskodott, évekig próbálta rávenni az AMA New York-i fiókját, hogy vizsgálja meg eredményeit, de azok mindig elutasították.

Az AMA Gyógyszerészeti és Kémiai Tanácsa hatékonyan megszilárdította ellenőrzését az AMA hivatalos etikai kódexének módosításával, amely megtiltotta az egyes orvosoknak, hogy bármilyen gyógyszer mellett tanúskodjanak; ez a módosítás védte az AMA chicagói központjának értékes monopóliumát. Frank G. Lydston, egy neves tudós és tanár, kiadott egy füzetet „Miért halad visszafelé az AMA" címmel, amelyben kijelentette: „Az AMA oligarchiája leghangosabban azzal dicsekedett, hogy későn ugyan, de háborút indított a szabadalmaztatott gyógyszerek, a sarlatán gyógyszergyártók és a nem bizonyított termékek ellen. Amikor eszembe jut az a hányingerkeltő sorozat szabadalmaztatott hamisítványokból, amelyekkel az oligarchia hirdetései tele voltak, és amelyekre pénzügyi jólétét építette, undorítóvá válik az a „szentebb, mint te" póz, amit felvesz. Az AMA pszichés alkatához illett, hogy miután évekig minden tőle telhetőt megtett a hamis gyártók és az ártatlanokat megmérgező szakemberek érdekeinek terjesztése és az azokból való meggazdagodás érdekében, végül megharapta a kezét, amely etette. Az olyan despotikus hatalom, amilyet az oligarchia gyakorol az élelmiszer- és gyógyszergyártók felett, veszélyes, és mivel az emberi természet olyan, amilyen, várható, hogy ezt a hatalmat előbb-utóbb visszaélés céljára fogják használni."

Dr. Josephson azt is megjegyezte, hogy „az AMA Elfogadási Pecsétjének története tele van a szakmai és közbizalom elárulásával. A legértékesebb gyógyszertermékeket elutasították, vagy elfogadásukat indokolatlanul elhalasztották. Értéktelen, veszélyes vagy halálos élelmiszereket és gyógyszereket pedig sietve elfogadtak."

1936. április 20-án *a Time* magazin arról számolt be, hogy az Amerikai Orvosi Szövetség (AMA) vagyona akkor 3 800 000 dollár volt, ebből kétmillió állami kötvényekben, egymillió készpénzben, valamint egy 800 000 dollár értékű székházban volt Chicagóban. *A Time* egy másik, kevéssé ismert aspektusát is megemlítette az AMA orvosi monopóliumának: „A lábproblémák javítására tervezett cipőket az AMA-nak jóvá kell hagynia, mielőtt egy lelkiismeretes orvos felírhatná őket." Hogy pontosan hogyan hozta létre az AMA ezt a cipőmonopóliumot, nem volt egyértelmű.

1961. július 7-én *a Time magazin* arról számolt be, hogy az AMA *Journal* példányszáma immár 180 000 volt, éves bevétele pedig 16 millió dollár, „amelynek nagy részét a kiadványaiban megjelenő hirdetések tették ki, főként gyógyszer- és orvosi eszközgyártók részéről". Az AMA alapokmánya kimondja, hogy a szervezetet „az orvostudomány művészetének és tudományának előmozdítása, valamint a közegészség javítása" céljából hozták létre. Az AMA története azonban tele volt olyan eseményekkel, amelyek ellentmondtak ennek a célnak. *A Literary Digest* 1927. június 11-én arról számolt be, hogy az AMA elfogadott egy határozatot, miszerint az alkoholnak nincs tudományos helye az orvostudományban. A tisztesség kedvéért meg kell említeni, hogy az 1917-es határozatot valószínűleg a Rockefeller-érdekek kérésére fogadták el, amelyek saját rejtett céljaik miatt abban az időben erőteljesen támogatták a szesztilalom bevezetését.

1977. február 9-én a Szövetségi Kereskedelmi Bizottság végzést hozott az AMA ellen, mert az megtiltott bizonyos gyógyszerhirdetéseket. Morris Fishbein 25 éves uralma alatt az AMA-nál a szervezet többször is zavarba ejtő fordulatot vett bizonyos termékekkel kapcsolatos ajánlásaiban, és ezeknek a fordulatoknak az okát csak Fishbein maga ismerte. A helyzet emellett lenyűgöző nyereséget is kínált azoknak, akik egy bizonyos gyógyszergyártó részvényeibe fektettek be, közvetlenül azelőtt, hogy az megkapta volna az áhított AMA-jóváhagyási pecsétet egy új termékre. Egy ilyen bejelentés után nem volt ritka, hogy a gyógyszergyártó részvényeinek ára megduplázódott. Csak Dr. Fishbein tudta, mikor fogják kiadni az ilyen jóváhagyást.

Az egyik leginkább elítélendő döntés, amelyet Dr. Fishbein az AMA-nál töltött hosszú uralkodása alatt hozott, az volt, hogy elhallgatta a veszélyes amőbiás vérhas-járványt Chicagóban, a 1933-as világkiállítás csúcspontján. Bár a járvány okát a Congress Hotel hibás vízvezeték-rendszerében találták meg, Fishbein találkozott egy csoport chicagói üzleti vezetővel, és megígérte az AMA együttműködését abban, hogy visszatartanak minden figyelmeztetést, amíg a világkiállítás véget nem ér. Több száz gyanútlan turista, aki meglátogatta a világkiállítást, visszatért szülővárosába a szörnyű betegséggel fertőzve, amely gyakran évekig elhúzódik, és nagyon nehéz kezelni vagy gyógyítani.

Az AMA nyilvános szóvivőjeként Fishbein által jóváhagyott veszélyes gyógyszerek listája hosszú és ijesztő. Fishbein sietett jóváhagyni a hírhedt fogyókúrás gyógyszert, a dinitrofenolt, annak ellenére, hogy a laboratóriumi eredmények szerint az egészségre veszélyes volt. Egy másik gyógyszer, a tryparsamid, amelyet a Merck gyártott a Rockefeller Orvostudományi Kutatóintézet engedélyével, veszélyes arzénalapú gyógyszer volt. A szifilisz hatásainak ellensúlyozására használták, de felfedezője, Paul Ehrlich elvetette, amikor rájött, hogy a látóideg sorvadását okozva vakságot eredményez. Ehrlich figyelmeztetései nem akadályozták meg az AMA-t, a Merck-et vagy a Rockefeller Intézetet abban, hogy továbbra is forgalmazzák ezt a gyógyszert.

A *Time* magazin 1937. június 21-i számának címlapján Morris Fishbein portréja jelent meg. Szokatlanul kevéssé előnyös fénykép volt, amelyen Fishbein úgy nézett ki, mintha orvosra lenne szüksége. *A Time* korábban abban az évben közölt egy cikket arról, hogy Fishbein Bell-féle bénulásban szenved. Arcának jobb oldala lelógott, és nyilvánvalóan nagyon rossz állapotban volt.

Fishbein egyik legveszélyesebb hibája az volt, hogy 1941-ben jóváhagyta a szulfatiazolt. 1941. január 25-én Fishbein bejelentette, hogy a Winthrop Drug Company szulfatiazolját „a Gyógyszerészeti és Kémiai Tanács elfogadta, hogy felvegye az új és nem hivatalos gyógyszerek hivatalos jegyzékébe". A Winthrop az I. G. Farben nemzetközi gyógyszerkartell leányvállalata volt.

A szulfatiazolt Dr. J. J. Durrett, az FDA új gyógyszerekért felelős tisztviselője is jóváhagyta. Durrettet a Rockefeller- a nevezte ki erre a kulcsfontosságú pozícióra. 1940 decemberére 400 000 tablettát adtak el, amelyek egyenként 5 grain Luminal-t tartalmaztak. A biztonságos adag 1 grain Luminal volt. Sok olyan személy, aki a Winthrop által javasolt adagot szedte, soha nem ébredt fel.

1937-ben az AMA jóváhagyott egy rendkívül mérgező szulfanilamid-készítményt dietilén-glikol oldatban; ez a keverék számos halálesetet okozott. Fehérvérsejt-veszteséget okozott, annak ellenére, hogy azt hirdették róla, hogy „segít a szívbetegségekben. Fishbein távozása után is hosszú ideig az AMA továbbra is támogatta a potenciálisan veszélyes termékeket. Az American Medical Association *folyóirat* téli számában hirdetések jelentek meg a 200 mg-os kapszulákban kapható Suprolról (suprofen), egy fájdalomcsillapítóról, amelyet az FDA 1985 decemberében hagyott jóvá. A gyógyszert a Johnson and Johnson leányvállalata, a McNeil gyártotta. 1986. február 13-ra a cég már megkapta az első jelentéseket az akut veseelégtelenségről, mégis december 2-án az FDA ízületi gyulladás tanácsadó testülete azt javasolta, hogy a Suprol maradjon forgalomban „alternatív fájdalomcsillapítóként". Dániában, Görögországban, Írországban, Olaszországban és Nagy-Britanniában már betiltották; a McNeil május 15-én felfüggesztette a gyártását.

Fishbein hosszú karrierjének egyik legelítélendőbb epizódja az volt, amikor megtagadta az AMA elfogadási pecsétjét a szulfanilamid számára, noha az már évek óta életeket mentett Európában. Mivel a gyártók nem tudtak kielégítő megállapodást kötni Fishbeinnel, az Egyesült Államokban továbbra is sokan haltak meg vérmérgezésben. A gát végül átszakadt, amikor a Roosevelt család egyik tagja, akinek sürgős szulfanilamid-kezelésre volt szüksége, orvosán keresztül különleges ellátmányt szerzett be. Röviddel ezután az AMA Tanácsa kénytelen volt „elfogadni" a gyógyszert. 1935-ben és 1936-ban a Tanács elfogadta és *a Journalban* hirdette a Digitol nevű szívstimulánst, éppen akkor, amikor a kormányzati szervek életveszélyes anyagként lefoglalták és elítélték ennek a gyógyszernek az államok közötti szállítását. Egy másik terméket, az Ergot Aseptic-et is elfogadta a Tanács, és ennek a terméknek a hirdetései kiemelt helyen jelentek meg a *Journalban*, miközben a kormányzati szervek a hamisítóanyagok és a helytelen címkézés miatt lefoglalták és elítélték a szállítmányokat.

Az ország két leghírhedtebb sarlatánja, Simmons és Fishbein vezetésével egy hatalmas, országos gyógyszeripari hálózat alakult ki, amely ma komoly veszélyt jelent minden amerikai állampolgár egészségére. E gyógyszerek rögzített árai hozzájárultak az egészségügyi ellátás költségeinek robbanásszerű emelkedéséhez. 1976-ban az országos számla 95 milliárd dollár volt, ami a bruttó nemzeti termék 8,4%-át tette ki, ez az arány 1962-ben még 4,5% volt. 1955 és 1975 között az árindex 74%-kal emelkedett, míg az egészségügyi ellátás költségei 300%-kal nőttek. Dr. Robert S. Mendelsohn, független egészségügyi szakember, becslése szerint az Egyesült Államokban elvégzett röntgenfelvételek 30%-át, azaz évente mintegy 300 milliót, olyan esetekben rendelnek el, amikor nincs rá érvényes orvosi szükség. Egy szövetségi szakértő jelentése szerint, ha a felesleges röntgenfelvételek számát harmadával csökkentenénk, évente ezer rákos beteg életét menthetnénk meg. Azonban a felelős szervezet, az Amerikai Rák Társaság, következetesen figyelmen kívül hagyja ezt a problémát. A röntgensugaraknak a lakosságra gyakorolt genetikai hatása egyetlen év alatt a jövőben akár harmincezer halálesetet is okozhat évente. 1976-ban az orvosok egymilliárd adag altatót írtak fel, mintegy huszonhétmillió receptet, amelyek huszonötezer kórházi sürgősségi ellátást igénylő esetet eredményeztek a gyógyszerek mellékhatásai miatt, és mintegy ezerötszáz halálesetet okoztak a nyugtatók. Ezen áldozatok kilencven százaléka nő. 1978-ra már ötmilliárd nyugtatót írtak fel; ezek közül a leghírhedtebb, a Valium, évi ötszázmillió dolláros bevételt hoz a Hoffman LaRoche Co. számára; ez a megtestesülése annak a mitikus „somának", amelyet Aldous Huxley írt le „Szép új világ" című művében: „a tökéletes gyógyszer, kábítószer, kellemesen hallucinogén".

Egy angol tanulmány kimutatta, hogy az aszpirin magzati rendellenességeket, haláleseteket, születési rendellenességeket és vérzést okozott újszülötteknél. Nemrég országos kampány indult, amely azt hirdette, hogy új tanulmányok „kimutatták", hogy napi egy aszpirin megelőzi a szívrohamot a férfiaknál. Egy utólag hozzáfűzött megjegyzés azt sugallta, hogy bölcs dolog lenne konzultálni a kezelőorvossal, mielőtt elkezdenék ezt a kúrát, de hány ezer férfi fog azonnal elkezdeni napi egy aszpirint szedni abban a reményben, hogy elhalasztja a rettegett szívrohamot, és nem tudva arról, hogy az aszpirin szedésének egy másik következménye, a belső vérzés is érheti őket? Éppen az aszpirin vérhígító tulajdonsága miatt ajánlották szívroham megelőzésére.

Az aszpirin lázcsillapító hatása is kétséges; bizonyos esetekben, különösen a tüdőgyulladás kezdeti szakaszában, a lázcsillapítás elrejti a tüdőgyulladás tüneteit, így az orvos nem tudja felállítani a diagnózist. Általában húsz perc alatt oldódik fel a gyomorban, és akkor is csak akkor, ha egy teljes pohár, 240 ml vízzel fogyasztják. Kevesen tudják, hogy ha az aszpirint narancslével fogyasztják, hatékonysága jelentősen csökken, mert előfordulhat, hogy nem oldódik fel.

1980 szeptemberében az Élelmiszer- és Gyógyszerügyi Hivatal bejelentette, hogy több mint háromezer olyan gyógyszert von le a piacról, amelyek hatékonysága nem bizonyított. Az előző évben az amerikaiak több mint egymilliárd dollárt költöttek ezekre a „nem bizonyított" gyógyszerekre, amelyek közül sokat az AMA „elfogadott". 1962-ben a Kongresszus elfogadta az Élelmiszer- és Gyógyszerügyi Törvény módosításait, amelyek 1964-re bevezették a gyógyszerek hatékonyságára vonatkozó követelményeket. A gyógyszergyártók minden kísérletet elleneztek, amely arra kényszerítette volna őket, hogy betartsák ezeket a módosításokat, így az FDA kénytelen volt körülbelül tizenhat évvel később kivonni őket a piacról. Egy hatékony gyógyszer átlagos élettartama körülbelül tizenöt év; ez azt jelentette, hogy a gyógyszergyártók halogató taktikája lehetővé tette számukra, hogy ezeket a nem bizonyított gyógyszereket teljes hatékony piaci élettartamuk alatt kiaknázzák!

Most pedig eljutunk történelmünk legcsodálatosabb példájához a bűnszervezeti tevékenységre. Miután a Kongresszus 1962-ben szigorú követelményeket fogadott el, amelyek arra kényszerítették a gyógyszergyártókat, hogy bizonyítsák gyógyszereik hatékonyságát (ez a követelmény sok esetben betartásra képtelen volt, mivel a gyógyszerek értéktelenek voltak), az AMA és a reklámipar képviselői azt tanácsolták a gyógyszergyártóknak, hogy bölcs lenne egy tűzvészt indítani, egy elterelő manővert, amely elterelné a figyelmet arról a tényről, hogy nem teljesítették az új kongresszusi követelményeket. Ezt a figyelemelterelő taktikát „a kuruzslás elleni háborúnak" nevezték el. Néhány hónappal az új szabályozás hatálybalépése után az AMA kuratóriuma összeült, hogy létrehozzon egy új bizottságot, a Kuruzslás Elleni Bizottságot, amelyet 1963. november 2-án hivatalosan is bejegyeztek. Eredetileg célja az volt, hogy megsemmisítse az Egyesült Államokban a kiropraktika egész szakmáját, az ország második legnagyobb egészségügyi csoportját. Hamarosan további áldozatok után kutatva „Egészségügyi Információs Koordinációs Konferenciaként" bővült. Ez a leányvállalat egy Pharmaceutical Advertising Council nevű, New York-i székhelyű szervezet agyszüleménye volt, amely viszont csupán egy helyet foglalt el a Grey Medical Advertising Company elnökének íróasztalán, amely a tekintélyes New York-i Grey Advertising Company 100%-os tulajdonú leányvállalata volt.

Bár látszólag csupán egy tanácsadó csoportról volt szó, az Egészségügyi Információs Koordinációs Konferencia hamarosan totális háborút indított az Egyesült Államok egész területén működő független egészségügyi szakemberek ellen. Áldozatait általában a nonprofit AMA választotta ki, a jótékonysági alapítványok, az American Cancer Society és az Arthritis Foundation segítségével, amelyek mindketten szenvedtek attól a vádtól, hogy ők betegeket ölnek, míg a független egészségügyi tanácsadók megmentik őket. A bűnszövetkezet tagjai a Szövetségi Kereskedelmi Bizottság, a Postaügyi Minisztérium, az Élelmiszer- és Gyógyszerügyi Hivatal, valamint az Egyesült Államok Közegészségügyi Szolgálatán keresztül a szövetségi kormány teljes rendőri hatalmát mozgósítani tudták. A jótékonysági alapítványok felkérték ezeket a szövetségi ügynököket, hogy rendőri intézkedéseket indítsanak az Egyesült Államok egész területén több száz gyanútlan egészségügyi szakember ellen. Ez volt az egyik legnagyobb, legjobban megtervezett és legkegyetlenebb művelet, amelyben a szövetségi ügynökök valaha részt vettek. Sok esetben embereket tartóztattak le azért, mert olyan füzeteket árultak vagy néha ingyen osztogattak, amelyek olyan ártalmatlan egészségügyi gyakorlatokat tanácsoltak, mint a vitaminok szedése! Ezek a terjesztők most a Posta, az Igazságügyi Minisztérium és az Élelmiszer- és Gyógyszerügyi Hivatal által kiadott tiltó végzések hatálya alá kerültek. Mások, akik különféle kenőcsöket, csodaszereket és egyéb készítményeket terjesztettek – amelyek többsége gyógynövényes receptúrákon alapult –, súlyos bírságokat és börtönbüntetéseket kaptak. Minden esetben ezeknek a gyógyítóknak – akik közül sokan idős és szegény emberek voltak – az összes készletét lefoglalták és „veszélyes anyagként" megsemmisítették. Soha nem állították, hogy ezek a készítmények bárkinek is kárt okoztak volna, nemhogy halált. Ugyanakkor a gyógyszergyártók továbbra is olyan gyógyszereket árultak, amelyek súlyos mellékhatásokat, például vese- és májkárosodást, sőt halált is okozhattak. Egyiküket sem tiltották meg soha ezeknek a termékeknek a forgalmazásától azokkal a feltételekkel, amelyeket a független egészségügyi szakemberekkel szemben alkalmaztak. A legtöbb esetben, amikor ezeket a veszélyes gyógyszereket betiltották az Egyesült Államokban, a gyártók külföldre, Latin-Amerika és Ázsia országaiba szállították őket, ahol a mai napig is értékesítik őket. A Syntex Corporation részvényeinek ára néhány dollárról 400 dollárra emelkedett, amikor a cég elkezdte a szteroidokat külföldi piacokra dobni.

A támadások nagy része a „laetrile" nevű, gyümölcsalapú rákellenes készítmény forgalmazóit vette célba. A rendkívül jövedelmező kemoterápiás gyógyszereik bármely versenytársára rendkívül érzékenyen reagáló rákipari haszonszerzők utasították a szövetségi ügynököket, hogy hajtsanak végre terrorakciókat versenytársaik ellen. Gyakran éjszaka, nehézfegyverzetű SWAT-csapatokban támadva, a szövetségi ügynökök betörték az ajtókat, hogy elfogják az idős nőket és a gyógyteakészleteiket. Sok ilyen háziasszony és nyugdíjas kis mennyiségű vitamint és egészségügyi készítményt tartott otthon, amelyeket önköltségi áron adtak el szomszédjaiknak vagy barátaiknak. Nem volt pénzük, hogy harcoljanak a szövetségi kormány tömeges ügynökségei ellen, akik maguk is csupán a Gyógyszeripari Tröszt bábjai voltak. Sok esetben az áldozatok elvesztették otthonukat, életük megtakarításait és minden más lefoglalható vagyonukat, mert fenyegetést jelentettek az orvosi monopóliumra. Ez volt a legnyilvánvalóbb példája annak, hogy a nagy gazdagok hogyan használták fel a rendőri erőket jövedelmező vállalkozásaik védelmére. A mai napig a legtöbb áldozatnak fogalma sincs arról, hogy a Rockefeller-monopólium tette tönkre őket.

Sidney W. Bishop, a postaügyi miniszterhelyettes, a második Országos Orvosi Sarlatánság Kongresszuson 1963-ban így dicsekedett: „Különösen büszke vagyok a Food and Drug Administration, a Szövetségi Kereskedelmi Bizottság és a Postaügyi Minisztérium közötti kiváló együttműködésre, amely biztosítja az információcsere koordinációját a büntetőeljárások megindításához vezető úton" – dicsérő utalás a „sarlatánság elleni háború" sikerére. Később kiderült, hogy az Egészségügyi Információs Koordinációs Konferenciát teljes egészében a gyógyszeripari monopólium vezető gyógyszergyártói, a Lederle, a Hoffman LaRoche és mások finanszírozták. 1964 és 1974 között a szövetségi ügynökök totális háborúként folytatták a felkutatási és megsemmisítési kampányukat mindazok ellen, akik valaha is bármilyen típusú egészséges ételt vagy egészségügyi tanácsot kínáltak. A cél természetesen a nagy gyógyszergyártók versenytársainak teljes felszámolása volt.

1967-ben az AMA teljes bevételének 43%-át, 13,6 millió dollárt gyógyszerhirdetésekből szerezte. Ezután közös megállapodást kötött az Élelmiszer- és Gyógyszerügyi Hivatallal (FDA), amelyben kampányt hirdettek a „közvélemény figyelmének felhívására az egészségügyi csalásokra, azáltal, hogy azokat hatástalannak és potenciális egészségügyi veszélynek minősítik". Ugyanezek az emberek voltak azok, akik nem tudták rávenni a gyógyszergyártókat, hogy teljesítsék a szövetségi előírásokat, miszerint bizonyítsák gyógyszertermékeik hatékonyságát! A veszélyek, ahogy már említettük, inkább a Gyógyszeripari Trösztnél rejlettek, mint a kaliforniai idős hölgyeknél, akik azt tanácsolták az embereknek, hogy egyenek több fokhagymát és salátát, ha egészségesek akarnak maradni. A halálesetek „jóváhagyott" gyógyszerek miatt következtek be, nem pedig a holisztikus egészségügyi szószólók által terjesztett készítmények miatt.

Az AMA ezután szponzorált egy Nemzeti Egészségügyi Csalás Konferenciát, amelynek fő szóvivője Claude Pepper kongresszusi képviselő volt. Ez ironikus fordulat volt, mert néhány évvel korábban az akkori szenátor Claude Pepper, Washington egyik legbefolyásosabb politikai alakja, felkeltette az AMA haragját, mert támogatni akarta a szocializált egészségügyet az Egyesült Államokban. Pepper, a baloldali érdekek régóta szószólója, akit politikai szimpátiái miatt „Red" Peppernek neveztek, az AMA nagyágyúinak és pénzének támadásával szembesült. Találtak egy jelöltet, aki ellene szállt szembe Nixon barátjában, George Smathersben, és Pepper vereséget szenvedett Floridában. Kongresszusi képviselőként visszatérve Pepper most azoknak nyalta a cipőjét, akik elűzték. Támogatta a rendőrállami módszereiket bárki ellen, aki merte kihívni az orvosi monopólium hatalmát.

Miután bizonyította hűségét a Rockefeller-hatalom iránt, Pepper 1984-ben újabb egészségügyi konferenciát rendezhetett. A tájékozott megfigyelők ezt tipikus „moszkvai show- -pernek" bélyegezték. Pepper új mellékeseményét „Kongresszusi meghallgatások a kuruzslásról" néven hirdették meg. Pepper azt állította, hogy az „egészségügyi csalás" évi tízmilliárd dolláros botrány, ami lenyűgöző összeg egy lényegében kis háziipari ágazat esetében. Meghívta az orvosi monopólium régóta tartó védelmezőjét, Dr. Victor Herbertet, a Bronx Veterans Administration Hospital orvosát. Herbert követelte, hogy az Igazságügyi Minisztérium a RICO (Racketeer Inspired Criminal

Organization) csapásmérő egységét vetesse be az „orvosi sarlatánok" és az „egészségügyi csalások" ellen, ugyanazokat a technikákat alkalmazva, amelyeket a szervezett bűnözés ellen is bevetettek. A RICO lehetővé teszi a kormány számára, hogy „bizonyított összeesküvés eredményeként" elítéltek összes vagyonát elkobozza. 1987 decemberében ez a Dr. Victor Herbert újra felbukkant, és 70 oldalas panaszt nyújtott be az iowai szövetségi kerületi bíróságon. Azzal vádolta az AMA riválisának számító National Health Federation tisztviselőit és más alternatív egészségügyi szakembereket, hogy rágalmazták őt. Kirkpatrick Dilling, a vádlottak ügyvédje, a pert az Egyesült Államok egészségügyi ellátásában a választás szabadságának megsemmisítésére irányuló nyílt kísérletnek nevezte. Dilling rámutatott, hogy Herbertet egy American Council for Science and Health nevű árnyékcsoport támogatta, amely a nagy élelmiszergyártó vállalatok fedőszervezete volt.

Dr. Herbert mellé a Pepper-meghallgatásokon csatlakozott a Medical Monopoly régóta tevékenykedő ügynöke, Anna Rosenberg asszony. Felháborodását fejezte ki amiatt, hogy az Egyesült Államokban még mindig létezik verseny a Drug Trust számára. A Rockefeller-család régóta szolgálójaként az Amerikai Rákellenes Társaság igazgatójaként dolgozott annak hősies küzdelme során, hogy minden kezelést az ortodox és rendkívül jövedelmező „vágás, metszés és égetés" technikákra korlátozzanak, amelyek – a betegek szerencsétlenségére – általában végzetesnek bizonyultak. Anna Rosenberg Julius Rosenberg felesége volt. Hetente ötezer dollárt keresett „munkaügyi szakértőként", hogy távol tartsa a szakszervezeteket a Rockefeller Centerből, és a rosszul fizetett beosztottakat a munkahelyükön tartsa.

Az Egészségügyi Információs Koordinációs Konferencia körülbelül tíz éven át tombolt, és több száz áldozatot juttatott börtönbe olyan vádak alapján, amelyek a legtöbb esetben gyenge lábakon álltak vagy koholtak voltak. A kívánt hatás, azaz az alternatív egészségügyi ellátás területén aktívvá vált mindenk izálása, elérte célját. A legtöbb egészségügyi szakember a föld alá vonult, vagy bezárta vállalkozását; mások elhagyták az országot. Elkerülhetetlenül beindult a reakció ezekre a terrorista műveletekre; 1974-re már nyilvános követelések hangzottak el, hogy a Kongresszus vizsgálja ki a Posta és az Egyesült Államok Közegészségügyi Szolgálata által idős háziasszonyok ellen alkalmazott SWAT-taktikákat. Egy ilyen vizsgálat elkerülhetetlenül feltárta volna, hogy ezek a lelkiismeretes és elkötelezett köztisztviselők valójában a háttérben működő gonosz alakok arctalan eszközei voltak, akik saját hatalmuk és profitjuk érdekében manipulálták az Egyesült

Államok kormányát. Mondani sem kell, hogy ilyen kongresszusi vizsgálatra soha nem került sor. Ehelyett a CCHI hirtelen a föld alá vonult. Védettséget élveztek az áldozataik által indított ellenkeresetekkel szemben, mivel minden intézkedést szövetségi ügynökök hajtottak végre az áldozatok ellen. A törvények szerint nem élveztek védettséget, de az esély arra, hogy bármely szövetségi bíróságon kártérítést nyerjenek ellenük, csekély volt. (A jelen író számos alkalommal kért jogorvoslatot szövetségi ügynökök ellen szövetségi bíróságokon, de minden esetben egy udvarias szövetségi bíró ellene döntött.)

Miután az Egészségügyi Információs Koordinációs Konferencia a föld alá vonult, a kaliforniai egészségügyi szakemberek hirtelen minden eddiginél összehangoltabb támadásnak találták magukat kitéve. Az aktivista most már a Kaliforniai Állami Egészségügyi Tanács volt. Kiderült, hogy a CCHI titkos csatlósai, akik továbbra is az orvosi monopólium munkáját végezték, csupán azért hagyták abba országos tevékenységüket, mert féltek a lelepleződéstől, de most a Kaliforniai Állami Egészségügyi Tanácsban fészkeltek be, mint egy csapat beteg patkány, akik elrejtőznek az elkerülhetetlen megtorlás elől. A CCHI azóta is beágyazódott a Kaliforniai Állami Egészségügyi Tanácsba, és folyamatos háborút folytat az állam egészségügyi szakemberei ellen. A gyógyszerkartell továbbra is zavartalanul működött.

Ez az amerikai állampolgárok elleni háború minden követelményt teljesít az Egyesült Államokban a bűnszervezeteket tiltó törvények szerinti büntetőeljárás megindításához. Ez egy klasszikus példa arra, hogy egy állítólag nonprofit szervezet, az Amerikai Orvosi Szövetség összeesküszik bizonyos jótékonysági alapítványokkal, nevezetesen az Amerikai Rákellenes Társasággal és az Arthritis Alapítvánnyal, hogy állami szerveket toborozzon egy háború megindítására a nemzeti Gyógyszerkartell javára, miközben megtagadja az amerikai állampolgároktól a megfizethető és hatékony egészségügyi ellátás előnyeit. Nemcsak az egészségügyi mozgalomban aktív polgárok alkotmányos jogait sértették meg ismétlődően – akik gyakran inkább a közszolgálat iránti elkötelezettségből, mint a profitvágyból cselekedtek –, hanem a magán multinacionális gyógyszergyárak profitja érdekében a hivatalos kormányzati szervek aláásására irányuló aktív összeesküvés (RICO) bizonyítékai is túlságosan bőségesek ahhoz, hogy figyelmen kívül lehessen hagyni őket. A CCHI összeesküvés áldozatai pert indíthatnak a Lederle, a Hoffman LaRoche és a többi gyógyszergyártó ellen is, akik felbérelték ezeket az embereket a piszkos munkájuk elvégzésére. A felelősség nyomvonala egyértelmű; a bíróságon könnyű lesz bizonyítani.

Mindeközben a CCHI pusztításának hatása pusztító volt. Milliók, különösen az idősek és a szegények, kényszerűen megfosztattak a megfizethető egészségügyi ellátástól e összeesküvés miatt. Ezeket az áldozatokat kénytelenek voltak lemondani a szerény árú egészségügyi tanácsadóikról, és az AMA drága orvosainak gondjaira bízták őket, akik a Rockefeller gyógyszermonopólium által gyártott drága gyógyszerekre állítják őket. Az a tény, hogy ezeknek a gyógyszereknek a többsége túlárazott, hatástalan és potenciálisan veszélyes, rendszeresen eltitkolták a közvélemény védelméért felelős szövetségi ügynökségek, különösen az Élelmiszer- és Gyógyszerügyi Hivatal (FDA). Figyelemre méltó, hogy a gyógyszerkartelleket soha nem vizsgálta ki egyetlen kormányzati ügynökség sem a Sherman trösztellenes törvény vonatkozó rendelkezései alapján, mivel ezek a kartellek a nemzetközi pénzügyi monopóliumok tulajdonát képezik.

Ez bizonyítja, amit sok megfigyelő évek óta vádol: hogy a kormányzati szabályozások, amelyeket állítólag a Kongresszus hozott a lakosság védelme érdekében, valójában csak a monopolisták védelmét szolgálták. 1986-ra ez az orvosi monopólium elérte az évi 355,4 milliárd dolláros bevételt, ami az Egyesült Államok bruttó nemzeti termékének 11 százalékát tette ki. Az orvosi monopóliumnak régóta vannak kritikusai az orvosi szakma lelkiismeretes tagjai között. 1922 decemberében az *Illinois Medical Journal* egy cikket tett közzé, amelyben kijelentette: „Az Amerikai Orvosi Szövetség autokráciává vált." Ez Dr. Simmons chicagói uralmának fénykorában történt. A cikk elítélte a teljes orvosi szakma feletti diktatórikus hatalomátvételt. Bár az AMA már 1847-ben megalakult, hivatalosan csak 1897-ben jegyezték be, amikor három dolláros díjat fizetett az illinoisi államtitkárnak. A bejegyzést követő két éven belül „Doc" Simmons megérkezett a színtérre, hogy megkezdje huszonöt éves hatalomra törését. Hamar rájött, hogy az orvosi egyetemek irányítják a kórházakat, az orvosi vizsgabizottságok pedig az orvosi egyetemeket, ezért kiterjesztette az AMA hatalmát, amíg teljes ellenőrzést nem szerzett az orvosi vizsgabizottságok felett.

A feljegyzések azt mutatják, hogy az AMA növekvő hatalmával párhuzamosan csökkenni kezdett az orvosi ellátás minősége és az orvosok személyes felelőssége a betegeik iránt. Az AMA szigorú etikai kódexet fogadott el, amely védelmi falat képezett minden olyan orvos számára, akit hibái miatt kritizáltak, pedig ezek a hibák sok esetben a betegek rokkantságához vagy halálához vezettek. Ugyanez a „kódex" általában megakadályozza, hogy bármely orvos, ápoló vagy más kórházi alkalmazott a bíróságon tanúskodjon egy orvos által elkövetett hibákról.

Egy neves orvos, Dr. Norman Barnesby, aki hosszú ideig az amerikai hadsereg orvosi személyzetének és az amerikai közegészségügyi szolgálatnak kiemelkedő tagja volt, így fogalmazott: „A káosz és a bűnözés elkerülhetetlen, amíg az orvosok betartják az AMA etikai kódexét, a hallgatás kódexét. *(Ez hasonlít a hírhedt Omerta-ra, a maffia hallgatási kódexére, amely halálbüntetést ró ki minden tagra, aki felfedi a Cosa Nostra titkait. Az orvosi gnosztikusok, az AMA létrehozta saját Cosa Nostráját, amely szakmai halálra ítéli minden orvost, aki orvosi mulasztásokat vagy bűncselekményeket fed fel, ami a szakmából való kirekesztést, a kórházi jogosultságok megvonását és egyéb drasztikus büntetési formákat eredményez. A szerkesztő megjegyzése.)* Az etika, amelyet az orvosok vallanak, bűzlik. Ez szégyen minden dicsekvő civilizáció számára. „Az orvosoknak különös tartózkodást kell tanúsítaniuk a nyilvánosság felé a szakmai kérdésekben, és mivel az orvosi etika és illemtan számos olyan pontot tartalmaz, amelyeken keresztül az orvosok érzései fájdalmasan sérülhetnek a kapcsolataik során, és amelyeket a társadalom általában nem tud megérteni vagy értékelni, sem a nézeteltéréseik tárgyát, sem a döntőbírósági ítéletüket nem szabad nyilvánosságra hozni."

A bekezdés utolsó része Dr. Barnesby közvetlen idézete az AMA Etikai Kódexéből. Figyeljük meg az AMA arroganciáját, amikor azt állítja, hogy az „orvosi etika és illemtan" nem érthető a társadalom számára. Dr. Barnesby így folytatja: „Meggyőződésem, hogy a megoldás a társadalomra káros összes kódex és gyakorlat teljes eltörlésében, valamint a rendszer teljes átszervezésében rejlik, a jogi felügyelet vagy más felelősségteljes ellenőrzés mentén." Dr. Barnesby ajánlásait az orvosi monopólium figyelmen kívül hagyta.

Az AP 1988. február 11-i jelentése megjegyezte, hogy „az orvosok 5%-a hazudik a képesítéséről" – egy nagy egészségügyi vállalat, a Humana, Inc. által feltárt tényekről szóló címlapon az állt, hogy a hat hónapos időszak alatt klinikáikra jelentkező 727 orvos közül 39, azaz 5% hamis képesítést mutatott be. Még rosszabb, hogy sok orvos, akit egy államban kábítószerrel vagy szexuális bűncselekménnyel vádoltak, egyszerűen átköltözik egy másik államba, és ott rendelőt nyit, az orvosi monopólium védelme alatt. Az elmúlt években szörnyű történetek láttak napvilágot olyan visszaeső szexuális bűnözőkről, akiket egy államban elítéltek, majd egy másik államba költöztek, és szakmai gyakorlatuk révén újra megkezdték a gyermekek elleni bűncselekmények sorozatát.

Egy tehetséges orvos, Dr. Ernest Codman, egy jeles új-angliai család sarja, 1924. március 2-án az AMA éves kongresszusán a következőket mondta:

„Négyszáz regisztrált, feltételezett csontszarkóma-esetről készült feljegyzésem van. Ez a négyszáz regisztrált eset, néhány kivételtől eltekintve, mind hibák és kudarcok története; rendelkezésemre áll az ország számos vezető sebészének és patológusának saját kézírásával készült vallomása, amelyben súlyos hibákat ismernek el ezekben az esetekben. Lábakat amputáltak, amikor nem kellett volna, és meghagytak, amikor amputálni kellett volna."

Dr. Codman beszéde megdöbbentette a hallgatóságot. Senki sem vitatta állításait, de az AMA tisztviselői szándékosan elhallgatták a beszédet. Ironikusan megjegyzi, hogy kiemelkedő szakmai pályafutása során soha többé nem kérték fel, hogy felszólaljon bármely AMA-ülésen. Időnként más ellenzékiek is megjelentek az AMA ülésein, hogy rövid összecsapásba keveredjenek, miközben hangot adtak kifogásaiknak, majd eltűntek, feledésbe merülve a gyógyászati monopólium fenntartásáért folyó, mindent felemésztő háborúban. *A Time* magazin 1970. június 6-án rövid összefoglalót közölt egy ilyen eseményről, „Schizophrenic AMA" (Skizofrén AMA) címmel. A cikk megjegyezte, hogy körülbelül harminc-negyven ellenzéki, fiatal idealista orvos rohanta meg a pódiumot, és néhány feszült pillanat erejéig átvette az irányítást az AMA éves gyűlésén.

Vezetőjük a szószékről heves szavakkal elítélte az AMA-t: „Az A.M.A. nem az Amerikai Orvosi Szövetséget jelenti – hanem az Amerikai Gyilkosok Szövetségét!" Fegyveres őrök visszatartották a többi csoport tagjait, akik szintén hangot akartak adni elégedetlenségüknek. A fiatal gyakornok elhagyta a pódiumot, és feltehetően ma valamelyik kórház sebészeti osztályának vezetője, miután megtanulta, hogy a rendszer ellen nem lehet harcolni.

Egy másik ellenzéki, Dr. Robert S. Mendelsohn megjegyezte, hogy 1975-ben 787 000 nőn végeztek méheltávolítást, és közülük 1700-an haltak meg a műtét következtében. Úgy véli, hogy ezeknek a nőknek a fele megmenthető lett volna, mivel a műtétük felesleges volt. A *Washington Post* 1988. január 21-én megjegyezte, hogy „a legtöbb szívritmus-szabályozó felesleges lehet; több mint a fele nem nyújt egyértelműen előnyt". A cikk megjegyezte, hogy jelenleg minden 500. amerikai rendelkezik pacemakerrel. Ez az iparág mindössze húsz éves, de jelenleg évente 120 000 beültetést végeznek, ami évi másfél milliárd dolláros bevételt jelent. Greenspan panaszkodott, hogy „sok belgyógyász rendeli el őket anélkül, hogy kardiológussal konzultálna".

Dr. Mendelsohn azt is kifogásolta, hogy a terramicin hatástalan antibiotikum volt, amelynek fő következménye az volt, hogy a gyermekek sárgászöldes fogakat kaptak, és tetraciklin-lerakódások keletkeztek a csontjaikban. Hivatkozik a Boston Collaborative Drug Surveillance Programra, amely megállapította, hogy az amerikai kórházakban a gyógyszeres kezelés következtében bekövetkező halálesetek kockázata ezer az egyhez, és hogy évente 30 000 amerikai hal meg az orvosok által felírt gyógyszerek mellékhatásai miatt. Mendelsohn nem kertel a modern orvoslásról alkotott véleményében. A Halál Egyházának nevezi, amelynek négy szent vize: 1) az oltások; 2) a fluoridált víz; 3) az intravénás folyadékok; és 4) az ezüst-nitrát. Mendelsohn mind a négyet „kérdéses biztonságúnak" minősíti. Az 1940-es évek elejére az AMA vezető tagjai arra a következtetésre jutottak, hogy tagságukkal kapcsolatos problémáik nagy része a szarkasztikus Morris Fishbeinnek tudható be. A legtöbb orvos gondolkodásmódja rendkívül konzervatív volt, és Fishbein viselkedését visszataszítónak tartották. Ennek ellenére Fishbein olyan finom hálót szőtt az AMA-n belül, hogy az a központi irodában mindenkit magába foglalt. Hatalma a cenzúrán, a megfélemlítésen és hatalmának a határait feszegető gyakorlásán alapult.

Riválisainak csaknem egy évtizedbe telt, mire megszabadultak tőle. A lehetőség akkor adódott, amikor Fishbein tehetséges helyettese, Dr. Olin West megbetegedett, és már nem tudta fenntartani az AMA központi irodájának vasfegyelmet a Fishbein-rezsim számára. Fishbein, aki láthatóan nem tudott a vele szemben szőtt összeesküvésről, folytatta vidám utazós és szórakozós életét, és továbbra is számos díjat és kitüntetést gyűjtött orvosi PR-munkájáért. Kinevezték az exkluzív Orange-Nassau rend tisztjévé, egy nagyon titkos szervezetbe, amely az angolok invázióját és William of Orange általi hatalomátvételét, valamint az azt követő Bank of England létrehozását ünnepelte. Fishbein gyakran utazott Angliába, ahol az establishment prominens tagjai vendégül látták; biztosan azt hitték, hogy hasznára lehet nekik.

Ezek a kitüntetések azonban semmire sem mentek, amikor azt az embert, akit *a Newsweek* „a száz ellenséggel rendelkező embernek" nevezett (ez bizonyára az év legnagyobb alulbecslése volt), még a elődjénél, a visszataszító sarlatán „Doc" Simmonsnál is durvábban dobták ki. Annak ellenére, hogy nyilvánosan ismételten bírálták kirándulásait és a költségszámlájának visszaélésszerű használatát, Fishbein 1949. június 4-én egy ebéd alkalmával magabiztosan bejelentette, hogy még legalább öt évig marad. Nagyon számított az AMA két csoportja, a liberálisok és a konzervatívok közötti hagyományos szakadásra, akikről Fishbein kijelentette, hogy soha nem fognak tudni semmiben megegyezni. Nagyon tévedett, mert abban megegyeztek, hogy ki kell rúgni. Morris Fishbein iránti közös gyűlöletük egyesítette őket, és összeesküvést szőttek, hogy meggyilkolják a császárukat. Martin Mayer ennek az epizódnak a leírásában megjegyzi, hogy 1944 óta az AMA egy jelentős frakciója elhatározta, hogy bármilyen áron ki fogja szorítani Fishbeint. 1949 elején egy országos rádióműsorban, a Town Meeting of the Air-ben leleplezték, mint szokásos hazudozót. Azt állította, hogy Angliában turnézott, és minden nap háziorvosok rendelőit látogatta meg. A rádióműsor azonban kiderítette, hogy valójában az olimpián járt, a brit arisztokrácia több tagjával vacsorázott, számos londoni színházi előadást látogatott meg, majd Párizsba utazott, hogy bejárja a éjszakai klubokat – mindezt az orvostudomány népszerűsítése érdekében. A műsor, amelyet 1949. február 22-én Nelson Cruikshank vezetett, tönkretette Fishbein hírnevét, rámutatva, hogy Fishbein tartózkodása alatt egyetlen orvosi rendelő közelébe sem ment Angliában. Ami Fishbein utazásáról szóló beszámolóját illeti, Cruikshank hazugságnak bélyegezte, és „a betegek szolgálatának hagyományára büszke szakma becsületsértésének" nevezte. Fishbein életét úgy írták le, mint „folyamatos látogatásokat a New York-i színházakba, a Stork Clubba, valamint a londoni és párizsi éjszakai klubokba".

Ezen nyilvánosságra kerülés következtében az AMA 1949-es kongresszusán egyhangúlag elfogadott egy határozatot, amely szerint Dr. Morris Fishbeint el kell távolítani minden olyan tisztségéből, amelyben írásbeli vagy szóbeli tevékenységet folytatott. A határozat előírta, hogy azt „a lehető leghamarabb" hajtsák végre, ami még aznap délutánra is megtörtént. Estére Fishbein már elhagyta az AMA központját, és soha többé nem tért vissza. Fishbein távozásának egyik irodalmi vesztesége az volt, hogy megszűnt a rovat, amelyet fantáziadúsan „Dr. Pepys naplója" névvel illetett. Egy kritikus úgy írta le, mint „Morris Fishbein magánéletének folyamatos vagy szószátyár beszámolója. Minden karácsonykor a Naplót keménytáblák közé kötötték, és Fishbein karácsonyi képeslapként szinte mindenkinek elküldték, akinek állandó levelezési címe volt." Mint Fishbein minden más extravaganciája, ennek a nagylelkűségnek a költségeit is teljes egészében az AMA tagdíjat fizető tagjai viselték.

Évekig Fishbein az AMA Elfogadási Pecsétjének félelmetes erejét használta arra, hogy a gyógyszergyártókat rákényszerítse az ő kívánságainak teljesítésére. A *Harper's Magazine* megjegyezte (1949. november), hogy „A Pecsét valószínűleg a valaha kitalált legnagyobb egyedi hirdetési „vonzerő". A *Journal* messze a legjövedelmezőbb kiadvány a világon. Fishbein abszolút hatalma – gyakran úgy beszélt, mintha a pecsétet a zsebében hordaná – mások hatalmának forrása is volt."

Fishbein kényszerű távozása után az AMA tisztviselői lépéseket tettek a chicagói központ hatalmi központjának felhígítására. A Gyógyszerészeti és Kémiai Tanács 1956-ban Gyógyszerügyi Tanácsra változtatta a nevét; a Seal of Acceptance-t teljesen eltörölték. A Ben Gaffin and Associates jelentést tett az AMA-nak: „A hirdetők általában úgy érzik, hogy az AMA, különösen a tanácsok révén, bizalmatlan velük szemben, és potenciális csalóknak tekinti őket, akik aktívan etikátlanul viselkednének, ha nem figyelnék őket folyamatosan.” Ez volt Fishbein paranoiás megközelítése, de hozzáállása azon a szükségleten alapult, hogy fenntartsa az irányítást, és „hozzájárulásokat” kényszerítsen ki az etikus gyógyszergyártóktól. Amint eltörölték a Seal of Acceptance-t, az AMA hirdetőktől származó bevételei öt év alatt megduplázódtak; tíz év alatt megháromszorozódtak, évi 4 millió dollárról több mint 12 millióra. Visszatekintve Fishbein arroganciája és rövidlátó politikája évente több millió dollár bevételkiesést okozott az AMA-nak. Dr. Ernest Howard, az AMA képviselője indokolatlan okokat hozott fel a pecsét eltörlésére, mondván: „túl önkényes volt, és túl nagy hatalom összpontosult egy szerv kezében. Emellett bizonyos jogi problémák is felmerültek.”

Annak ellenére, hogy Fishbein távozott, rosszindulatú befolyásának egyes nyomai évekig megmaradtak az AMA központjában; ez több millió dollárba került a szervezetnek, és rengeteg negatív sajtóvisszhangot váltott ki. Különösen heves volt Fishbein elszántsága, hogy minden esélyt elvágjon az „állami egészségügy” megvalósulásától az Egyesült Államokban. Paradox volt, hogy az AMA vezetése Fishbein uralma alatt olyan hevesen ellenezte a „kormányzati beavatkozást” az orvostudomány területén, miközben évekig saját céljaikra használták a kormányzati ügynökségeket, különösen az Élelmiszer- és Gyógyszerügyi Hivatalt, az Egyesült Államok Közegészségügyi Szolgálatát és a Nemzeti Rákkutató Intézetet. Egy szakértő, James G. Burrow, nyomon követi az AMA álláspontját a kötelező egészségbiztosítás iránt, amely 1917 és 1920 között a kísérleti érdeklődésből heves ellenségeskedéssé változott. Ezt az álláspontot „antikommunizmussal” indokolták, mivel közismert volt, hogy a szocializált orvoslás régóta a Kommunista Párt egyik fő célja volt. Egy kiválasztott csoportot a prominens amerikai baloldaliak közül Moszkvába hívtak meg, hogy különleges indoktrinációban részesüljenek e cél érdekében. Részt vettek a Moszkvai Egyetem nyári kurzusán, amelynek témája „az orvostudomány szervezése állami funkcióként” volt. A csoportban olyan elkötelezett liberálisok is voltak, mint George S. Counts és John Dewey. Visszatérésük után nyilvános kampányt indítottak a nemzeti egészségügyi ellátásért. Első megtérítettjük egy „liberális republikánus”, Henry Cabot Lodge szenátor volt. Valójában ő képviselte a New England-i bankárok csoportját, akik Rockefellerrel szövetkeztek az orvosi monopólium fenntartásában. 1940. március 1-jén Lodge szenátor benyújtott egy egészségbiztosítási törvényjavaslatot, amely évi negyven dollárt biztosított az egészségügyi ellátásra. A törvényjavaslatot gyorsan elvetették, de a kesztyű már a földre hullott. Fishbeinnek eszébe sem jutott, hogy birtokát bármely kormányzati szervnek átadja. Az elkövetkező évtizedekben az AMA több millió dollárt költött a „szocializált orvoslás" elleni küzdelemre, amelyet teljes egészében az amerikai orvosokra kivetett különadókból gyűjtöttek össze. Tevékenységeinek eredményeként több drága trösztellenes perbe is belekeveredett.

Már 1938-ban vádat emelt az Igazságügyi Minisztérium az AMA ellen a Group Health Association ügyben. 1937-ben egy kormányzati alkalmazottakból álló csoport 40 dollárt vett fel kölcsön a Home Owners Loan Company-tól egy csoportos kórház alapítására. A terv csoportos egészségügyi ellátást kínált évi 26 dollárért egyénileg, vagy évi 39 dollárért családonként. Ez a társaság, amely a Group Health Association nevet vette fel, kilenc orvost vett fel. A District of Columbia Medical Society ezután megtagadta ezeknek az orvosoknak a kórházak használatát és a szakorvosokkal való konzultációt. 1941. április 4-én egy esküdtszék az AMA-t és a District Medical Society-t trösztellenes törvények megsértésében bűnösnek találta. A két szervezetet és tizenegy orvost kereskedelmi korlátozás vádjával állították bíróság elé. Az elítéltek között volt Dr. Morris Fishbein is. Két és fél évvel később, 1943-ban a Legfelsőbb Bíróság helyben hagyta az ítéletet. 2500 dolláros bírságot szabtak ki, és az AMA-t arra kötelezték, hogy hagyjon fel a Group Health Association tevékenységének akadályozásával.

Az AMA alig járt jobban a Medicare elleni húszéves harcában. A helyi orvosok integritásának megőrzése érdemes cél volt; azonban ők már a Rockefeller-féle orvosi monopólium ellenőrzése alatt álltak; nehéz elképzelni, hogy a szocializált orvoslás bevezetése az Egyesült Államokban bármit is megváltoztatna, és ez eddig sem történt meg. *A Time* 1948. december 10-i számában megjegyezte, hogy az AMA minden tagjától 25 dollárt szedett be egy kampányra, amelynek célja 3,5 millió dollár elköltése volt „orvosi oktatásra" – egy olyan kampányra, amelynek célja az volt, hogy az embereket a szocializált egészségügy ellen fordítsa. Ez volt az AMA százéves működése során az első ilyen jellegű hozzájárulás. Közel két évtizeddel később a *Saturday Evening Post* 1966. január 1-jei számában megjegyezte, hogy az AMA 1964-ben és 1965-ben ötmillió dollárt költött a washingtoni

Medicare-lobbival való küzdelemre. Megjegyezték, hogy az AMA abban az évben 23 millió dollár bevételt ért el az évi 45 dolláros tagdíjakból, valamint az AMA kiadványaiban a gyógyszergyártóknak és orvosi ellátó cégeknek eladott hirdetésekből.

A *Time* 1978. december 1-jei száma megjegyezte, hogy Fred Barnes bíró, a Szövetségi Kereskedelmi Bizottság közigazgatási bírója úgy döntött, hogy az AMA etikai kódexe illegálisan korlátozza az orvosok közötti versenyt azzal, hogy megakadályozza őket a reklámozásban. Továbbá úgy döntött, hogy az AMA etikai irányelveit a jövőben a Szövetségi Kereskedelmi Bizottságnak kell jóváhagynia. Az AMA felháborodott sajtóközleményt adott ki, amelyben ellenezte a döntést: „Az Egyesült Államokban nincs jogi precedens arra, hogy a szövetségi bürokrácia etikai kódexet írjon vagy hagyjon jóvá bármely tudományos szakma számára."

Az AMA Etikai Kódexének témája már többször felmerült. A *Science* magazin 1940. június 21-én a „csalások és sarlatánok nyomozóirodájáról" szóló cikkében megjegyezte, hogy felmerült a kérdés: „Meg kell-e változtatni az orvosi etikát? A jelenleg meghatározott orvosi etikai elvek megfogalmazása és elrendezése javítható, de úgy véli, hogy jelenleg nem alkalmas az idő a átírásra. Bölcsnek tűnik, ha hagyjuk, hogy a zavaros vizek leülepedjenek, mielőtt bármilyen megfontolást szentelnénk szervezetünk olyan alapvető jellegű kérdésének, mint az orvosi etika elvei." Bár a beszélőt nem azonosították, ez a jámbor kijelentés csakis Fishbeintől származhatott. A beszélő továbbra is meglehetősen szégyenlősen elismeri, hogy „az orvosi etika elve javítható", de ezzel a kérdés lezárult.

A Medicare elfogadása, miután az AMA több millió dollárt költött az ellenzésére, látszólag semmit sem változtatott. Végül váratlan szerencsének bizonyult az orvosi szakma számos gátlástalanabb tagja számára. Nekik nem okozott gondot, hogy évente orvosonként több millió dollárral duzzasszák fel a számlákat. 1982-ben a Medicare mintegy 48,3 milliárd dollárt, a Medicaid pedig 38,2 milliárd dollárt fizetett ki. A konzervatívabb becslések szerint ezekből a pénzekből mintegy 11 milliárd dollár illegális nyereségként került el. Morris Fishbein örökösei az AMA-nál ugyan elvesztették a „szocializált orvoslás megállítása" című csatát, de a háborút megnyerték.

Mint korábban már említettük, az AMA kuratóriuma 1963. november 2-i ülésén úgy határozott, hogy a „Sarlatánság Elleni Bizottság" segítségével „felszámolja a kiropraktikát", legnagyobb riválisát. E bizottság titkára 1971. január 4-én arról számolt be a kuratóriumnak, hogy „elsődleges feladata egyrészt a kiropraktika visszaszorítása, másrészt pedig végső soron a kiropraktika felszámolása". Aligha található ennél nyíltabb beismerés az összeesküvésről bármely szervezet iratai között. A bizottság különleges nyomozócsoportja, amelyet az AMA főtanácsadója, Robert Throckmorton vezetett, biztosítótársaságokat, kórházakat, állami orvosi engedélyező testületeket, állami és magánfőiskolákat, valamint lobbistákat vont be a munkába. Mindenféle megfélemlítési és cenzúrázási módszert bevetettek. Dr. Philip Weinstein, egy kaliforniai neurológus, számos előadást tartott kiropraktikus csoportoknak a gerincbetegségek diagnosztizálásáról; az AMA elrendelte, hogy hagyjon fel minden ilyen fellépéssel. Miután lemondta egy közelgő előadást, bocsánatkérő levelet küldött: „Kérjük, fogadják őszinte bocsánatkérésünket a késői lemondásért, amelyre a tőlünk független körülmények miatt került sor. Nem tudtuk, hogy (szervezetüknek) tartott orvosi előadások tilosak."

Throckmorton azt is megpróbálta, hogy a kiropraktikai iskolákat tönkretegye azzal, hogy megakadályozta a kormányt abban, hogy garantált diákhiteleket vagy kormányzati támogatásokat nyújtson a kiropraktikai főiskolák kutatásaihoz. Megakadályozta, hogy akkreditációt kapjanak; minden államban lobbizott, hogy megakadályozza egy kormány által létrehozott akkreditációs testület létrehozását, és dühös lett, amikor a HEW Oktatási Hivatala – amely inkább oktatók, mint orvosok ügynöksége volt – ellenállt erőfeszítéseinek, és 1974-ben jóváhagyta a Csontkovácsolási Oktatási Tanácsot a csontkovácsolási iskolák nemzeti akkreditációs testületeként. Az AMA nyomást gyakorolt a Long Island University egyik részlegére, a C. W. Post Universityre, hogy 1972-ben töröljön egy, a kiropraktikus hallgatók számára tervezett tanfolyamot.

Az 1960-as évek végén az AMA Kórházak Akkreditációs Vegyes Bizottsága új követelményeket szabott a kórházakra; az AMA Orvosi Etikai Alapelvei megtiltották tagjainak mindenféle kapcsolatfelvételt kiropraktikusokkal. A JCAH 1973. augusztus 13-i levele egy kórházigazgatónak kijelentette, hogy „Bármilyen megállapodás, amelyet kiropraktikusokkal kötne, a Vegyes Bizottság számára elfogadhatatlan lenne. Ez sértené az AMA által közzétett Orvosi Etikai Alapelveket, amelyek a JCAH követelményei is." 1973. január 9-én a JCAH levelet írt egy új-mexikói Silver City-beli kórháznak: „Ez a válasz a december 18-i levelére, amely egy olyan új-mexikói törvényjavaslatra vonatkozik, amely szerint a kórházaknak kiropraktikusokat kell felvenniük az orvosi személyzet tagjai közé. Teljesen igaza van – ennek a rendkívül meggondolatlan törvénynek a sajnálatos következménye az, hogy a Közös Bizottság visszavonhatja és megtagadhatja az akkreditációt azoknak a kórházaknak, amelyeknek a személyzete között csontkovácsok is vannak."

Az AMA ezután rákényszerítette a Veteránügyi Hivatalt, hogy megtagadja a veteránoknak a csontkovácsolási szolgáltatásokért járó kifizetéseket. Ezeket a taktikákat pozitív eredményként jelentették az AMA-nak. A Quackery Bizottság 1967. szeptember 21-i bizalmas memorandumában azzal dicsekedett a kurátorok előtt, hogy „Alapvetően a bizottság rövid távú céljai a csontkovácsolás kultuszának visszaszorítására, valamint az általa elérhető további elismerés megakadályozására négy pont köré csoportosulnak: 1) Mindent megtenni, ami hatalmunkban áll, hogy a csontkovácsolás ne kerüljön be a Medicare-törvény 18. címének hatálya alá. 2) Mindent megtenni, ami hatalmunkban áll, hogy a regisztráció, az Egyesült Államok Oktatási Hivatalánál való nyilvántartásba vétel, illetve a Kiropraktikai Akkreditációs Ügynökség létrehozása NE valósuljon meg. 3) Ösztönözni a két országos kiropraktikai szövetség folyamatos szétválasztását. 4) Ösztönözni az állami orvosi társaságokat, hogy kezdeményezzenek az állami törvényhozásban olyan jogszabályok megalkotását, amelyek hatással lehetnek a kiropraktika gyakorlására."

Az AMA nyílt tevékenységének következtében több csontkovács végül összeesküvés vádjával pert indított. Az ügy évekig elhúzódott, és 1987. augusztus 27-én, tizenegy év folyamatos pereskedés után, Susan Getzendammer szövetségi bíró az Egyesült Államok Kerületi Bíróságán bűnösnek találta az AMA-t, az Amerikai Sebészek Kollégiumát és az Amerikai Radiológusok Kollégiumát a csontkovácsolás szakma megsemmisítésére irányuló összeesküvés vádjában. Az eljárás során az AMA nyíltan elismerte, hogy soha nem volt és nincs is ismerete a csontkovácsolási főiskolákon tanított kurzusok tartalmáról vagy színvonaláról. Getzendammer bíró 101 oldalas véleményt írt, és végleges tiltó végzést adott ki, amelyben arra kötelezte az AMA-t, hogy hagyjon fel azzal, hogy „korlátozza, szabályozza vagy akadályozza, illetve másokat segít és bűnsegédként támogat abban, hogy korlátozzák, szabályozzák és akadályozzák az AMA bármely tagjának, intézményének vagy kórházának azt a szabadságát, hogy egyéni döntést hozzon arról, hogy az AMA tagja, intézménye vagy kórháza szakmai kapcsolatba lép-e csontkovácsokkal, csontkovács hallgatókkal vagy csontkovács intézményekkel."

Így véget ért a rosszindulat és az akadályozás hagyománya, amelyet Morris Fishbein hagyott az AMA-ra. Bár 1949. június 20-án, az AMA 98. ülésén hivatalosan felmentették minden tisztségéből, az AMA-t még négy évtizeden át kísértették a megszállottságai. Egy másik megszállottsága az volt, hogy nem volt hajlandó fekete orvosokat felvenni az AMA tagjai közé. Gyakran hallották, hogy megvetően „der schwartzers"-nek nevezte őket – ez egy jiddis kifejezés, amely a feketékre vonatkozik –, valahányszor felmerült a feketék felvételének kérdése, ami az ő vezetése alatt többször is előfordult. Politikája még két évtizedig folytatódott az AMA-nál, egészen 1968-ig, amikor az AMA kénytelen volt felvenni a feketéket. Korábban a feketék fenntartották saját szervezetüket, a Nemzeti Orvosi Szövetséget. A döntést üdvözölve *a Time* leereszkedően utalt „a mohás hátú AMA-ra".

Az a tény, hogy Simmons és Fishbein fél évszázadon át képesek voltak ráerőltetni aprócska aggályaikat erre a nemzeti szervezetre, nem vet jó fényt a tagjaira. Az egyik legbeszédesebb megjegyzést T. Swann Hardy tette a *Forum* 1929. júniusi *számában.* A „Mennyire tudományosak az orvosaink?" című cikkében Hardy így írt: „Az orvostudomány, mint szakma, nem tűnik ki tagjainak szellemi színvonalával. Az átlagos intelligencia alacsonyabb, mint talán bármely más szakmában. Az amerikai szervezett orvostudomány változatlanul ellenzi minden olyan átszervezési szabványt, amely 1) az orvosi monopóliumot teljesen tudományossá tenné; 2) az ilyen terápiát általánosan elérhetővé tenné mindazok számára, akiknek szükségük van rá; 3) veszélyeztetné a hozzá nem értő orvosok jövedelmét."

Érdemes megjegyezni, hogy az orvosi szakma jelképe két, egy pálcán összefonódó kígyó. A Rochesteri Egyetem azonban úgy döntött, hogy ez túlzás, és nemrégiben egy kígyóra csökkentette a számukat. A kaduceusz a római isten, Merkúr mitológiai szimbóluma. Ő volt a hírvivők védőszentje, de kissé kétes hírneve is volt, mivel törvényen kívüliek, kereskedők és tolvajok társának számított. Az ókori világban a kereskedők szinonimái voltak a másik két kategóriának.

3. FEJEZET

A RÁK NYERESÉGE

Kr. e. 400-ban Hippokratész a rák vagy rák nevét adta egy korában előforduló betegségnek, mivel az a testben rákhoz hasonlóan terjedt. Görög neve „karkinos" volt. Kr. u. 164-ben Galenus római orvos a „tumor" nevet használta a betegség leírására, amely a görög „tymbos" (sírhalom) és a latin *„tumore"* (duzzad) szavakból származik. A betegség nem lehetett túl elterjedt; a Bibliában nem említik, és nem szerepel a kínai ősi orvosi könyvben, a Sárga Császár Belső Orvostudományi Klasszikusában sem. A legtöbb hagyományos társadalomban ismeretlen volt, de az ipari forradalom felemelkedésével terjedni kezdett. Az 1830-as években a rák a párizsi halálesetek két százalékáért volt felelős; 1900-ban az Egyesült Államokban a halálesetek négy százalékát okozta.

A rák terjedésével megjelentek a „modern" kezelési módszerek is. Az orvosi establishment egyik vezető kritikusának, Dr. Robert S. Mendelsohnnak a véleménye szerint „a modern ráksebészetet egy napon ugyanolyan borzalommal fogják tekinteni, mint ahogy mi ma tekintünk a piócák használatára George Washington idején." A műtét, amelyről beszélt, az a széles körben elfogadott és ráerőltetett rákkezelési módszer, amely jelenleg divatos az egész Egyesült Államokban. Ezt „vágás, metszés és égetés" technikának nevezik. Ez a rákkezelési módszer valójában a német allopátiás orvostudományi iskola csúcspontját jelenti az Egyesült Államokban. Szinte kizárólag a műtétre, a vérzésre és a gyógyszerek intenzív használatára támaszkodik, a rádiumkezelés egzotikus kiegészítésével. Az Egyesült Államokban a modern rákkezelési módszer temploma a New York-i Memorial Sloan Kettering Cancer Institute. Főpapjai a központ sebészei és kutatói.

Ezt a rákkezelő intézményt, amelyet eredetileg Memorial Hospital néven ismertek, kezdeti éveiben két orvos vezette, akik a hollywoodi „őrült orvos" karikatúrák sztereotípiái voltak. Ha Hollywood filmet akarna készíteni erről a kórházról, akkor azzal a ténnyel szembesülne, hogy csak a néhai Bela Lugosi lenne alkalmas arra, hogy nem egyet, hanem mindkét orvost eljátszhassa. Az első ilyen „őrült" orvos Dr. J. Marion Sims volt.

Egy dél-karolinai seriff és kocsmáros fiaként Sims (1813–1883) a 19. századi „nőgyógyász" volt. Éveken át „kísérleti sebészettel" foglalkozott, kísérleteket végezve a déli rabszolgalányokon. Életrajzírója szerint ezek a műtétek „alig voltak kevesebbek gyilkosságnál". Amikor a ültetvénytulajdonosok megtagadták tőle, hogy további kísérleteket végezzen rabszolgáikon, kénytelen volt 500 dollárért megvásárolni egy tizenhét éves rabszolganőt. Néhány hónapon belül mintegy harminc műtétet végzett el ezen a szerencsétlen, Anarcha nevű lányon. Mivel abban az időben még nem volt érzéstelenítés, barátait kellett megkérnie, hogy tartsák le Anarchát, amíg ő elvégzi a műtétet. Egy-két ilyen élmény után a falusiak általában nem akartak többé semmi közük lenni hozzá. Sims négy éven át folytatta a kísérleteket Anarchán, majd 1853-ban úgy döntött, hogy New Yorkba költözik. Nem tudni, hogy dél-karolinai kis néger kórházát egy éjszaka fáklyákat lengető, üvöltő falusiak vették-e körül, mint egy régi Frankenstein-filmben. Úgy tűnik azonban, hogy a költözésre vonatkozó döntése meglehetősen hirtelen született. Dr. Sims házat vásárolt a Madison Avenue-n, ahol támogatóra lelt a Phelps-birodalom örökösnőjében, Melissa Phelps Dodge asszonyban. Ez a család a mai napig a jelenlegi rákközpont kiemelkedő támogatója. Az ő pénzügyi támogatásával Sims megalapította a Women's Hospitalt, egy 30 ágyas, teljes mértékben jótékonysági kórházat, amely 1855. május 1-jén nyitotta meg kapuit.

Akárcsak egy későbbi sarlatán, „Doc" Simmons, Sims is nőgyógyászként hirdette magát, különösen a „hólyag-hüvelyi sipoly" – a hólyag és a hüvely közötti rendellenes összeköttetés – kezelésében. Ma már tudjuk, hogy ez az állapot mindig is „iatrogén" volt, vagyis orvosi beavatkozások következtében alakult ki. Az 1870-es években Sims a rákkezelésre kezdett specializálódni. New Yorkban pletykák kezdtek keringeni a Női Kórházban végzett barbár műtétekről. Az „őrült orvos" újra lecsapott. A Nőgyógyászati Kórház kuratóriuma jelentette, hogy „minden beteg életét rejtélyes kísérletek veszélyeztetik". Dr. Simst elbocsátották a Nőgyógyászati Kórházból. Hatalmas pénzügyi támogatói miatt azonban hamarosan visszahelyezték. Ezután felvették vele a kapcsolatot az Astor család tagjai, akiknek vagyonát az öreg John Jacob Astor kapcsolata az Indiai Keleti Társasággal, a brit titkosszolgálattal és a nemzetközi ópiumkereskedelemmel alapozta meg. Az Astorok egyik tagja nemrég rákban halt meg, és a család rákos kórházat akart alapítani New Yorkban. Először a Női Kórház kuratóriumához fordultak azzal az ajánlattal, hogy 150 000 dollárt adományoznak, ha a kórházat rákos kórházzá alakítják át. A nemrégiben történt elbocsátás miatt megsértődött Sims átverte a kuratóriumot azzal, hogy titokban tárgyalt az Astorokkal. Rábeszélte őket, hogy támogassák egy új kórház létrehozását, amelyet New York-i Rákkórháznak nevezett el. A kórház 1884-ben nyílt meg. Dr. Sims később Párizsba ment, ahol Eugénie császárné orvosa volt. Később a belga királytól megkapta a Leopold-rendet. Úgy tűnik, nem vesztett semmit merészségéből. Visszatért New Yorkba, ahol röviddel új kórházának megnyitása előtt meghalt.

Az 1890-es években, miután más jótékonysági adományozóktól is kapott adományokat, a kórházat Memorial Hospitalra keresztelték át. A 20. század közepén hozzáadták a Sloan és a Kettering neveket. Ezen nevek ellenére ez a rákközpont évek óta a Rockefeller-féle orvosi monopólium egyik fő mellékszerveként működik. Az 1930-as években a Rockefeller család adományozott egy telket a divatos Upper East Side-on az új épület felépítéséhez. Az épület megnyitása óta a Rockefeller-család emberei uralják az igazgatóságot. 1913 májusában egy orvosokból és laikusokból álló csoport találkozott a New York-i Harvard Clubban, hogy létrehozzon egy országos rákellenes szervezetet. Nem meglepő módon az American Society for the Control of Cancer (Amerikai Rákellenes Társaság) nevet kapta. Érdemes megjegyezni, hogy nem rákgyógyító vagy rákmegelőző társaságnak nevezték el, és ezek soha nem is voltak a szervezet elsődleges céljai. 1913 természetesen nagyon jelentős év volt az amerikai történelemben. Abban a sorsdöntő évben Woodrow Wilson elnök aláírta a Federal Reserve Act-et, amelyet a közelgő világháború finanszírozására hoztak létre; az amerikai népnek egy nemzeti progresszív jövedelemadót vetettek ki, amelyet közvetlenül Marx 1848-as Kommunista Párt kiáltványából vettek át; és a törvényhozó testületektől elvették az alkotmányos kötelességüket, hogy szenátorokat nevezzenek ki, akik ezentúl népszavazással kerültek megválasztásra; mostantól mindannyian a népszavazatért kellett versengeniük. A rákellenes társaság éppen ebben a szocialista tervezés által jellemzett, izgalmas korszakban jött létre. Természetesen John D. Rockefeller Jr. finanszírozta. Ügyvédei, Debevoise és Plimpton, az 1920-as évek során továbbra is meghatározó szerepet játszottak az új társaság irányításában. A finanszírozás a Laura Spelman Rockefeller Alapítványtól és J. P. Morgantól származott.

Megalakulásától kezdve az Amerikai Rákellenes Társaság az Amerikai Rákellenes Társaság által kialakított mintát követte. Az ACS-nek is volt kuratóriuma, küldöttgyűlése, és az 1950-es években létrehozta a Sarlatánság Elleni Bizottságot is. Ez a bizottság később megváltoztatta nevét a Rákkezelés Nem Bizonyított Módszereinek Bizottságára (figyeljük meg, hogy kezelésről, nem gyógyításról volt szó), de a társaság továbbra is szabadon használta a „kuruzslás” kifejezést minden olyan módszerre utalva, amelyet a kuratórium nem hagyott jóvá, vagy amely eltért a rákkezelés „vágás, metszés és égetés" módszerétől.

1909-ben a vasúti mágnás, E. H. Harriman (akinek vagyonát, a Rockefelleréhez hasonlóan, teljes egészében Rothschild-pénzből finanszírozták, amelyet Jacob Schiff a Kuhn, Loeb Co.-tól juttatott el hozzá) rákban halt meg. Családja ezután megalapította a Harriman Kutatóintézetet. 1917-ben a család sarja, W. Averell Harriman hirtelen úgy döntött, hogy belép a politikába, vagy inkább a színfalak mögül irányítja a politikai pártjainkat. Az Intézetet hirtelen bezárták. Pénzügyi támogatását ezután a Memorial Kórházra ruházták át. A kórház fő támogatója abban az időben James Douglas (1837–1918) volt. Ő volt a Phelps Dodge Corporation elnöke, amelynek örököse, Melissa Phelps Dodge 1853-ban volt az eredeti támogatója annak, ami végül a Memorial Hospital lett. Feleségül ment egy William Dodge nevű textilkereskedőhöz, aki a Phelps-vagyont felhasználva a réztermelés óriásává vált.

A Dictionary of National Biography James Douglas-t „a bányászati és kohászati ingatlanok doyenjeként" írja le. Ő volt a tulajdonosa a világ leggazdagabb rézbányájának, a Copper Queen Lode-nak. Kanadában született, Dr. James Douglas fia volt, aki sebész volt, majd a Quebec Lunatic Asylum igazgatója lett. Fia 1910-ben csatlakozott a Phelps-Dodge Companyhez, később annak elnöke lett. Mivel nyugati bányavagyonában kiterjedt uránérc-telepeket fedezett fel, a rádium iránti érdeklődése egyre nőtt. A Bureau of Mines-szel, egy kormányügynökséggel, amelyet gyakorlatilag ő irányított, együttműködve megalapította a National Radium Institute-ot. Személyes orvosa Dr. James Ewing (1866–1943) volt. Douglas felajánlotta, hogy 100 000 dollárt adományoz a Memorial Hospitalnak, de ehhez több feltételt is szabott. Az egyik az volt, hogy a kórháznak Dr. Ewinget kell alkalmaznia főpatológusként; a második pedig az, hogy a kórháznak kizárólag rákos betegeket kell kezelnie, és a rákkezelések során rutinszerűen rádiumot kell használnia. A kórház elfogadta ezeket a feltételeket.

Douglas pénzügyi támogatásának köszönhetően Ewing hamarosan az egész kórház vezetője lett. Douglas annyira meg volt győződve a rádiumterápia előnyeiről, hogy gyakran alkalmazta azt a rákban haldokló lányán, a feleségén és saját magán is, így a családját a legapróbb panaszok esetén is rádiumterápiának tette ki. Douglas közismertsége miatt a *New York Times* nagy nyilvánosságot biztosított az új, rák elleni rádiumkezelésnek. Az újságíró a cikkét az első oldalon a következő címmel jelentette meg: „Ingyenes rádiumkezelés mindenkinek." Azt állították, hogy „egyetlen centért sem fogják eladni a rádiumot." Douglas-t nagyon bosszantotta ez a kijelentés, és 1913. október 24-én kijavítást tett közzé a *Times-ban.* A következőképpen idézték: „Ez az egész történet az emberségről és a jótékonyságról ostobaság. Szeretném, ha mindenki megértené, hogy azt csinálok a saját rádiumommal, amit akarok." Ez egy ritka pillantás volt a „jótékonysági" valódi természetére. Ezen a területen riválisai, Rockefeller és Carnegie, mindig feltételek nélkül adták oda a pénzüket. Ezzel a biztosítékkal képesek voltak titokban megalapozni titkos hatalmukat a nemzet felett. Douglas felfedte a „jótékonysági" valódi természetét.

A Memorial Kórház eredeti sajtóközleményei valójában azt sugallták, hogy a rádiumkezelések ingyenesek lesznek. Nyilvánvalóan azt hitték, hogy a nagy jótékonysági tevékenységet folytató James Douglas felajánlja a készletét. A Memorial Kórház szabályzatát azonnal módosították, hogy „a betegek kezeléséhez használt rádium-sugárzásért külön díjat számolnak fel". 1924-ben a Memorial Kórház Rádium Osztálya 18 000 dollár értékű rádiumkezelést nyújtott a betegeknek, amiért 70 000 dollárt számított fel – ez volt az év legnagyobb bevételi forrása.

Eközben James Douglas, aki azzal dicsekedett, hogy a rádiummal azt csinál, amit akar, továbbra is gyakran kezelte magát. Néhány héttel a *New York Times* 1913-as cikke után aplasztikus anémiában halt meg. Az orvosi szakértők ma úgy vélik, hogy ő csak egyike volt azoknak a személyiségeknek, akik a rádium korai fejlesztéséhez kapcsolódtak, és annak hatásaitól haltak meg; a leghíresebbek közülük Marie Curie, a felfedező felesége, és lánya, Irene Joliot-Curie. 1922-re több mint száz radiológus halt meg röntgensugár okozta rákban.

Douglas pártfogoltja, Dr. Ewing, még több évig a Memorial Kórházban maradt. Számos betegség alakult ki nála, a legkellemetlenebb a tic doloreux volt, ami miatt kínos volt számára bárkivel találkozni vagy beszélgetni. Visszavonult a kórházból, és visszavonult Long Islandre, ahol végül 1943-ban hólyagrákban halt meg.

Douglas fia és örököse, Lewis Douglas, az akkori Amerika egyik legnagyobb vagyonát örökölte. Feleségül vette Peggy Zinssert, a J. P. Morgan Co. egyik társának lányát. Peggy két nővére is jól házasodott; az egyik John J. McCloyhoz ment feleségül, aki a Rockefeller-érdekek fő jogtanácsosa lett; a másik Konrad Adenauerhez, aki a háború utáni Németország kancellárja lett. Lewis Douglas a Morgan által irányított Mutual Life of New York elnöke lett. A második világháború elején W.

Averell Harriman pártfogoltja lett a Lend-Lease Administrationben. Douglas-t ezután a War Shipping Board elnökévé nevezték ki, ő volt az egyik híres „évi egy dolláros” ember a Roosevelt-kormányban. A háború későbbi szakaszában Harriman utódjaként az Egyesült Államok angliai nagykövetévé vált. Hitler bukása után Douglas-t jelölték Németország főképviselőjének, de félreállt, hogy sógora, John J. McCloy, átvehesse ezt a posztot. A két amerikai kellemes meglepetést élt át, amikor sógoruk, Konrad Adenauer kancellárrá nevezték ki. A J. P. Morgan cég családi érdekei szilárdan kézben tartották az irányítást. Valójában Adenauer korábbi politikai tevékenysége a háborús Németországban egy kis, a J. P. Morgan-csoporthoz tartozó német csoport köré összpontosult. Ők voltak készen arra, hogy átvegyék a hatalmat, amikor Hitler meghalt.

Az 1930-as években az autóipar két óriását rábeszélték, hogy támogassák a Memorial Kórházat. Alfred P. Sloan évekig a General Motors elnöke volt. Emellett a J. P. Morgan Co. igazgatója is volt. 1938-ban 750 000 General Motors-részvénye volt a tulajdonában. Tulajdonában volt egy 235 láb hosszú jacht, amelynek értéke 1940-ben másfél millió dollár volt.

Charles Kettering igazi feltaláló zseni volt, akinek köszönhető a mai autók gyújtásrendszerének, világításának, indítómotorjának és egyéb elektromos rendszereinek nagy része. A Fortune magazin 1960-ban Sloan vagyonát 200–400 millió dollárra, Ketteringét pedig 100–200 millióra becsülte.

Alfred Sloan filantrópként szerzett hírnevét némileg beárnyékolta a General Motorsnál elért eredményei. Határozottan ellenezte a biztonsági üveg beépítését a Chevrolet autókba. Az 1920-as években a biztonsági üveg hiánya azt jelentette, hogy egy viszonylag kisebb autóbaleset, ha a szélvédő vagy az ablakok betörését okozta, szörnyű sebesüléseket vagy a jármű utasainak halálát is okozhatta.

A repülő üvegszilánkok átszaggatták a belső teret, és elhaladva megvágták az utasokat. Viszonylag csekély költségek mellett az akkori autókban használt hagyományos üveget biztonsági üvegre lehetett volna cserélni. Ma már minden autónak kötelező a biztonsági üveg. Sloan 1929. augusztus 13-án nyilvános nyilatkozatot tett erről a kérdésről. „A biztonsági üveg bevezetése azt eredményezné, hogy mind mi magunk, mind a vállalatunk a nyereségünkből fedezné a többletköltség jelentős részét. Úgy érzem, hogy a General Motorsnak nem kellene biztonsági üveget alkalmaznia az autóiban, és az árakat sem emelnie a többletköltségnek akár csak egy részével sem.” 1932. augusztus 15-én Sloan ismét megismételte, hogy ellenzi a biztonsági üveg beépítését a General Motors autóiba. „Nem az én feladatom a biztonsági üveg értékesítése" – panaszkodott. „Sokkal inkább ugyanazt az összeget fordítanám az autóink más szempontból történő fejlesztésére, mert úgy gondolom, hogy önző üzleti szempontból ez sokkal jobb befektetés lenne." Az Alfred P. Sloan Alapítvány jól működik; 1975-ben 252 millió dollárral rendelkezett, amely 1985-re 370 millió dollárra nőtt. Ez az alapítvány és a Charles F. Kettering Alapítvány (75 millió dollár) továbbra is a Sloan Kettering Rákközpont fő támogatói. A Kettering Alapítványt egy liberális szerkesztő, Norman Cousins vezeti. Az Alfred P. Sloan Alapítvány élén R. Manning Brown, Jr. áll. Az igazgatóság tagjai között van Henry H. Fowler, a Pénzügyminisztérium volt titkára, jelenleg a New York-i Goldman Sachs Co. befektetési bank partnere; szintén igazgatósági tag Lloyd C. Elam, az ország egyetlen fekete orvosi egyetemének, a tennessee-i Nashville-ben található Meharry College-nak az elnöke; Elam a hatalmas Merck gyógyszeripari vállalat, a Kraft, a South Central Bell Telephone és a Nashville Bank igazgatósági tagja is; Franklin A. Long az Exxon igazgatósági tagjaként biztosítja a szükséges Rockefeller-kapcsolatot; ő a United Technologies igazgatósági tagja is, az Elnöki Tudományos Tanácsadó Bizottság tagja, 1936 óta a Cornell kémiaprofesszora, Guggenheim-ösztöndíjas, megkapta az Albert Einstein Béke-díjat – tagja az American Pugwash Irányító Bizottságának, amelyet a hírhedten prokommunista pénzember, Cyrus Eaton hozott létre, aki Rockefeller pártfogoltja volt – a Pugwash-t állítólag a KGB irányítja; Herbert E. Longenecker, a Tulane Egyetem rektora; a Fulbright-ösztöndíjasok kiválasztási bizottságának tagja, ami nagyon befolyásos pozíció – *a Who's Who*-ban szereplő díjainak és kitüntetéseinek listája több bekezdésen át folytatódik; Cathleen Morawetz, a National Cash Register igazgatója, szintén Guggenheim-ösztöndíjas; férje Herbert Morawetz, egy prágai kémikus; Thomas Aquinas Murphy, a General Motors hosszú évekig tartó elnöke, a PepsiCo és a National Detroit Corporation igazgatója is; Ellmore E. Patterson, aki 1935 óta a J. P. Morgan Company alkalmazottja, emellett a Sloan-Kettering Cancer Center kincstárnoka, valamint a Bethlehem Steel, az Engelhard Hanovia és a Morgan Stanley igazgatója; Laurance S. Rockefeller, aki a Reader's Digest, a National Geographic Society és a Caneel Bay Plantation igazgatója; Charles J. Scanlon, a GM Acceptance Corporation és az Arab-American Bank of New York igazgatója, valamint a New York-i Roosevelt Kórház kurátora; és Harold T. Shapiro, a Michigani Egyetem elnöke, a Dow Chemical Corporation, a Ford Motor Co., a Burroughs, a Kellogg és a Bank of Canada igazgatója – Shapiro 1984 óta tagja a Központi Hírszerző

Ügynökség tanácsadó testületének; emellett az Egyesült Államok Pénzügyminisztériumának tanácsadója is.

A Memorial Sloan Kettering Rákkutató Intézet irányító testülete, az úgynevezett Board of Managers, mintha a különböző Rockefeller-vagyonok pénzügyi kimutatását olvasnánk. Sok éven át főigazgatója a néhai Lewis Lichtenstein Strauss volt, a Kuhn, Loeb Co. partnere, az Egyesült Államokban működő Rothschild-bankárok.

Strauss *a Who's Who-ban* „a Rockefeller urak pénzügyi tanácsadójaként" szerepelt. Emellett a Studebaker, a Polaroid, az NBC és az RCA igazgatója volt, valamint kormányzati tisztségeket is betöltött, mint például kereskedelmi miniszter és az Atomenergia-bizottság vezetője. Sok éven át Rockefeller-pénzeket juttatott a hírhedt kommunista fedőszervezetnek, a Csendes-óceáni Kapcsolatok Intézetének. Strauss emellett a princeton-i Rockefeller-gondolkodóközpont, az Institute for Advanced Study elnöke, valamint az American Jewish Committee pénzügyi igazgatója is volt, amelynek számára gyűjtött pénzt a propagandaműszer, a *Commentary* magazin kiadásához.

A Sloan Kettering másik kiemelkedő igazgatója Dorothy Peabody Davison volt, aki mintegy ötven éven át a New York-i társasági élet meghatározó alakja volt. F. Trubee Davisonhoz ment feleségül, aki Henry Pomeroy Davison fia volt, egy Rockefeller-rokon, aki J. P. Morgan jobbkeze volt. Davison az öt vezető bankár egyike volt, akik 1910 novemberében Jekyl Islanden titkos találkozón vettek részt Nelson Aldrich szenátorral (akinek a lánya John D. Rockefeller Jr.-hoz ment feleségül) a Federal Reserve Act (Szövetségi Tartalék Törvény) megfogalmazása céljából. A Dictionary of National Biography megjegyzi, hogy Davison „hamarosan elnyerte J. P. Morgan elismerését, gyakran konzultált vele, különösen az 1907-es monetáris válság idején... Aldrich szenátorral, Paul M. Warburggal, Frank A. Vanderlip-pel és A. Piatt Andrew-val együttműködve részt vett a Jekyl Island-i jelentés kidolgozásában, amely a (a központi bankrendszer létrehozását támogató) hangulat kialakulásához vezetett, és a Federal Reserve System (Szövetségi Tartalékrendszer) létrehozását eredményezte." Az első világháború alatt a Vöröskereszt Háborús Tanácsának vezetőjeként Davison 370 millió dollárt gyűjtött össze, amelyből jelentős összeget Oroszországba irányítottak át a tönkremenő bolsevik kormány megmentése érdekében. Fia és névrokona, Henry P. Davison feleségül vette Anne Stillmant, James Stillman lányát, aki a National City Bank vezetője volt, amely a Standard Oil Company-nak járó hatalmas pénzforgalmat kezelte. H. P. a J. P. Morgan Co. társává is vált; testvére, F. Trubee Davison feleségül vette Dorothy Peabodyt, az ország vezető jótékonysági családjának tagját. A Peabody családról elmondható, hogy ők találták ki az alapítványi jótékonyság fogalmát; az első jelentős alapítvány a Peabody Education Fund volt, amelyet 1865-ben George Peabody, a J. P. Morgan bankház alapítója hozott létre; ez később a Rockefeller Alapítvány lett. Dorothy Peabody apja a híres Endicott Peabody volt, a Groton nevű elitiskola alapítója, ahol Franklin D. Roosevelt és sok más jeles személyiség tanult. Dorothy Peabody hosszú éveken át az Amerikai Rákellenes Társaság országos igazgatóságának tagja volt, valamint a Sloan Kettering igazgatója. Emellett neves nagyvadász is volt, aki számos alkalommal járt Indiában és Afrikában, és sok trófeát nyert a zsákmányul ejtett állatokért. Férje 1926 és 1932 között a légügyi hadügyminiszter volt, és hosszú éveken át az Amerikai Természettudományi Múzeum elnöke; ez volt Theodore Roosevelt kedvenc jótékonysági szervezete. Fia, Endicott Peabody Davison, a J. P. Morgan Co. titkára lett, majd a cég londoni fiókjának ügyvezető igazgatója; 1979 óta az U.S. Trust elnöke, a Scovill Corporation és a Todd Shipyards védelmi cégek, valamint a Discount Corporation igazgatója. A Metropolitan Művészeti Múzeum és a Markle Alapítvány kurátora, amely jelentős támogatásokat nyújt a kommunikációs médiának. Eisenhower külügyminisztere, John Foster Dulles is rokonságban állt a Rockefeller családdal a Pomeroy családon keresztül.

A Memorial Sloan Kettering Cancer Center jelenlegi igazgatótanácsának tagjai között van Edward J. Beattie, a George Washington Egyetem Markle-ösztöndíjasa, aki 1978 óta a Rockefeller Kórház munkatársa, az Amerikai Rák Társaság tagja, és 1965 óta a Memorial orvosi igazgatója; Peter O. Crisp, a Rockefeller Family Associates befektetési menedzsere, aki a (a Rockefeller-család pénzügyi tanácsadója) címet viseli; Harold Fisher, az Exxon Corp. elnöke, a Rockefeller-vagyon zászlóvivője; Clifton C. Garvin, Jr., az Exxon Corporation elnöke, a Citicorp, a Citibank (a korábbi National City Bank), a PepsiCo, a J. C. Penney, a TRW, az Equitable Life, a Corning Glass és a Johnson and Johnson gyógyszergyár igazgatósági tagja; Louis V. Gerstner, Jr., a hatalmas Squibb gyógyszergyár elnöke, az American Express, a Caterpillar és a Melville Corp. igazgatósági tagja; a Harvard Egyetem vendégbizottságának tagja; Ellmore C. Patterson, aki 1935 óta a J. P. Morgannál dolgozik, feleségül vette Anne Hyde Choate-ot, New York egyik vezető jogászcsaládjának tagját; Patterson a Memorial Sloan Kettering kincstárnoka; emellett a Carnegie Endowment for International Peace kurátora, amelyet korábban Alger Hiss vezetett; Patterson sógora, Arthur H. Choate, Jr. néhány évig a J. P. Morgan Co. partnere volt; ezután a Clark Dodge & Co.-hoz csatlakozott; Robert V. Roosa, a Brown Brothers Harriman befektetési bank partnere, Rhodes-ösztöndíjas, aki sok éven át a Federal Reserve System szellemi atyja volt, kiképezte Paul Volckert, majd jelölte őt a washingtoni Federal Reserve Board of Governors elnöki posztjára; Roosa segített David Rockefellernek létrehozni a Trilateral Commissiont is, amelynek továbbra is igazgatója; Benno C. Schmidt, a J. H. Whitney Co. befektetési bank hosszú évekig ügyvezető partnere, amely jelentős részesedéssel rendelkezik a Schlumberger, a Freeport Minerals és a CBS vállalatokban; Schmidt a második világháború alatt a Háborús Termelési Tanács főtanácsadója volt, 1945-ben és 1946-ban pedig a Külföldi Likvidációs Hivatalt vezette, amely több milliárd dollár értékű anyagot adott el szinte ingyen; Schmidt 1971 és 1980 között az Elnöki Rákbizottság tagja volt; a General Motors Rákkutatási Alapítvány, a Carnegie Nemzetközi Béke Alapítvány és a Whitney Múzeum igazgatója; 1972-ben az Amerikai Rák Társaságtól megkapta a Cleveland-díjat a rák elleni küzdelemben nyújtott kiemelkedő szolgálataiért (ezek a csoportok mindig egymásnak ítélik oda a kitüntetéseket és díjakat, másnak nem is kell pályázni); Schmidt 1979-ben a Bristol Myers-díjat is megkapta a rákkutatás terén nyújtott kiemelkedő szolgálataiért; fia, Benno Schmidt Jr. feleségül vette a főnök lányát, Helen Cushing Whitney-t, és jelenleg a Yale Egyetem rektora; a Legfelsőbb Bíróságon Warren főbíró jogi asszisztenseként dolgozott, majd később a Igazságügyi Minisztérium jogi tanácsadója volt.

Az igazgatótanács további tagjai: H. Virgil Sherrill, a Bache Halsey Stuart Shields befektetési cég elnöke, amely ma Prudential Bache néven működik; Frank Seitz, az Organon és az Ogden Corp. igazgatója, amelyek mindketten vegyipari cégek; 1975 óta a kulcsfontosságú politikai csoport, a Stratégiai Tanulmányok Intézetének elnöke; Seitz a Nemzeti Rákügyi Tanácsadó Testület és a Rockefeller Alapítvány igazgatótanácsának tagja; emellett a Belga-Amerikai Oktatási Alapítványban is tevékenykedik, amelyet Herbert Hoover alapított az első világháború után, hogy elrejtse a belgiumi jótékonysági munkájából származó nyereségét; Seitz a John Simon Guggenheim Alapítvány igazgatótanácsának is tagja, amelynek 1985-ben 105 millió dollárnyi vagyona volt, és amelyből jótékonysági munkájára mindössze 7,5 millió dollárt költött; William S. Sneath, az óriási vegyipari vállalat, az Union Carbide Corp. elnöke, amelynek vegyi gyáraiban az elmúlt években több baleset is történt; emellett a Morgan-érdekek által ellenőrzött Metropolitan Life, a Rockwell International és az óriási reklámcég, a JWT Group igazgatósági tagja is; Lewis Thomas, akinek életrajza egy egész oszlopot tölt ki *a Who's Who*-ban; ő a Rockefeller Intézet befektetési tanácsadója, a Yale orvostudományi karának dékánja, 1973 óta a Cornell orvostudományi professzora; Thomas a

Squibb gyógyszergyár igazgatója, a Memorial Sloan Kettering tiszteletbeli elnöke, a Rand Institute, a Rockefeller University, a John Simon Guggenheim Foundation, a Menninger Foundation, a Lounsbery Foundation, a Sidney Farber Cancer Institute és az Aaron Diamond Foundation igazgatója; J. S. Wickerham, a Morgan bank, a Morgan Guaranty Trust alelnöke; Harper Woodward, aki a Rockefeller Family Associatesnél dolgozik, Laurance Rockefeller régóta munkatársa.

Ez csupán a Memorial Sloan Kettering, az ország legjelentősebb rákközpontjának igazgatótanácsa. Az igazgatótanács minden egyes tagja számos közvetlen vagy közvetett kapcsolattal rendelkezik a Rockefeller-érdekekhez. A központ felügyelőbizottságának tagjai között található Elmer Bobst asszony, a neves gyógyszergyártó özvegye és az Amerikai Rák Társaság átszervezője; Dr. James B. Fisk, a Bell Telephone Laboratories elnöke; z American Cyanamid, a Corning, az Equitable Life, a John Simon Guggenheim Alapítvány, a Chase Manhattan Bank (a Rockefeller Bank) igazgatója, a Harvard felügyelőbizottságának tagja és a Cabot Corporation igazgatója; Richard M. Furlaud, a hatalmas gyógyszergyártó cég, a Squibb elnöke, az óriási lőszergyártó Olin Corporation igazgatója és főtanácsadója, valamint az American Express igazgatója; Dr. Emanuel Rubin Piore, Oroszországban, Wilnóban született, 1942–1946 között az amerikai haditengerészet speciális fegyvercsoportjának vezetője, 1948-ban a Haditengerészeti Elektronikai Hivatal vezetője, 1956 óta az IBM kutatási igazgatója, a Rockefeller Egyetem professzora, az MIT és a Harvard tanácsadója, a Paul Revere Investors igazgatója, 1976 óta a Sloan Kettering igazgatója; a Héber Egyetemtől megkapta a Kaplan-díjat; felesége, Nora Kahn 1957 óta a New York-i Egészségügyi Hivatal egészségügyi elemzője, a Commonwealth Fund igazgatója, a Blue Cross Senior Fellow, az United Hospital Fund, a Robert Wood Johnson Alapítvány (a Johnson and Johnson gyógyszergyár), a Pew Memorial Trust, a Vera Alapítvány és az Urban League tagja, valamint az Egyesült Államok Közegészségügyi Szolgálatának ösztöndíjasa; James D. Robinson III, az American Express elnöke, amely mára a Kuhn, Loeb Co. és a Lehman Brothers befektetési bankházakat is beolvasztotta a Shearson Lehman Huttonba; korábban a Morgan Guaranty Trustnál dolgozott, jelenleg a Bristol Myers gyógyszergyár, a Coca Cola és a Fire-mans Fund Insurance igazgatója, valamint a Memorial Sloan Kettering és a Rockefeller Egyetem elnöke; James S. Rockefeller, a Cranston Print Works igazgatója; Laurance Rockefeller, aki a 18 millió példányban megjelenő Reader's Digest és a 10 millió példányban megjelenő National Geographic igazgatója – ami azt jelenti, hogy havonta 28 millió középosztálybeli amerikai háztartásra gyakorol hatást – Dr. Ralph Moss, a Memorial Sloan Kettering korábbi

PR-igazgatója megjegyezte, hogy a Reader's Digest gyakran a rákproblémával kapcsolatos ortodox gondolkodás barométere. A Rockefeller család továbbra is a Memorial Sloan Kettering legjelentősebb támogatója; William Rockefeller egyben felügyelő is – a Shearson Sterling ügyvédi iroda partnere, amely a Rockefeller-érdekeket képviseli; emellett a Cranston Print Works és az Oneida Ltd. igazgatója; T. F. Walkowicz, aki a Rockefeller Family Associates-nél dolgozik; ő a National Aviation and Technology Corporation, a CCI, az Itek és a Mitre Corporation, a Safetrans Systems és a Quotron Systems elnöke; Arthur B. Treman, Jr., a Dillon Read befektetési bank hosszú évek óta ügyvezető igazgatója.

A Memorial Sloan Kettering igazgatósága nemcsak közvetlen kapcsolatban áll a Rockefellerekkel, hanem szoros kapcsolatban áll a védelmi iparral, a CIA-val, valamint a vegyipari és gyógyszeripari vállalatokkal is. Nem véletlen, hogy olyan intézmény igazgatóságában szolgálnak, amelynek a rákkezelésre vonatkozó ajánlásai szó szerint milliárdokat jelentenek azoknak, akik megfelelő helyzetben vannak ahhoz, hogy kihasználják azokat. És még azt hitted, hogy ez egy jótékonysági szervezet! A tény az, hogy a Memorial Sloan Kettering és az Amerikai Rák Társaság az Amerikai Orvosi Szövetséggel együtt a Rockefeller-féle orvosi monopólium fő szervezeti funkcionáriusai. 1944-ben az Amerikai Rákellenes Társaság nevét Amerikai Rák Társaságra változtatták; ezt követően az Egyesült Államok két leghírhedtebb szabadalmaztatott gyógyszerkereskedőjének, Albert Laskernek és Elmer Bobstnak a kezébe került.

Albert Lasker, aki a németországi Freiburgban született (1880–1952), „a modern reklám atyja" néven vált ismertté. Könnyen megjegyezhető szlogenekre és állandó ismétlésre helyezte a hangsúlyt, hogy üzeneteit az amerikai emberek fejébe vésse. Mint más, ezen oldalakon megemlékezett sikeres kereskedők, ő is újságíróként kezdte karrierjét. Szülei hozták az országba, akik a texasi Galvestonban telepedtek le. Apja, Morris Lasker, a Rothschild banki érdekeltségek képviselője lett, és hamarosan öt texasi bank elnöke lett. Galvestonban egy fényűző kúriában élt, neves gabona- és pamutkereskedő volt, és mivel kiterjedt érdekeltségei voltak Nyugat-Texasban, „a Panhandle keresztapjaként" vált ismertté. 1916-ban meghalt, és fiát, Albertet nevezte meg végrendeletének végrehajtójának. Mivel pénzre volt szüksége reklámüzletének bővítéséhez, Albert Lasker sietve eladta a földeket olcsón, ami 1916-ban nem jelentett túl sokat. Üzleti érzéke itt cserbenhagyta, mert később több mint egymilliárd dollár értékű olajat fedeztek fel azokon a földeken.

Tizenhat évesen Albert Lasker riporter lett *a Galveston Newsnál;* hamarosan egy jobban fizető állásba került Dallasban, a *Dallas Morning Newsnál,* a texasi legnagyobb újságjánál. Hamar rájött, hogy az újságiparban az igazi pénz nem az újságírásban van, hanem a reklámban, amely a bevételek nagy részét hozta. Lasker Chicagóba ment, ahol beszédkészségével elnyerte az állást a város legnagyobb ügynökségénél, a Lord and Thomasnál. Még csak tizenkilenc éves volt. Mivel beleegyezett abba, hogy a fizetése attól függ, mennyi üzletet hoz a cégnek, fanatikus üzletkötővé vált. Huszonöt éves korára elegendő pénzt spórolt össze a családja pénzével együtt ahhoz, hogy megvásárolja az ügynökség huszonöt százalékát. Abban az időben hetente ezer dollárt keresett; az Egyesült Államok elnöke akkor évi tízezer dollárt kapott. Harminc évesen Lasker megvette az egész ügynökséget. Ezután részt vett a szakma történetének néhány legemlékezetesebb reklámkampányában. Három és fél millió dolláros birtokot épített a Lake Forest exkluzív külvárosában, a Mill Road Farmot, egy 480 hektáros területet huszonhét épülettel és egy egymillió dolláros golfpályával, amelyet Bob Jones az Egyesült Államok három legjobb golfpályájának egyikeként írt le. 42 éves korára elérte a csúcsot. A birtokon ötven munkás dolgozott, akik hetente hat mérföldnyi sövényt nyírtak. A luxus közepén álló francia kastély pompásabb volt, mint bármi, amit a mogorva szomszédai építettek, akik alig leplezett ellenszenvvel tekintettek rá. Évekig ő volt az egyetlen zsidó lakos, és örömmel terjesztette a hírt, hogy végrendeletében a birtokot zsidó közösségi központként kívánja hagyni.

Lasker mindig is nagyon aktív volt a nagy zsidó szervezetekben, az Amerikai Zsidó Bizottságban és a hatalmas befolyással rendelkező Rágalmazásellenes Ligában is tevékenykedett. Nővére, Florine alapította a Zsidó Nők Országos Tanácsát és a Polgári Jogok Bizottságát New Yorkban; egy másik nővére, Etta Rosensohn, szenvedélyes cionista volt, aki a Hadassah Szervezetet vezette.

Az első világháború alatt Laskert barátja, Bernard Barruch rábeszélte, hogy csatlakozzon Woodrow Wilson kabinetjéhez miniszterhelyettesként; ez volt az egyetlen kormányzati tisztsége. Annak ellenére, hogy a Lord and Thomas-t óriási reklámügynökséggé építette ki, úgy érezte, hogy Chicago túl kicsi számára; hamarosan New Yorkba költöztette a székhelyét. Amikor csatlakozott az ügynökséghez, annak éves bevétele mindössze 900 000 dollár volt, amelynek egyharmada egyetlen termékből, a Cascarets nevű hashajtóból származott. Miután New Yorkba költözött, rájött, hogy olyan helyzetben van, hogy országos kampányokat indíthat olyan termékek értékesítésére, amelyek részvényeinek értéke ezután jelentősen megnő.

Okosan nagy összegeket fektetett olyan termékekbe, amelyek még nem nyerték el a közönség széles körű tetszését, legjelentősebb sikere a Kotex népszerűsítése volt. A sajtó régóta rettegett a Kotex említésétől, és ritkán hirdették. Lasker egymillió dollár értékben vásárolt az International Cellulose-ból, a gyártóból, majd hatalmas kampányt indított újságokban és magazinokban. Ezzel az egy művelettel több millió dolláros nyereséget ért el. Nemcsak a reklámkampányért számított fel díjat a cégnek, hanem a részvényügyletekből is milliókat kaszált. Ezt a módszert más termékekkel is megismételte, és így ötvenmillió dolláros vagyont halmozott fel. Később azzal dicsekedett, hogy „senki sem keresett annyi pénzt a reklámozással, mint én".

Lasker számos, az ország legsikeresebb rádióműsorának megalkotója volt. Ő tartotta Bob Hope meghallgatását, és indította el a művész hatvan éves karrierjét. Laskernek köszönhető, hogy az „Amos and Andy" az Egyesült Államok legnépszerűbb rádióműsorává vált. Ő szerződtette őket a Pepsodent reklámjához, mert úgy vélte, hogy az amerikai lakosság fele, aki minden este hallgatta a műsort, elképzelte majd a „sötét arcvonások között" villogó fehér fogakat. A műsor szponzora a Pepsodent fogkrém volt. Bár a műsort ma már sértőnek tartják az amerikai feketék számára, ha Lasker még élne, ő a nemzet legsikeresebb televíziós műsoraként népszerűsítené.

Lasker a Chicago Cubs tulajdonosa volt, és nagy szerencsejátékos. Ismert volt arról, hogy akár 40 000 dollárt is feltett egyetlen golfmérkőzésre. Emellett kemény, szigorú felettese volt. A gazdasági válság idején, 1931-ben egymillió dolláros személyes nyereséget ért el. Ez azonban nem tartotta vissza attól, hogy lefaragja üzleti kiadásait. Kihasználta a széles körű munkanélküliséget és a válságot, és ötven embert bocsátott el a Lord and Thomas alkalmazottai közül; a maradók fizetését pedig ötven százalékkal csökkentette.

Lasker egyik legsikeresebb promóciója a Sunkist cég számára az volt, amikor népszerűsítette a narancslé fogyasztását. Leginkább azonban az American Tobacco-nál George Washington Hill-lel való együttműködéséről emlékeznek rá. Amikor Lasker megjelent a színen, Percival Hill még mindig a cég elnöke volt. A neves philadelphiai bankár fiaként sikeres szőnyegüzletet épített fel, amelyet eladott, és a bevételt egy dohányipari vállalatba, a Blackwell Tobacco-ba fektette; ezt a céget aztán eladta a dohányipari királynak, James Duke-nak. Duke 1911-ben átszervezte a céget, és felkérte Hillt, hogy legyen az elnöke, fia, George Washington Hill pedig alelnök lett. Lasker az első világháború után szerezte meg az ügyfelet, amikor a dohánygyártók nagyon konzervatívak voltak a reklámköltéseik terén. Ritkán költöttek nagy összegeket egyetlen márka népszerűsítésére, inkább a teljes termékcsaládjukat hirdették. Lasker rábeszélte a Hill családot, hogy összpontosítsák a reklámozást, és növeljék a költségvetésüket.

Ők így is tettek, és az eladások az egekbe szöktek. Egyetlen év alatt Lasker egymillióról huszonötmillió dollárra növelte a reklámköltségvetést. Sikerült jó kapcsolatot ápolnia az arrogáns és uralkodó George Washington Hill-lel, akinek durvaságát Sidney Greenstreet örökítette meg a „The Hucksters" című filmben. Greenstreet Hillt egy undorító, tróger alakként ábrázolta, aki úgy fejezte ki a véleményét, hogy hatalmas köpetet köpött az igazgatói asztalára.

Lasker alkotta meg a Lucky Strike fülbemászó szlogenjét: „It's Toasted" (Pörkölt). A második világháború kitörésekor megpróbált ráerőltetni az amerikai közönségre egy állítólagosan hazafias szlogent: „Lucky Strike Green Has Gone To War" (A Lucky Strike zöld színe háborúba ment). A kampány kudarcot vallott. Csak egy gyenge ürügy volt, hogy a csomagoláson használt zöld színt a háborús erőfeszítésekhez igénybe vették.

Lasker legnagyobb eredménye az a országos kampánya volt, amellyel a nőket akarta rávenni a nyilvános dohányzásra. Mondhatni ő a női tüdőrák atyja. Abban az időben kevés nő volt elég bátor ahhoz, hogy nyilvánosan dohányozzon. Hollywoodi csatlósainak ügyes segítségével Lasker elérte, hogy a filmek számos jelenetében a női főszereplők nyilvánosan cigarettázzanak. Legnagyobb sikere Bette Davisnek köszönhető, aki szinte minden jelenetben sűrű füstfelhőn keresztül mondta el szövegét. A nyilvános dohányzás ekkor már általánossá vált, ami hatalmas új piacot teremtett a cigarettának, ami természetesen Lasker egyetlen célja volt. Körülbelül húsz évvel később ezeknek a nőknek a többsége tüdőtágulatban vagy tüdőrákban halt meg.

Lasker őrült tempója meghozta gyümölcsét. Három idegösszeroppanása volt, de a legnagyobb sokkot az jelentette, amikor 1936-ban meghalt a felesége. A következő évben megismerkedett egy színésznővel, Doris Kenyonnal, és hirtelen elhatározásból feleségül vette. A házasság csak néhány hónapig tartott. A nő visszatért Hollywoodba, elvált tőle, és feleségül vette Arthur Rubinstein zongoraművész sógorát, ami sikeres házasságnak bizonyult. 1939-ben, miközben a „21 Club"-ban ebédelt Wild Bill Donovannal, aki hamarosan a háborús OSS, később a CIA vezetője lett, bemutatták neki egy vonzó elvált nőt, Mary Woodard nevű műkereskedőt. A wisconsini bankár lánya egy ruházati céget alapított, a Hollywood Patterns-t, amely olcsó ruhákat tervezett dolgozó lányoknak, majd a művészeti üzletbe szállt be. Néhány nappal később, miközben Richard Simon kiadóval ebédelt, másodszor is találkozott vele, és úgy döntött, feleségül veszi. Éppen akkor kezdett el műgyűjteményt építeni, és nagyon keveset tudott a festészetről. Később azt állította, azért vette feleségül, hogy megspóroljon egymillió dollárt az eladási jutalékokon, ami valószínűleg igaz is volt. A nő megpróbálta rávenni, hogy lazítson, és hamarosan elvitte pszichoanalitikushoz. Ismét Richard Simonnal ebédelt, amikor hirtelen felállt, és azt mondta: „Elkésem a pszichoanalitikusomtól." Simon zavartan nézett rá, Lasker pedig így magyarázta: „Azért csinálom, hogy megszabaduljak *az* összes *gyűlölettől*, amit a reklámszakma belém ölt." Valószínű, hogy ő ölt több gyűlöletet a reklámszakmába, mint amennyit az belé ölt. Annak ellenére, hogy gyakorlatilag minden közeli barátja prominens zsidó volt, mint például Bernard Baruch, Anna Rosenberg, David Sarnoff, a New York-i publicista Ben Sonnenberg és Lewis Strauss a Kuhn, Loeb Company-tól, ritkán vett fel zsidókat a reklámcégébe. Amikor ezért szemrehányást kapott, csak mosolygott, és azt mondta: „Nézd, én beléptem ebbe a cégbe, és átvettem az irányítást. Gondolod, hogy szeretném, ha valaki ezt tenné velem?"

Pártfogoltjai között voltak olyan nagyon sikeres reklámszakemberek, mint Emerson Foote, William Benton és Fairfax Cone, akik mind nem zsidók voltak. Lasker szeretett őket „kis gojoknak" nevezni. Viccelődött azzal, hogy hogyan tudja őket ugrálni, ha ő ugat.

1942-ben Lasker, miután hatalmas vagyont szerzett, úgy döntött, hogy bezárja a Lord and Thomas céget. Tanítványai megalapították a Fairfax Cone and Belding céget; William Edward, egy ügyvéd, feleségül vette Carlát, Bernard Gimbel, a bevásárlóközpont-mágnás lányát. Az esküvőn Lasker komoran idézett egy régi zsidó közmondást: „Két romlott tojásból nem lehet omlettet készíteni." Igaza lett. elváltak. Lánya, Mary, feleségül vette a chicagói acélmágnást, Leigh Blockot, az Inland Steel tulajdonosát. Több millió dollár értékű műgyűjteményt halmoztak fel. Mary a Foote, Cone and Belding alelnöke is lett. Block testvére, Joseph, a Zsidó Szövetség elnöke lett.

Laskernek elege lett a fehér ingek viseléséből; ő indította el New Yorkban a kék ingek divatját, amely a reklámszakma jellegzetes ismertetőjele lett. Soha nem tanult meg autót vezetni, és semmilyen műszaki érzéke sem volt. Miután New Yorkba költözött, nehezen viselte Lake Forest-i birtokának hatalmas fenntartási költségeit; 1939-ben a birtokot a Chicagói Egyetemnek adományozta. A kuratórium azonnal eladta építési telkekre; a millió dolláros kastély 110 000 dollárért kelt el.

Lasker jelentősége ebben a történetben abban rejlik, hogy ő és társa, egy Elmer Bobst nevű szabadalmaztatott gyógyszerkereskedő, átvették az Amerikai Rákellenes Társaságot, egy az 1940-es évek elején haldokló szervezetet, és néhány hónapon belül hatalmas nemzeti erővé építették ki. Minden promóciós, adománygyűjtési és üzleti szervezési technikájukat bevetették, hogy ezt a szervezetet a rákkezelés új, milliárd dolláros világának leghatalmasabb erejévé tegyék, amiért a Rockefeller-féle orvosi monopólium rendkívül hálás volt nekik. Gyorsan megszabadultak a Women's Army néven ismert, rendkívül decentralizált, nehézkes szervezettől, és az Amerikai Rákellenes Társaság teljes hatalmát New Yorkba helyezték. Minden ülésüket ott tartják. Üzleti kapcsolataikat is felhasználva új kuratóriumot hoztak létre a banki és ipari szféra legnagyobb neveiből, és fejenként 100 000 dollárt számítottak fel a kuratóriumban való részvétel kiváltságáért.

Miután életképes szervezetként elindította az Amerikai Rákellenes Társaságot, Lasker maga is rákos lett. 1950-ben bélrák miatt operálták meg, nem tudva, hogy a rákba való bemetszés azonnal elterjeszti azt az egész testben. 1952-ben halt meg a Harkness Rockefeller Pavilonban. Halála előtt létrehozta az Albert és Mary Lasker Alapítványt, amely Mary Laskert az amerikai orvostudomány legbefolyásosabb nőjévé tette. Hamarosan hatalmas birodalmat irányított, amely támogatásokból, alapítványokból, washingtoni lobbistákból és egyéb szervezetekből állt. A hatalom megszerzésében legképzettebb helyettese a Rockefeller-alkalmazott, Anna Rosenberg volt, aki évekig szorosan együttműködött vele.

Elmer Bobst, aki Lasker partnere volt az Amerikai Rákellenes Társaság felemelésében, szintén iparmágnás volt. Laskerrel ellentétben Bobst szegény családból származott, de ő is rendelkezett a született kereskedő mentalitásával, amelyet az amerikai vállalkozótól, P. T. Barnumtól vett át, aki azt mondta: „Minden percben születik egy balek." Bobst 1911-ben csatlakozott a Hoffman LaRoche gyógyszergyárhoz, ahol értékesítői tehetségének köszönhetően a cég elnöki posztját is elnyerte. Ugyanakkor ravasz üzletember is volt; az első világháború után, tudva, hogy az árucikkek ára biztosan csökkenni fog, megdöbbenve tapasztalta, hogy a cég hatalmas készleteket halmozott fel a New Jersey-i raktárban. Gyorsan üzletet kötött az Eastman Kodakkal, hogy öt tonna bromidot vásároljon, amely nemcsak a fájdalomcsillapítók, hanem a fotóipari kellékek is fontos alkotóeleme. A bromidot fontonként 60 centért kínálta, ami 10 centtel alacsonyabb volt a piaci árnál. Néhány héten belül a piaci ár 16 centre esett vissza.

Bobst legnagyobb eredménye a Hoffman LaRoche-nál a vitaminok reklámkampánya volt. Annyira sikeres volt, hogy elnyerte a

„vitaminkirály" becenevet. Milliókat keresett a tőzsdén, és úgy döntött, hogy elhagyja a Hoffman LaRoche-t egy ígéretesebb karrier reményében. 1944-ben felkérte a Kuhn, Loeb Company ügyvédeit, a Cravath, Swaine and Moore-t, hogy tárgyaljanak a feltételeiről; ők nagyon kedvező megállapodást kötöttek számára: 150 000 dollárt az első évben, majd 60 000 dollárt évente 75. születésnapjáig. Miután vitaminok kereskedelmével szerezte meg vagyonát, most a drágább tabletták felé fordult, és a Warner-Lambert vezetője lett. A cég legnagyobb terméke a Listerine volt. Gerald Lambert, aki maga sem volt éppen kis kereskedő, a Lambert Pharmacalt óriási birodalommá építette ki, elsősorban a „rossz lehelet" veszélyeiről szóló könyörtelen figyelmeztetései révén. Apja találta ki a Listerine-t, egy szájvizet, amelyhez a gyógyászat leghíresebb nevét, Joseph Lister bárót, a kórházi fertőtlenítők és az aszepszis feltalálóját használta fel. Lister báró, egy neves sebész, maga Viktória királynőt is operálta, az egyetlen alkalommal, amikor a királynő kés alá feküdt. Gerald Lambert a Listerine egész oldalas hirdetéseivel tette népszerűvé a nevet. A főcímek figyelmeztettek: „Még a legjobb barátod sem mondja el neked." Lambert új szót alkotott erre a csapásra: a halitózis, a latin szájszag szóból. Az 1920-as évek tőzsdei fellendülésének csúcspontján Gerald Lambert 25 millió dollárért eladta cégét a Warner Corporationnak, ami 1980-as dollárban 500 millió dollárnak felel meg. Az üzletet 1928-ban kötötték meg; egy éven belül a cég értéke 5 millió dollárra esett vissza.

Az így létrejött Warner-Lambert Corporation az 1930-as években alig növekedett. Bobstot elsősorban marketingtehetsége miatt vették fel, de hamar bebizonyította, hogy birodalomépítő, több mint ötven további céget vásárolt meg. Egy ravasz lépéssel Albert Driscollt nevezte ki a cég elnökévé. Driscoll éppen hét évet töltött be New Jersey kormányzójaként. Igazgatóként Bobst a Wall Street legélesebb elméit hozta be: Sidney Weinberget a Goldman Sachstól és Frederick Eberstadtot az Eberstadt and Company-tól. A közkapcsolatok igazgatójaként Anna Rosenberget vette fel, aki hosszú ideig a Rockefeller család fő holdingjának, a Rockefeller Centernek a munkaügyi kapcsolatok igazgatója volt. Ez azt jelentette, hogy Bobst most már kulcsfontosságú kapcsolatot épített ki a Rockefeller családdal, mivel Anna Rosenberg továbbra is szoros kapcsolatban állt korábbi munkaadóival.

Mivel ő volt az egyetlen, aki tisztában volt ambiciózus terveivel, Bobst nagy mennyiségben vásárolt Warner-Lambert részvényeket, mielőtt megkezdte volna nagy terjeszkedését. Ennek eredményeként a részvények értéke sokszorosára nőtt. Most már ő volt a legnagyobb részvényes, több millió dolláros vagyonnal. A Fortune magazin leírta uralkodói életstílusát, hatalmas birtokait New Jersey-ben, 87 láb hosszú jachtját Spring Lake-ben és lakosztályát a Waldorfban." Valójában Bobst egymás után öt jachtot is birtokolt, amelyek mindegyike nagyobb volt az előzőnél, és mindegyiket Alisának nevezték el, az utolsót Alisa V-nek. Másodszor is megnősült, feleségül vette az ENSZ libanoni képviselőjét. A második világháború alatt a New Jersey-i háborús kötvénykampány elnöke volt, és jelentős adományozója lett a politikai kampányoknak. Így a Republikánus Pártban nagyon befolyásos háttérszereplővé vált, annyira, hogy saját emberét választotta elnöknek.

Eisenhower pénzügyminisztere, George Humphrey, a Rothschild Bank és a clevelandi National City Bank alkalmazottja, előadást tartott volna egy New Jersey-i adománygyűjtő rendezvényen, amelynek Bobst volt az elnöke. Humphrey azonban megbetegedett, ezért helyette Richard Nixon alelnököt küldték. Ezzel kezdetét vette Bobst és Nixon szoros kapcsolata, amely szinte apa-fia viszony volt. Nixont elkápráztatta Bobst milliomos életstílusa, és gondoskodott arról, hogy a Bobst családot gyakran meghívják a Fehér Ház vacsoráira. 1957-ben Nixonnak sikerült bemutatnia Bobstot az angol királynőnek egy Fehér Házbeli összejövetelen.

Miután Nixon – bár indokoltan, de meggondolatlanul – a kaliforniai kampánya után támadást indított a sajtó ellen, úgy tűnt, politikai karrierje véget ért. Bobst azonban nem akart lemondani egy ilyen potenciális szövetségesről. Nixon később szeretettel emlékezett vissza arra a legjobb tanácsra, amit Bobst valaha adott neki. Bobst félrehívta őt egy olyan időszakban, amikor Nixon mély depresszióban volt, és komolyan azt mondta neki: „Dick, ideje, hogy megtanuld az élet törvényeit. Tudod, valójában csak kétféle ember létezik a világon: azok, akik esznek, és azok, akiket megesznek. Csak el kell döntened, melyik csoportba akarsz tartozni."

Abban az időben, amikor Nixonnak alig voltak kilátásai, Bobst felkereste ügyvédjét, Matt Heroldot, a Wall Street-i Mudge, Rose és Stern cég vezető partnerét. A Warner Lambert volt a legnagyobb ügyfelük, és amikor Bobst „javasolta" Heroldnak, hogy hozza be Nixont Kaliforniából a cég partnerének, Herold csak örömmel tett eleget a kérésnek. Ezzel a kiindulóponttal Nixon elindíthatta sikeres elnöki kampányát.

A lépés minden szempontból bölcs befektetésnek bizonyult. Miután Nixon megnyerte a választásokat, New Jersey, Nebraska, Kentucky és Nyugat-Virginia republikánus kormányzói az összes adómentes kötvényügyletüket a Mudge Rose-ra ruházták át, ami a cégnek további évi egymillió dollár bevételt jelentett. 1971. január -én a Mudge Rose a Warner-Lambert és a Parke-Davis egyesülésének ügyében jelent meg az Igazságügyi Minisztérium előtt, amely döntés több millió dollárt jelentett Bobst számára. John Mitchell főügyész, aki szintén Bobst pártfogoltja volt, kizárta magát az ügyből; helyettese, Richard Kleindienst főügyész pedig engedélyezte az egyesülést. Ezek voltak az egyetlen ügyletek, amelyek nyilvánosságra kerültek; kétségtelenül volt még sok más is. Egy zseniális adóügyi lépésként Mitchell azt tanácsolta Bobstnak, hogy adományozzon 11 millió dollárt a New York-i Egyetemnek a Bobst Könyvtár létrehozására.

1973-ban Bobst önéletrajzát a New York-i David McKay Company adta ki. A nyilvánvalóan „dicsőítő" mű Bobst eredményeiről szóló ragyogó beszámoló volt, amelyet semmilyen kedvezőtlen megjegyzés nem rontott el. Amikor Bobst 1978-ban meghalt, a *New York Times* nem közölt róla nekrológot. Ez elképesztő körülmény volt New York egyik legjelentősebb iparmágnásáról. A *Times* rendszeresen megemlékezett még a new yorki cégek kisebb vezetőiről is. Furcsa módon *a Timesben* mégis megjelent egy nyilvános nyilatkozat Bobstról, egy búcsúbeszédet írt róla régi barátja, Laurance Rockefeller, a Sloan Kettering elnöke. Rockefeller így fogalmazott: „A rák elleni küzdelemben tett erőfeszítései a rákos betegek és a kutatók, valamint a nagyközönség őszinte háláját érdemelték ki." Talán Bobst igazi emlékműve a Listerine címke, amelyen még mindig az a felirat olvasható: „Rossz lehelet, rovarcsípések, fertőző korpásodás ellen; 26,9% alkoholtartalom."

Rockefeller Bobstnak az Amerikai Rákellenes Társaság újjáélesztésére utalt. Az ő vezetése alatt a szervezet 1944. június 23-án új alapító okiratot kapott, és teljes átszervezésen esett át. A személyzet létszáma 300 főre bővült, és a két kereskedő országos kampányt indított, hogy két és fél millió „önkéntest" toborozzon, akik az ország minden szegletét bejárják, hogy pénzt gyűjtsenek a „rák elleni küzdelemre". Mivel a kampányban való részvételre vonatkozó parancsok mindig üzleti mágnásoktól, társadalmi vezetők és politikusoktól érkeztek, a tömegeknek nem volt más választásuk; engedelmeskedniük kellett. Bobst és Lasker szélhámos tehetsége gyakran nevetséges látványt eredményezett: millióknyi parasztokat tereltek ki az utcákra egy éves felvonulásra, hogy konzervdobozokkal csörögjenek és adományokat kérjenek a szupergazdagok számára. Az egyetlen kampány, ami felérhetett ezzel, valószínűleg a német náci párt éves adománygyűjtése volt a Winterhilfe kampány számára. Az ACS kampánya ugyanazon az elven működött. A milliónyi „önkéntes" vetette magát ebbe az éves feladatba, mert munkájuk, társadalmi helyzetük és családjuk attól függött, hogy hajlandók-e áldozatot hozni Mammon istenének, aki jelenleg „a múlt és a jövő rákjainak szelleme" álcájában jelent meg.

Az Amerikai Rákellenes Társaság elnökét, Clarence D. Little-t 1929-ben nevezték ki erre a posztra a Rockefeller család, akik régóta együttműködtek vele, és akik laboratóriumot hoztak létre számára a Mt. Desert Island-i nyaralójukban. Úgy tűnt, hogy nem érdekli a rák, ideje nagy részét az Amerikai Születésszabályozási Liga, az Eutanázia Társaság és az Eugenika Társaság elnökeként töltötte, utóbbi a Harriman család kedvenc projektje volt. Elismerte, hogy 1943-ban az Amerikai Rák Társaság semmit sem költött kutatásra. Little korábban a Michigan Egyetem rektora volt, és ekkor a Harvard Egyetem felügyelőjeként dolgozott. Az ő vezetése alatt a rákos betegekkel foglalkozó csoport nem volt más, mint egy kis elitista társaság, amely alkalmanként New Yorkban találkozott.

Annak ellenére, hogy üzleti alapon átszervezték, az Amerikai Rákellenes Társaság Little távozása után is továbbra is elképesztő eredménytelenséget halmozott fel. Egy kritikus, egy régóta szolgáló szövetségi tisztviselő nyilvánosan kijelentette, hogy a társaságot „a nemzeti tehetetlenség infantilis társaságának" kellene nevezni. A társaság képtelensége azonban, hogy gyógymódot találjon a rákra, aligha volt véletlen. A Bobst-Lasker-féle befolyás szilárdan a Sloan Kettering Intézet pályájára állította, amelynek mottója régóta az volt: „Milliókat a kutatásra, de egy centet sem a gyógyításra." Charles McCabe, a *San Francisco Chronicle* tiszteletlen rovatvezetője 1971. szeptember 27-én így írt: „Talán elgondolkodnak azon, hogy az Amerikai Rák Társaság, a rákkutatási alapítványok és más szentnek tartott szervezetek munkatársai valóban érdekeltek-e a rák gyógyításában. Vagy inkább olyan problémát szeretnének, amely biztosítja számukra a továbbélés lehetőségét."

Az Amerikai Rákellenes Társaság új Bobst-Lasker-bizottságában a szokásos Rockefeller-kör tagjai mellett ott volt Anna Rosenberg, Eric Johnston, a Kereskedelmi Kamara hosszú ideje hivatalban lévő vezetője, valamint, a Mozgóképgyártók Szövetségének jelenlegi elnöke, aki a hollywoodi mogulok szóvivőjeként működött; John Adams, a Lazard Freres partnere és a Standard Brands vezetője; William Donovan tábornok, a Wall Street-i ügyvéd, akit a brit titkosszolgálat választott ki az új Stratégiai Szolgálatok Hivatalának, az ország kémhálózatának élére; később Thaiföldre küldték amerikai nagykövetként, hogy felügyelje a világméretű kábítószer-hálózat működését; Emerson Foote, Lasker reklámipari pártfogoltja; Ralph Reed, az American Express Company elnöke; Harry von Elm, a szuperbankár, aki a Manufacturers Trust elnöke volt; és Florence Mahoney, a Cox újságbirodalom többmilliós örököse és Mary Lasker régóta tartó barátja.

1958-ban az Amerikai Rákellenes Társaság tisztségviselői a következők voltak: Alfred P. Sloan, elnök; Monroe J. Rathbone, a Standard Oil elnöke; Anna Rosenberg Hoffman asszony a Rockefeller Alapítványtól; Donovan tábornok és Eric Johnston. Ralph Yarborough texasi szenátor, a szocializált egészségügy örökös szószólója, létrehozott egy 26 tagú Nemzeti Tanácsadó Testületet a Rák Legyőzéséért, amelynek elnöke Benno Schmidt, a J. H. Whitney befektetési bank vezetője volt, a többi tag pedig Laurance Rockefeller, Dr. Sidney Farber, az Amerikai Rákellenes Társaság volt elnöke, G. Keith Funston, az Olin lőszergyártó cég elnöke, valamint Mathilde J. Krim, egykori cionista terrorista.

A történelem érdekes mellékszála a második világháború utolsó napjaiban a náci vezetők és a cionista terrorista hálózat, a Haganah és az Irgun Zvai Leumi alapítói között kialakult baráti kapcsolatok feltárása. A cionisták arra törekedtek, hogy kiűzzék a briteket Palesztinából; a nácik szintén háborúban álltak Angliával, ami a 20. század legérdekesebb politikai szövetségét eredményezte. Az Abwehrrel, a német titkosszolgálattal való együttműködés egyik vezető szószólója Yitzhak Shamir volt, aki ma Izrael miniszterelnöke. A háború után a cionisták számos volt nácit alkalmaztak, hogy segítsenek felépíteni a britekkel szembeni katonai ellenállást. E szövetség vezetője a régi Stern-banda veteránja volt, amely ma már az Irgun Zvai Leumi néven működött, és nem más, mint Menachem Begin. Begin egyik pártfogoltja egy fiatal nő volt, akit Mathilde J. néven ismertek a terrorista körökben, teljes nevén. Svájcban született, miután apja „rossz gazdasági körülmények" miatt elhagyta Olaszországot – itt nem volt szó politikai ideológiáról. A jelenlegi Mrs. Krim-et a *Current Biography* „genetikusnak" és „jótékonysági tevékenységet folytató személynek" írja le. Évek óta az Amerikai Rák Társaság rezidens biológusa. Fiatalabb korában csatlakozott az Irgun Zvai Leumihoz, és szolidaritásból feleségül vette egy terrorista társát. Hamarosan Begin kedvencévé vált, és elvált a férjétől. Begin volt az, akit a „Sixty Minutes" című műsorban a vigyorgó Mike Wallace megkérdezett: „Tényleg ön vezette be a terrorizmust a közel-keleti politikába?" Begin határozottan válaszolt: „Nem csak a Közel-Keletre – az egész világra." A Mossad világszerte végrehajtott terrorista akcióira utalt, az izraeli hírszerző szervezetre, amelyet teljes egészében a CIA finanszíroz az amerikai adófizetők pénzéből.

Mathilde J. ezután az izraeli Weizmann Intézetben kezdett el dolgozni. Egy nap bemutatták az intézet egyik leggazdagabb amerikai igazgatójának, a filmmogul Arthur Krimnek. Összeházasodtak, így Mathilde J. amerikai állampolgár lett. Krim évek óta a nagy filmgyártó cégek fő lobbistája Washingtonban; emellett a cionista agitprop-hálózat egyik fő adománygyűjtője is. Adománygyűjtőként Lyndon B. Johnson elnök közeli barátja is volt. Krim és felesége Johnson vendégei voltak a Fehér Házban, amikor az izraeliek megtámadták az amerikai hadihajót, a U.S.S. Liberty-t, megölve a legénység számos tagját. Amikor más amerikai hajók repülőgépeket küldtek a Liberty segítségére, a Fehér Házból azonnali parancs érkezett, hogy a repülőgépek forduljanak vissza. Az izraeliek így még több órán át folytathatták a támadást, kétségbeesett kísérletben, hogy elsüllyesszék a Liberty-t, és megsemmisítsék a hajó által összegyűjtött rádiós bizonyítékokat, amelyek szerint az izraeliek kezdték a hatnapos háborút. Bár általánosan elfogadott, hogy Krim adta ki a parancsot az amerikai repülőgépek visszafordítására, soha nem folytattak vizsgálatot az ügyben.

Johnson már meghalt, és ők az egyetlen élő tanúk ennek a Fehér Házból származó szörnyű hazaárulásnak. A CIA már huszonnégy órája tudta, hogy támadást terveznek a Liberty ellen, abban a reményben, hogy az Egyesült Államok Izrael oldalán csatlakozzon a háborúhoz; már el is helyezték a hamis bizonyítékokat, miszerint a támadás az „egyiptomiaktól" fog érkezni.

Mathilde Krim jelenleg a Rockefeller Alapítvány igazgatója; ő és férje az Afro-American Institute igazgatói.

Arthur Krim régóta támogatja a baloldali ügyeket New Yorkban, a New York-i Társadalomkutatási Iskolát, a Henry Street Settlementet és a Field Alapítványt. Krim az United Artists (ma Orion Films) elnöke. Armand Hammer személyes ügyvédjeként – aki arról híres, hogy a vérrel áztatott terrorista, Lenin barátja volt – Krim Hammer két fő vállalatának, az Iowa Beefnek és az Occidental Petroleumnak is igazgatója. Krim a Demokrata Pénzügyi Bizottság elnöke is volt; a Columbia Egyetem kuratóriumi elnöke és a Lyndon B. Johnson Alapítvány igazgatója.

A kritikusok 1976-ban megjegyezték, hogy az Amerikai Rákellenes Társaság igazgatótanácsának legalább tizennyolc tagja banki vezető tisztségviselő volt. Az ACS abban az évben 114 millió dollárt költött, de 181 millió dollárnyi vagyonnal rendelkezett. 1976. augusztus 31-én az ACS készpénzének és befektetéseinek 42%-a, mintegy 75 millió dollár, olyan bankokban volt elhelyezve, amelyekhez ezek a tisztségviselők kapcsolódtak. Az ACS 1975-ös költségvetése szerint 570 millió dollár ment adminisztrációra; a kutatásra szánt összeg kevesebb volt, mint a 2900 alkalmazott fizetése. Az Amerikai Rák Társaság gyakorlatilag irányította a Nemzeti Rákintézetet, egy kormányzati ügynökséget. A NCI korábbi igazgatója, Frank J. Rauscher az ACS első alelnöke lett, fizetése pedig megduplázódott, évi 75 000 dollárra emelkedett. Az ACS szóvivője elismerte, hogy 1976-os kutatási költségvetésének 70%-a olyan „magánszemélyekhez vagy intézményekhez" került, amelyekhez az igazgatótanács tagjai kapcsolódtak. Pat McGrady, aki huszonöt éven át az ACS tudományos szerkesztője volt, így nyilatkozott Peter Chowka írónak: „Az orvostudomány korrupttá vált, csak a jog áll előtte. Az ACS szlogenje, a rák elleni küzdelem szűrővizsgálattal és csekkel, hamis, mert nem küzdünk a rák ellen. Ez a szlogen az ACS tudományos, orvosi és klinikai jártasságának mértéke. A tudományos és orvosi részlegeken senki sem képes valódi tudományos munkát végezni. Ők csodálatos szakemberek, akik tudják, hogyan kell pénzt gyűjteni. Nem tudják, hogyan kell megelőzni a rákot vagy gyógyítani a betegeket; ehelyett bezárják az ajtót az innovatív ötletek előtt. Az ACS pénze azokhoz a tudósokhoz kerül, akik a legjobb show-t rendezik a támogatások megszerzéséért, vagy akiknek vannak barátaik a támogatásokat odaítélő bizottságokban."

Ez valószínűleg a legmegbízhatóbb összefoglalás arról, hogy mi történik az Amerikai Rákellenes Társaságnak nyújtott adományaikkal. Ahogy korábban rámutattunk, a nagyközönség adományoz a nagy gazdagoknak, akik pontosan tudják, hogyan osszák szét ezeket a pénzeket egymás között, barátaik között, valamint kedvenc adómentes szervezeteik között, amelyek sok esetben menedéket nyújtanak családjuk kevésbé tehetséges tagjainak. Az ACS igazgatói New York „legjobb emberei" közül kerülnek ki, a jet setből, a divatos Park Avenue-i társaságból, akiket Tom Wolfe regényíró „radikális sikkesekként" karikírozott. Egykor a Black Power volt divatban; ma a homoszexualitás és a rák. Ez a csoport folyamatosan azzal hirdeti magát, hogy „együttérzés és gondoskodás" megszállottja, amit mindig mások pénzéből tesz. A saját pénztárcájukat viszont szorosan a hátsójukhoz ragasztják. Ezt jól példázzák a nemzeti hírműsorok szánalmas alakjai, akik esténként a saját verziójukkal szórakoztatnak minket a hajléktalanokról, az éhezőkről Afrikában, vagy bárhol, ahol találnak egy fotogén áldozatot, akit legyek borítanak. Ezekről a „újságírókról", akik évente milliókat keresnek, soha nem hallottunk, hogy egy érmét is odadobtak volna ezeknek az áldozatoknak. A politikában az erkölcsi normákat a kövér, öregedő playboy, Teddy

Kennedy szenátor képviseli; Hollywoodban pedig a hasonlóan pufók Elizabeth Taylor.

Mathilde Krim jelenleg az újonnan létrehozott Amerikai AIDS-kutatási Alapítvány vezető zsenije; hatalmas hollywoodi kapcsolatai révén könnyedén rá tudta venni Elizabeth Taylort és más sztárokat, hogy milliókat gyűjtsenek össze kedvenc projektjéhez. Emellett régi barátnőjét, Mary Laskert is felvette az AIDS-alapítvány első igazgatósági tagjának. Mary Lasker fizetett a jelenlegi „reklámzseninek", Jerry della Femina-nak, hogy ízléses országos reklámkampányt készítsen az óvszerek terjesztésére és használatára.

A Memorial Sloan Kettering Rákközpont továbbra is a leg„divatosabb" jótékonysági szervezet a New York-i társasági életben; minden bizonnyal a legbefolyásosabb is. A fényűző Upper East Side-on „A Memorial Sloan Kettering Rákközpont Társasága" néven szerepel. Évek óta működtet egy népszerű használtruha-boltot a Third Avenue-n, amely tele van gazdag családok adományaival. Mint sok más fiatal író és művész, a jelen író is évekig ott vásárolta a ruháit, amelyek mindegyike New York legdrágább üzleteinek címkéjét viselte.

Mivel „a rák elleni küzdelmet" teljes mértékben a Rockefeller Medical Monopoly irányítja, rendszeresen olyan támogatásokat ítélnek oda, amelyek nem mások, mint átverések. Egy tréfás kedvű ember azt állítja, hogy az ACS csak akkor ítél oda kutatási támogatást, ha a kedvezményezett aláír egy nyilatkozatot, amelyben esküszik, hogy nem fog gyógymódot találni a rákra. Bár csak a jéghegy csúcsa látszik, számos leleplezés bizonyítja, hogy a „rákkutatás" nagy része hamis, tele hamisított eredményekkel. Az egyik legismertebb eset során a Nemzeti Rákkutató Intézet 980 000 dollárt adott egy bostoni egyetemi kutatónak, akit kénytelen volt lemondani, miután azzal vádolták, hogy hamisította kutatási adatait; egy másik jól ismert eset a tekintélyes Memorial Centerben történt, ahol kiderült, hogy egereket festettek különböző színekre, hogy „igazolják" bizonyos rákvizsgálatokat. Dr. William Summerlin, a Sloan Kettering munkatársa beismerte, hogy befestette az egereket, hogy úgy tűnjön, mintha sikeres bőrátültetést hajtottak volna végre rajtuk.

A Nemzeti Szabványügyi Hivatal jelentése szerint a Journal cikkeiben a tudósok által közzétett numerikus adatok fele vagy több mint fele használhatatlan, mert nincs bizonyíték arra, hogy a kutatók pontosan mérték volna azt, amit mérni vélték. Ezek a statisztikák riasztóak voltak a hatóságok számára, ezért felmérést indítottak; 31 tudományos jelentés szerzőjének küldtek kérdőívet, amelyben a nyers adataikat kérték. A 21 válaszadó közül 21 azt mondta, hogy adataik

„elvesztek" vagy „véletlenül megsemmisültek". Micsoda veszteség a kutatói szakma számára!

Az ország kutatóinak hitelessége megrendült a „Sixty Minutes" című műsor 1988. január 17-i, „A tények kitalációk voltak" című, éles hangvételű leleplező riportja nyomán. A leleplezés tárgya az ország „egyik vezető tudományos kutatója" volt. Azt állította, hogy egy állami intézményben kiterjedt kutatást végzett a mentálisan fogyatékosokkal kapcsolatban, holott a nyilvántartások egyértelműen bizonyították, hogy valójában csak aranyhalakkal foglalkozott. A „Sixty Minutes" riportja szerint az Egyesült Államokban végzett összes kutatási projekt 10–30 százaléka teljesen hamis, mivel a „támogatásszerzési" versenyben való győzelemhez szükséges követelmények. „Megdöbbentő" eredményeket kell felmutatni, mielőtt komolyan fontolóra vennék a finanszírozási kérelmeket, amelyek összegei egyébként sem éppen csekélyek; gyakran több millió dolláros támogatásokról van szó. A „Sixty Minutes" című műsorban megkérdezett egyik tudós kijelentette: „Kétszer is meggondolnám, mielőtt elhinném, amit az orvosi folyóiratokban olvasok... ezek tisztességtelen, csalárd információk." Mindezen hamisítások mögött az a hajtóerő áll, hogy a nagy gazdagok nem akarnak kockáztatni nyereségüket az orvostudomány bármilyen valódi fejlődése miatt. Ezért minél több hamis kutatás folyik, annál kisebb az esélye, hogy egy jelenleg forgalomban lévő, évi 100 millió dollárt vagy annál többet hozó gyógyszert kiszorítsanak a piacról. Az amerikai kutatásban elterjedt hamisítás szinte teljes egészében a Rockefeller Orvosi Monopólium és az általuk ellenőrzött gyógyszergyárak nyomásának köszönhető, amelyek rendszeresen bemutatnak a Food and Drug Administrationnek (FDA) gondosan meghamisított „teszteket" új termékek jóváhagyásának megszerzése érdekében, eltitkolva a káros mellékhatásokat, amelyek gyakran magukban foglalják a máj- és veseelégtelenséget, vagy akár a halált is. Az orvosi monopólium által az egyetemek felett gyakorolt ellenőrzés táptalajt teremt további robotikus csatlósok számára, akik hajlandóak bármilyen módon megalázkodni egy olyan támogatásért vagy állásért, amely alig vagy egyáltalán nem igényel teljesítményt. A hamis kutatások hosszú története ideális „Panama" vagy ellenőrzési eszköz arra, hogy ezeket a csatlósokat kordában tartsák.

Ijesztő belegondolni, hogy az ilyen hamis kutatások általában alapul szolgálnak az új gyógyszerek elfogadásához vagy elutasításához, miközben védik a rendszert, amely továbbra is egyre nagyobb profitot szerez a régóta elavult és hiteltelen csodaszerekből és eljárásokból. Ez azonban a háttér, valamint a *létjogosultsága* Reagan elnök 1989-es

„Szép új költségvetésének”, amely 64,6 milliárd dollárt szán „kutatásra és fejlesztésre”. Bár ez csak 4%-os növekedést jelent 1988-hoz képest, Reagan hivatalba lépése óta 52%-os növekedést jelent.

A Nemzeti Egészségügyi Intézet költségvetése megduplázódott, és elérte a 6,2 milliárd dollárt; a rákkutatás 1,5 milliárd dollárt kap, míg az AIDS-re 2 milliárd dolláros kiadást szánnak. Mathilde Krim biztosan nagyon boldog.

A kritikusok rámutattak, hogy a Memorial Sloan Kettering gyakorlatilag nem végzett kutatást a rák megelőzésére, csak a által preferált „kezelési” módszerekre. Kutatóik alapfeltevése, miszerint a sejt kizárólagos felelősséget visel a ráksejtek szaporodásáért, valószínűleg téves; ez azonban minden munkájuk alapját képezi, beleértve a kemoterápia népszerűsítését is. Valójában a sejt valószínűleg külső fertőzésre vagy nyomásra reagál, és a hiba nem a sejtben van. A Sloan Kettering megközelítése egy „csodaszer” ígéretével csábít, amely gyógyszeres kezeléssel vagy kemoterápiával visszaállítja a sejt egészséges működését. A kemoterápiás gyógyszerek között vannak alkilező szerek, amelyek valójában gátolják a sejtek növekedését. Ezek alkaloidok, amelyek akadályozzák a sejtek mitózisát, vagyis osztódását. A Sloan Kettering elkerüli azt a lehetőséget is, hogy az immunrendszert stimulálják a rákos növekedésre való reagálásra, ami a szervezet által a betegségek leküzdésére alkalmazott normális módszer. Ez az intézmény évente 70 millió dollárt kap különböző adómentes alapítványoktól, köztük az Alfred P. Sloan Alapítványtól, ami azt jelenti, hogy az amerikai adófizetők támogatják mindezt a kutatást. A Központban 130 teljes munkaidős tudós végez kutatást; a Központ mind a 345 orvosa szintén aktívan részt vesz a kutatásban. És mik az eredményei ennek a tevékenységnek? A mára már elavult „vágás, metszés és égetés” technikákra való folyamatos támaszkodás, amelyek még mindig a már évek óta elhunyt J. Marvin Sims és James Ewing „őrült orvosok” gyakorlatát idézik. Miközben ragaszkodnak ezekhez a drága, fájdalmas és hiábavaló eljárásokhoz, a Sloan Kettering „tudósai” határozottan elítélik a táplálkozáson, a táplálkozástudományon és a vitaminokon alapuló különböző holisztikus eljárásokat.

Dr. Muriel Shimkin, a Nemzeti Egészségügyi Intézet munkatársa 1973-ban az intézet hivatalos rákos betegeknek szóló ismeretterjesztő kiadványában azt írta, hogy „a rák kizárólagos étrendi kezelése a kuruzslás területéhez tartozik”. Az Amerikai Rák Társaság azonban, szembesülve az ellenkezőjét bizonyító egyre több bizonyítékkal, 1984-ben kiadott egy különjelentést, amelyben a következő programot javasolta: „1. Kerülje az elhízást. 2. Csökkentse a teljes zsírbevitelt a teljes kalóriabevitel 30%-ára. 3. Fogyasszon több rostban gazdag ételt. 4. Fogyasszon A- és C-vitaminban gazdag ételeket. 5. Vegyék fel az étrendbe a keresztesvirágú zöldségeket, leveles zöldségeket stb. 6. Fogyasszon alkoholt mértékkel. 7. Fogyasszon mértékkel sózott, füstölt és nitrites ételeket." Ez egy nagyon ésszerű étrend; azonban sem az ACS, sem az Amerikai Orvostudományi Intézet (, NIH) nem hangsúlyozta ki, és sok orvos sem veszi fel ezt a tanácsot a betegeinek szóló ajánlásai közé.

Az Amerikai Rák Társaságnak mindig is volt egy mumusa: a laetrile. Dr. Lewis Thomas, a Sloan Kettering hosszú ideig tartó vezetője, 1975. április 2-án az Amerikai Rák Társaság Tudományos Írók Szemináriumán kijelentette: „A laetrile-nek semmilyen értéke nincs a rák elleni küzdelemben." Ez ellentmondott a Központ saját tudósai által végzett munkának, amelynek valós eredményeit elhallgatták. Dr. Thomas 1975-ben ismét kijelentette: „Két évnyi tesztelés után bebizonyosodott, hogy a laetrile értéktelen a rák elleni küzdelemben." Dr. Robert Good, a Sloan Kettering elnöke szintén kijelentette 1974 januárjában: „Jelenleg nincs bizonyíték arra, hogy a laetrile hatással lenne a rákra." Saját tudósai azonban éppen az ellenkezőjét bizonyító tanulmányokat készítettek el; két kutató, Dr. Lloyd Schoen és Dr. Elizabeth Srockett, akik mindketten függetlenül dolgoztak a Központban, azt találták, hogy az ananász enzimek és a Laetrile kombinációja a 34 kísérleti állaton végzett kísérleteik 50%-ában a daganat teljes visszafejlődését eredményezte.

A laetrile-kezelés egyik leghíresebb kedvezményezettje a színész, Steve McQueen volt. Orvosai már feladták őt, mint végső stádiumú beteget, amikor kipróbálta a laetrile-t. Jól reagált a kezelésre, amíg egy orvos rá nem beszélte, hogy műtesse ki a daganatot, ezután a műtőasztalon embóliában meghalt. A hatalom kijelentette, hogy ez bizonyítja a laetrile-kezelés értéktelenségét.

Harold Manner, a Rákközpont munkatársa szintén megállapította, hogy a laetrile, az enzimek és az A-vitamin kombinációja hasonlóan pozitív hatást gyakorolt a rákos egerekre. Dr. Kinematsu Suiguira, aki 1917 óta a Memorialben dolgozott, miután korábban a Harriman Intézetben foglalkozott a rákkal, szintén figyelemre méltó eredményeket ért el, amelyek bizonyították, hogy a laetrile hatékony a kísérleti állatok rákja ellen. 1973. június 13-án a Dr. Kinematsu Suiguira által kilenc hónapos időszak alatt végzett, laetrile-t alkalmazó rákvizsgálatok eredményei kimutatták: „Az eredmények egyértelműen bizonyítják, hogy az amigdalin jelentősen gátolja a tüdőáttétek megjelenését egerekben." Bár ezt a Sloan Kettering Intézet jelentette be, 1974. január 10-én Dr. Robert Good, a Sloan Kettering elnöke

„korai kiszivárogtatásnak" minősítette a felfedezésről szóló hírt.. Ralph Moss, aki akkor a Rákközpont PR-igazgatója volt, Suiguira munkáját valódi áttörésnek és üdvözlendő eltérésnek tartotta a Sloan Kettering rákkutatásában tapasztalt egyértelmű sikertelenségtől. 1977. november 17-én sajtótájékoztatót tartott a New York-i Hilton Hotelben. Ahelyett, hogy dicséretet kapott volna a Központ sikereinek nyilvánosságra hozataláért, másnap kirúgták. Később írt egy kiváló könyvet, „The Cancer Syndrome" (A rák szindróma) címmel, amely feltárja a Sloan Ketteringben történt számos furcsa eseményt. Könyve nagyon tényszerű, és nem tartalmaz haragot azok iránt, akik kirúgták.

Mivel Elmer Bobst döntő szerepet játszott abban, hogy Nixon elnökké válhasson, nem volt nehéz rávennie Nixont, hogy engedélyezzen egy új és drága „rák elleni háborút". Bobst ösztönzésére Nixon 1971-ben aláírta a Nemzeti Rákügyi Törvényt, amely a bethesdai Nemzeti Rákintézetet egy új, monolitikus kormányzati bürokráciává alakította át. Az elkövetkező tizenöt évben az NCA több mint tízmilliárd dollárt költött különböző rákprogramok finanszírozására, amelyek közül egyik sem volt hatással a rák gyógyítására vagy megelőzésére. 1955-ben az NCI 25 millió dolláros támogatással létrehozta a Kemoterápiás Nemzeti Szolgáltató Központot a kemoterápia alkalmazásának népszerűsítése érdekében. A *New York Times* 1969. december 9-i *számában* egy egész oldalas hirdetés hirdette, hogy „a rák gyógyítása már közel van". A cikk azt ígérte, hogy 1976-ra a rák gyógyítása „egyértelmű lehetőség". Az elnök Nemzeti Rákbizottságának elnöke jelentést nyújtott be, amelyben elismerte, hogy a Nemzeti Rákprogram első öt éve kudarc volt; a rákos halálozások száma a program működésének minden évében emelkedett. 1985-re az éves halálozási szám 485 000 áldozatot tett ki.

Több mint 43 000 ember árasztotta el Nixont azzal a kéréssel, hogy az NCI tesztelje a laetrile-t. Benno Schmidt ezután kiválasztott egy tudósi testületet a tesztek elvégzésére; mindannyian ismert fanatikus ellenzői voltak a laetrile-nek. Amikor a tudományos eredményeket kérte, azt mondta: „Senki sem volt hajlandó megmutatni nekem a munkáját." Ha a vizsgálataik kimutatták volna, hogy a laetrile hatástalan, csak örömmel tették volna közzé eredményeiket. A laetrile elleni harc országos kampányként folytatódott. Egy lobbista, Charles Ofso, teljes munkaidőben dolgozott a kaliforniai Sacramentóban, az Amerikai Orvosszövetségnél, ahol a laetrile ellen lobbizott; évi 25 000 dollárt kapott. Azok a gyógyszertár-tulajdonosok, akik a laetrile-t támogató könyveket tettek ki, értesítést kaptak, hogy az AMA egyetlen tagja sem fog többé receptet küldeni nekik, amíg ezeket a könyveket el nem távolítják. 1963 óta a Szövetségi Kereskedelmi Bizottság nyomást gyakorol a laetrile-t támogató könyvek kiadóira. A kormányzati törvények nemcsak a laetrile államok közötti szállítását tiltják, hanem még azoknak a könyveknek a szállítását is, amelyek azt ajánlják!

A csontkovácsolás után a laetrile volt a legfontosabb célpontja a Coordinating Conference of Health Information bűnszervezet működésének, az Amerikai Rák Társaság, az Amerikai Orvosi Szövetség és az Élelmiszer- és Gyógyszerügyi Hivatal által indított összeesküvésnek. Ez továbbra is főként cenzúra és megfélemlítés háborúja volt, amelynek célja a laetrile nyilvános megvitatásának megakadályozása volt. A laetrile-ről szóló fórumokat műsorra tűző tévéműsorokat, amelyek a vita mindkét oldalát megvitatták volna, hirtelen törölték.

A laetrile hatékonyságát igazoló vizsgálatok eredményeit elhallgatták; azok soha nem jutottak el a nyilvánossághoz. A laetrile elleni kampány mögött kizárólag anyagi érdekek álltak; a szer a Rockefeller-féle orvosi monopólium nyereségére jelentette a legnagyobb veszélyt. A rák kórházi kezelése több ezer dollárba került. Annak ellenére, hogy a Rákközpont évente 70 millió dollárt költött „kutatásra", a Memorial Kórház napi 470 dollárt számított fel egy ágyért; egy tíz napos kórházi tartózkodás közel 5000 dollárba került, ehhez még 4000 dollár jött a kezelés és az orvosi ellátás költségei.

A „vágás, metszés és égetés" kezelések eredményeit rendszeresen eltorzították és hamisították. Dr. Hardin James, a kaliforniai Berkeley Egyetem orvosi fizika professzora 1969-ben felszólalt az ACS Tudományos Írók Konferenciáján; elárulta, hogy a legsúlyosabb rákos eseteket általában „műtéti beavatkozásra alkalmatlannak" minősítették, és szándékosan kezelés nélkül hagyták. A gyógyulásról vagy remisszióról szóló, publikált rákkutatások a „kedvenc" eseteket mutatták be, amelyeknél magas volt a gyógyulási arány. Dr. James azonban arról számolt be, hogy „ezeknek a kezeletlen eseteknek a várható élettartama valójában nagyobb volt, mint a kezelt betegeké".

Dr. James leleplezései ellenére a kórházak továbbra is szelektáltak, hogy mely rákos eseteket kezelik; még a nagyra becsült Rákközpont is megjegyezte, hogy politikája szerint nem fogad be bizonyos végső stádiumú eseteket; a betegeket udvariasan egy hospice-ba irányítják, ahol meghalhatnak. Valójában az ilyen elutasítások áldás lehettek a haldoklók számára, mivel a Memorial Kórházban kapott kezelés még Drakula grófot is irigységtől nyáladzóvá tette volna. Dr. Ralph Moss felfedte az ott elterjedt sebészeti technikák egy részét. Beszámolt arról, hogy a fej- és nyakrákot egy „kommandó" nevű műtéttel kezelték, amely a második világháborúban a kommandósok által alkalmazott harci technikáról kapta a nevét; ez az állkapocs teljes eltávolítását jelentette. A hasnyálmirigyrákot a fertőzött mirigy közelében lévő szervek nagy részének eltávolításával kezelték; a túlélési arány ennek a drasztikus kezelésnek ellenére változatlan maradt, csupán három százalék. 1948-ban Dr. Alex Brunschweig feltalálta a „teljes exenteráció" nevű műtétet, amely a végbél, a gyomor, a hólyag, a máj, az ureter, az összes belső reproduktív szerv, a medencefenék és -fal, a hasnyálmirigy, a lép, a vastagbél és számos ér eltávolítását jelentette. Dr. Brunschweig maga is „brutális és kegyetlen eljárásnak" nevezte ezt a kiürítési technikát *(New York Times,* 1969. augusztus 8.).

A „őrült orvosok" műtéteinek legjellemzőbb példája a hemicorporectomia volt. Ezt a módszert Dr. Theodore Miller dolgozta ki a Rákközpontban, és a medence alatti részek teljes eltávolítását jelentette. Ezek a technikák több mint csak emlékeztetnek bizonyos eljárásokra, amelyeket a latin-amerikai kommunista forradalmárok alkalmaztak; a sandinista forradalmárokat vezetőik költői mondása ihlette: „A szabadságot nem virágokkal, hanem golyókkal hódítjuk meg, és ezért alkalmazzuk a VEST CUT-ot, a GOURD CUT-ot és a BLOOMERS CUT-ot." A mellényvágásnál a áldozat fejét macsétával levágták, karjait pedig a vállánál csonkították le; a tökvágásnál az áldozat fejének tetejét vágták le; a bloomers-vágásnál mindkét lábát térdnél levágták, így az áldozat elvérzett.

A „őrült orvos" szindrómáról szóló feljegyzések több könyvet is megtöltenének. Egy különleges kongresszusi jelentés 31 „emberi kísérleti alany" kísérletet követett nyomon egy harminc éves időszak alatt. A Woodward D. Markey, D.Ma. által vezetett bizottság úgy nyilatkozott, hogy a megállapításai „megdöbbentik a lelkiismeretet, és fekete foltot jelentenek az orvosi kutatás történetében." A jelentésből kiderült, hogy 1945 és 1947 között a Manhattan-terv keretében a tudósok rendszeresen plutóniumot injekcióztak tizennyolc betegbe; 1961 és 1965 között az MIT-n húsz idős betegnek injekcióztak vagy adtak be rádiumot vagy tóriumot. 1946 és 1947 között a Rochesteri Egyetemen hat, jó vesefunkciójú betegnek uránsókat injekcióztak „annak megállapítására, hogy melyik koncentráció okozhat vesekárosodást"; 1953 és 1957 között a bostoni Massachusetts General Hospitalban tizenkét betegnek injekcióztak uránt annak megállapítására, hogy melyik adag okoz vesekárosodást. 1963 és 1971 között az Oregon Állami Börtön 67 és a Washington Állami Börtön 64 fogvatartottjának heréit röntgennel vizsgálták, hogy meghatározzák a sugárzás hatását az emberi termékenységre.

1963 és 1965 között az Atomenergia Bizottság Nemzeti Reaktor Kísérleti Állomásán, Idaho államban, hét alkalommal szándékosan bocsátottak ki radioaktív jódot, és hét alany szándékosan ivott tejet olyan tehenektől, amelyek jóddal szennyezett területen legeltek. 1961 és 1963 között a Chicagói Egyetemen és az illinoisi Argonne Nemzeti Laboratóriumban 102 alanyt etettek a nevadai kísérleti telepről származó radioaktív csapadékkal, radioaktív csapadékrészecskékkel, valamint radioaktív cézium- és stronciumoldatokkal. Az 1950-es évek végén tizenkét beteget a New York-i Presbyterian és Montefiore kórházakban radioaktív kalcium- és stroncium-rákrészecskékkel injekcióztak be. Az Oregon Állami Börtönben 600 röntgennyi rádiumot adtak be egyszeri expozícióban a reproduktív szervekre, miközben a biztonságos adag évi 5 röntgen volt. Egy évtizeden át tudósokat etettek radioaktív anyagokkal, hogy más tudósok kalibrálhassák ezeknek az adagoknak a mérésére szolgáló műszereiket.

Bármennyire is élvezhették ezeket a kísérleteket az őrült orvosok, a rákos megbetegedések aránya változatlan maradt, vagy akár nőtt is.

Wydner képviselő rámutatott: „Olyan információk jutottak a tudomásomra, amelyek szerint húsz évvel ezelőtt, 1957-ben a rákos megbetegedések ugyanolyan arányban, azaz minden harmadik esetben gyógyultak meg. Ez felveti a kérdést, hogy miért maradt a gyógyulási arány változatlan, annak ellenére, hogy hatalmas összegeket és erőfeszítéseket fordítottak a rákkutatásra." Az ilyen kritikák ellenére az NCI továbbra is milliárdokat pazarolt el értéktelen programokra. Beszámoltak arról, hogy George R. Pettit, az arizonai Tempe-i Egyetem kutatója hat évet és 100 000 dollárt költött arra, hogy egy NCI-program keretében vegyi anyagokat vonjon ki negyedmillió lepkéből; azonosítható eredmények nem születtek. Más kutatók továbbra is jövedelmező háborúnak tartották a rák elleni küzdelmet.

A *Saturday Review* 1961. december 2-i számában arról számolt be, hogy az Amerikai Rákellenes Társaság egyik prominens pénzügyi támogatója Massachusettsben felháborodott, amikor soha nem találta az állami igazgatót az irodájában. Végül azt mondták neki, hogy az igazgató, James V. Lavin, valószínűleg a szemközti másik irodájában van, ahol egy magán adománygyűjtő céget, a James C. Lavin Company-t vezetett; ő egy kiválasztott ügyfélkört képviselt. Ezt a felfedezést nehezen viselve az Amerikai Rákellenes Társaság ügyvezető alelnöke, Lane W. Adams, 1962. június 6-án a következő levelet írta *a Saturday Review-nak*: „Az a megállapodás, amelynek értelmében James C. Lavin magán adománygyűjtést folytatott, miközben a massachusettsi Amerikai Rákellenes Társaság ügyvezető igazgatója volt, a Nemzeti Társaság tudomására jutott." Adams szerint Lavin fizetése 17 000 dollár volt, plusz további tízezer dollár évente, amelyet a cégének fizettek. Saul Naglin, a Lavin Company alkalmazottja, évekig az ACS massachusettsi fiókjának pénzügyi vezetője volt. A massachusettsi fiók éves általános költségei 1960-ban 548 000 dollár voltak, a teljes bevétel pedig 1,1 millió dollár.

Adams levelében azzal is dicsekedett, hogy „segítettünk támogatni Dr. Sterling Schwartz kutatását, aki emberi leukémia-agykivonatot injekciózott emberi alanyokba, valamint Dr. Chester Southam kutatását, aki élő ráksejteket injekciózott emberek bőre alá." Adams, aki 1948 óta az Amerikai Rák Társaságnál dolgozott, jelenleg a New York-i 90 Park Avenue-n található országos irodát vezeti. Megkapta az ACS Albert Lasker Közszolgálati Díját; emellett a Salt Lake City-i Zion First National Bank alelnöke, a Paul Revere Investors és az Energy Fund igazgatója. Lavin ügyvédje, James Mountzos, a massachusettsi ACS titkára volt, és az országos igazgatótanácsban is szolgált.

1978-ban az Amerikai Rákellenes Társaság 140 millió dolláros bevétellel rendelkezett, amelynek kevesebb mint 30%-át fordították rákkutatásra, míg 56%-át az adminisztratív költségek fedezésére. A Társaság 200 millió dollárral rendelkezett befektetésekben. A Bobst-Lasker-féle átvétel előtt, 1944-ben, bevétele soha nem haladta meg az évi 600 000 dollárt; a következő évben 5 millió dollárt gyűjtött. 1982-ben Allan Sonenshein figyelmeztetést tett közzé: „Vigyázzon, az Amerikai Rák Társaság veszélyes lehet az egészségére!" 1955-ben egy hatalmi lépéssel az ACS átvette az összes kutatást a Nemzeti Kutatási Tanácstól, és zseniális húzással létrehozott egy új Tudományos Tanácsadó Testületet, amely az amerikai kórházakat és egyetemeket képviselte. Dr. Samuel Epstein „The Politics of Cancer" című könyvében megjegyezte, hogy „azon túl, hogy nem vesznek részt a rákmegelőzésben – kivéve a dohányzás korlátozott mértékű visszaszorítását –, az ACS magas rangú tisztviselői olyan hírnevet szereztek a társaságnak, hogy közömbösek, ha nem is aktívan ellenségesek a környezetben és a munkahelyeken előforduló rákkeltő vegyi anyagoknak való kitettség megelőzésére vonatkozó szabályozási igényekkel szemben." Epstein beszámolt arról, hogy az ACS ellenezte olyan potenciális rákkeltő anyagok szabályozását, mint a Red Dye #2, a TRIS és a DES. Az ACS nem volt hajlandó támogatni a Tiszta Víz Törvényt, és a rákos megbetegedésekért az áldozatokat okolta. Az EPA jelentése szerint a beltéri szennyező anyagok évente hatezer rákos halálesetet okoznak, és 38 millió amerikai fogyaszt olyan vizet, amelyben a biztonságos szintet meghaladó mennyiségű ólom és egyéb mérgező anyag, köztük klór melléktermékek találhatók. A DES-t, a dietil-stilbestrolt az 1940-es évektől az 1970-es évek elejéig széles körben használták szintetikus női hormonként, amelyet az orvosok rutinszerűen írtak fel a vetélés megelőzésére; nem vizsgálták lehetséges mellékhatásait, és senki sem tudta, hogy milyenek azok. Végül a Chicagói Egyetem Orvostudományi Központjának egy hallgatója kimutatta, hogy a szer nemcsak hatástalan a vetélés megelőzésében, hanem mellékhatásai is lehetnek. Ez a felfedezés nem állította meg a használatát. 1972-ben kezdtek megjelenni a hosszú távú hatások: emlőrák, hüvelyrák a DES-szel kezelt betegek lányainál, valamint egyéb nemi szervi rendellenességek és eltérések. A szer májkárosodással is összefüggésbe hozható.

Lee Edson „The Cancer Rip-off" című könyvében megjegyzi, hogy a bethesdai Nemzeti Egészségügyi Intézet közelében található 74 magánvállalat 144%-os általános költséget és 9%-os nyereséget számított fel a kormánynak a víruskutatás elvégzéséért. Nixon a pártfogoltját, Dr. Frank Rauschert nevezte ki az NCI élére; ő egy virológus volt, aki a kemoterápiát kezdte népszerűsíteni a rák elleni megoldásként. Dr. Rauscher azt állította, hogy az NCI kemoterápiás programja „hatékony kezelést biztosított a rákos betegek számára az egész országban és a világon". Ezt az állítást azonnal vitatta Dean Burk, az NCI ciklikus kémiai részlegének vezetője, rámutatva, hogy „gyakorlatilag az összes olyan kemoterápiás szer, amelyet az FDA jelenleg jóváhagyott emberi rákbetegeknél történő alkalmazásra vagy tesztelésre, rendkívül mérgező, jelentősen immunszuppresszív és erősen rákkeltő patkányokban és egerekben, és maguk is rákot okoznak a test számos szervében". E kritika ellenére Rauschert kinevezték az Elnöki Nemzeti Rákügyi Tanácsadó Testület vezetőjévé.

A kemoterápia mellékhatásait sok áldozat részletesen leírta: a szörnyű hányinger, a hajhullás, a hirtelen fogyás és sok más káros tényező. M. Morra „Choices; Realistic Alternatives in Cancer Treatment" (Avon, 1980) című könyve kedvezően számol be az establishment összes vágás-égetés-módszeréről. Morra csak a kemoterápiából eredő hányingerrel kapcsolatban említi az étrendet; józan tanácsot ad, hogy „hagyja, hogy más főzzön, hogy az étel szaga ne okozzon hányingert". Morra nem adott tanácsot arra vonatkozóan, hogyan lehet szagtalan ételt tálalni.

Amióta a Memorial Sloan Kettering első támogatója, James Ewing 1913-ban radiummal halálra sugározta magát, ez a kezelés mindmáig az elsődleges választás maradt ebben a rákközpontban. A *New York Times* 1979. július 4-i számában megjegyezte, hogy a Memorial összes rákbetegének 70%-a részesül sugárkezelésben, amelynek költségei évente 500 000 dollárra rúgnak. Jelenleg évente 11 000 sebészeti beavatkozást és 65 000 rádiumkezelést végeznek. 1980-ban a Memorial 4,5 millió dollárért új berendezéseket vásárolt a rádiumkezeléshez. A rádiumkezelés azonban továbbra is rettenetes következményekkel jár.

1937-ben Dr. Percy Furnivall, a London Hospital neves sebésze rákot diagnosztizált saját daganatán. 1938. február 26-án a *British Medical Journalban* szenvedélyes felhívást tett közzé tapasztalatai alapján: „A rádiumkezelésből származó tragédiák gyakran fordulnak elő, és a rák rádiumkezelésének nyilvánossága szégyen a egészségügyi miniszterre és azokra a érdekcsoportokra nézve, akik fantasztikus árakat számolnak fel ezért a testet tönkretevő anyagért. Nem kívánom a legrosszabb ellenségemnek sem azt a hosszan elhúzódó poklot, amelyet én átéltem a radium okozta ideggyulladás és izomfájdalom miatt több mint hat hónapig. Saját esetem leírása arra szólít fel, hogy a legmegfelelőbb kezelési módszer kiválasztása előtt nagyon alaposan mérlegeljék az összes tényezőt." Röviddel ezután meghalt, de felhívása nem volt hatással a rák radiumkezelésének folytatására.

A rákban elhunyt Hubert Humphrey szenátort gyakran idézik a rádiumkezelés reklámjaként. Jane Brody a *New York Times* könyvében, a „You Can Fight Cancer and Win" (Harcolhatsz a rák ellen és győzhetsz) című, 1977-ben az Amerikai Rák Társaság alelnökével, Holleb-bel közösen írt művében Hubert Humphreyt „a modern sugárterápia híres kedvezményezettjeként" említi. Elhallgatja azonban azt a tényt, hogy „ez a híres kedvezményezett" halála előtt teljesen kiábrándult a rádiumterápiából. 1973-ban húgyhólyagrákot diagnosztizáltak nála; röntgenkezelést kapott, és 1976-ban kezelőorvosa, Dr. Dabney Jarman diadalmasan jelentette be: „Ami minket illet, a szenátor meggyógyult." *(New York Times,* 1976. október 6.). Humphrey tovább sorvadt, további kemoterápián esett át, mígnem határozottan megtagadta, hogy visszatérjen a Memorial Cancer Centerbe további kezelésre.

A *Daily News* 1978. január 14-i számában idézett szavai szerint a kemoterápiát „palackozott halálnak" nevezte.

A *Washington Post* 1988 februárjában megjelentette a „Rákkezelés mérgező" című cikket. „Alig kímélnek meg minket attól, hogy lássuk, ahogy az egészségesnek tűnő emberek a szemünk előtt remegő, reszkető, hányingerrel küszködő nyomorúságos alakokká válnak. A sikerek, bár kevés számúak, drámaiak voltak."

A rák kialakulásában egy tényezőt következetesen figyelmen kívül hagynak: a szokatlan stressz szerepét. Mindannyian szembesülünk a mindennapi stresszel az életünkben, amivel a legjobb tudásunk szerint megbirkózunk. A szokatlan és hosszan tartó stressz azonban nagyobb terhet ró a szervezetünkre, mint amivel képesek vagyunk megbirkózni. Ez különösen igaz manapság, amikor gonosz, rejtőzködő erők ármánykodó propagandájukkal mérgezik az összes kommunikációnkat, miközben biztosítanak minket arról, hogy csak a „gyengédséget és törődést" képviselik. Egy Morley Roberts nevű író 1926-ban egy megdöbbentő elméletet fogalmazott meg a rákról. Roberts angol tudós nem tartozott egyetlen ismert iskola vagy gondolati irányzathoz sem, és függetlensége miatt munkáit nagyrészt figyelmen kívül hagyták. Organikus materializmus elméletében a következő pontokat emeli ki:

„Rosszindulatúság és evolúció: A rosszindulatúság az energia elterelése a magas differenciáltságtól az alacsony fokú hámsejtek szaporodása felé, amelyek képesek elviselni az irritációt, de csak nehezen differenciálódnak." Az epithelioma, a rák egyik gyakori formája, a test legegyszerűbb típusú sejtjeinek szaporodása, amelyek – hasonlóan a külső bőr, az epidermisz sejtjeihez – viszonylag rövid életűek és képtelenek a differenciálódásra. A rákos szervezet képtelen differenciálódni, hogy megfeleljen a létezés feltételeinek, mert energiáját az alacsony fokú sejtek szaporodására fordítja. A rák az alacsony fokú sejtkolóniák szaporodása a szervezetben. Ezek a sejtek vándorolnak a testben, helyet keresve maguknak, bár nincs funkciójuk. Bárhol is gyűlnek össze, elvonják a magasabb rendű sejtek táplálékát, ahol a test szerveiként sejtkolóniákba tömörülnek. Ezek a szervek elzáródnak és éheznek, ami végül a szervezet halálát okozza. A modern állam egy rosszindulatú szervezet, amely a magasabb rendű, differenciáltabb típusok rovására az alacsonyabb rendű egységek elszaporodásának szenteli magát. A termelékenyebb szervezeteket súlyos adókkal terhelik, hogy támogassák a nagyszámú, nem termelő és gyengén differenciált növekedéseket. Az állam termékeny tagjaira nehezedő, folyamatosan növekvő nyomás korai halálukat okozza, éppen úgy, ahogy a rákos szervezetben az alacsonyabb rendű sejtek elszaporodása megöli a magasabb rendű differenciáltabb sejteket. Roberts felveti a kérdést: „Mehetünk-e tovább, és azt is mondhatjuk-e, hogy a rosszindulatúságra való általános hajlam a szociológiai finomítások eredménye, amelyek magasabb szerepet követelnek a hámsejtek számára?"

Morley Roberts felállított egy elméletet az organizmus fejlődéséről, amelyben más sejtek kezdtek gyűlni a primitív organizmusok kiválasztó sejtkolóniái körül, és ezt követően ezek a sejtkolóniák olyan váladékot kezdtek kibocsátani, amely mérgező volt az organizmusra. Önvédelemből az organizmus erődítményeket, vagy más sejtkolóniákat emelt a káros jelenlét körül, amelyek idővel az organizmus részévé váltak, és amelyek váladékai hasznosak lettek számára. Roberts ezt a test szerveinek fejlődésének elméletének nevezi.

A táplálkozás szerepét a rák kialakulásában még nem vizsgálták komolyan a Nemzeti Rákkutató Intézet és a Rockefeller Alapítvány milliárd dolláros pazarló programjai. Pedig már 1887-ben egy albanyi (New York) orvos, Ephraim Cutter, M.D. írt egy könyvet „Diet in Cancer" (Táplálkozás és rák) címmel, amelyben kijelentette: „A rák a táplálkozás betegsége."

Hippokratész alkotta meg a „diaitia" szót, amelynek jelentése „életmód", és ez az, amit ma étrendnek nevezünk. Az ókori világban a „hús" szó a napi étkezést jelentette, és az árpára, a rozsra, a búzára, a gyümölcsökre és a diófélékre utalt.

A „hús" szó jelentésével kapcsolatos zavar a Biblia fordításaiban is megjelenik. A Teremtés könyvében ez áll: „Íme, adtam nektek minden magot hordó fűféléket, amelyek a föld egész felületén vannak, és minden fát, amelynek gyümölcse magot terem; ezek legyenek nektek ételül." Hippokratész azt tanácsolta az orvosoknak, hogy először derítsék ki, milyen ételt adnak a betegnek, és ki adja azt.

A laetrile körül zajló vita annak a ténynek a körül forog, hogy ez egy nitrilozid nevű anyag. 1952-ben Dr. Ernest A. Krebs, Jr., egy biokémikus, felfedezte, hogy a rákot a nitrilozidok hiánya okozza, amelyek természetesen több mint ezerkétszáz élelmiszerben és növényben fordulnak elő. Az állatok általában ösztönösen keresik a nitrilozidokat tartalmazó füveket és egyéb növényeket, de amikor az emberek ugyanezt teszik, szövetségi ügynökök támadnak rájuk. Egyes kutatók úgy vélik, hogy a rákkeltő anyagok, a sugárzás és a leégés emberre gyakorolt káros hatásait az okozza, hogy az emberek alultápláltak. Ezek a táplálkozási szakértők azzal érvelnek, hogy a kőszénkátrány nem okoz rákot, és hogy a nap sem okoz bőrrákot.

Ezek a betegségek inkább abból adódnak, hogy a nap hatása olyan ember bőrére nehezedik, aki túl sok cukrot, zsírt és tejterméket fogyaszt. A nap sugarai savas környezetet teremtenek, ami miatt ezek az anyagok a bőr felszínére kerülnek, irritációt okozva, ami aztán katalizátorként hat. Meg kell jegyezni, hogy a trópusi országokban, ahol az emberek erős napfénynek vannak kitéve, ritkán alakul ki bőrrák, mert kevés húst és zsírt fogyasztanak. A japán civilek elleni atombomba-támadás után azt is felfedezték, hogy azok, akik továbbra is a hagyományos étrendet követték – barna rizs, tengeri só és miso zöldségek –, alig szenvedtek károsodást ugyanattól az atom sugárzástól, amely megölte azokat, akik a zsírokból és húsból álló, modernebb étrendet fogyasztottak.

Egyes szakértők megjegyzik, hogy a rákot már korai stádiumában felismerhetik az érintett személytől áradó sajátos szag, a bomlás szaga alapján. Mások szerint a rák a bőr zöldes árnyalatán is felismerhető. Az amerikai férfiak körében elterjedt prosztatarák-járvány úgy tűnik, hogy a zsíros ételekből álló étrend következménye, amelyben gyakran fogyasztanak tojást, húst és tejtermékeket, valamint finomított lisztből készült süteményeket. Egy javasolt gyógymód a gyümölcs- és rizsdiéta, ugyanaz a diéta, amelyet a vérnyomáscsökkentéshez ajánlanak, és amelyet a Duke Egyetemen már évek óta alkalmaznak. A marhahús állítólag különösen veszélyes a prosztata- és vastagbélrák szempontjából. A táplálkozási szakértők úgy vélik, hogy a rák egy fordított evolúciós folyamatot jelent, amelyben a sejtek bomlanak vagy visszaváltoznak egy ősibb, növényi életformává. Ez bizonyos szempontból egybeesik Morley Roberts elméleteivel.

Figyelemre méltó, hogy az ország orvostudományi egyetemeinek csupán négy százaléka kínál táplálkozástani kurzust. Ez tükrözi a Rockefeller-féle orvosi monopólium gyógyszerek iránti megszállottságát és elkötelezettségét az allopátiás orvoslás iránt, szemben a homeopátiával vagy a holisztikus orvoslással.

A Nobel-díjas James Watson egy MIT-n tartott rák szimpóziumon kijelentette, hogy „az amerikai közvéleményt becsapták a rákkal kapcsolatban... ez egy altató hatású orgia", amint arról a *New York Times* 1975. március 9-i száma beszámolt. 1975 januárjában Dr. Charles C. Edwards, egy kutató, levelet írt a HEW miniszterének, amelyben kijelentette, hogy a rák elleni háború politikai motivációjú és a pénzköltésen alapul. A neves francia onkológus, Dr. Lucien Israel azt mondta: „A rádium sok esetben nem bizonyított módszer. Valójában nem voltak meggyőző kísérletek" a sugárterápiával kapcsolatban. Israel „fájdalomcsillapító, stb., ideiglenes jellegű" kezelésnek nevezi. Rámutat arra is, hogy „az orvosi közösséget zavarba ejtették a legújabb tanulmányok, amelyek kimutatták, hogy a sugárkezelésben részesült esetekben gyakrabban fordulhat elő áttét". Röviden: a sugárzás fokozza a rák is terjedését. Régóta ismert, hogy a daganat felnyitása a rák testben való elterjedését okozza. A rák jelenlétét vizsgáló feltáró műtét általában garantálja a halálos kimenetelt.

Ennek ellenére az Amerikai Rák Társaság továbbra is támogatja a rákkezelés minden sikertelen módszerét. Húsz éve nyíltan ismételgeti híres „A rák hét figyelmeztető jele" című listáját, amely figyelmen kívül hagyja a környezetben található vegyi anyagokat, és nem veszi figyelembe az FDA figyelmeztetéseit a kőszénkátrányról és a hajfestékekről. 1976-ban az ACS kiadott egy sajtóközleményt „Sürgős üzenet; Mammográfia; Előnyök és kockázatok" címmel. Dr. John Bailar, a Harvard School of Public Health munkatársa és a tekintélyes NCI Cancer Journal szerkesztője, megdöbbent. Levelet írt az NCI megbízott igazgatójának, Dr. Guy Newellnek: „Most értesültem egy problémáról, amely egy súlyos katasztrófa magvait hordozza magában.

Maga a Sürgős üzenet puszta ostobaság, a nyilatkozat súlyosan hibás, és ezért komoly veszélyt jelent azon nők nagy részére nézve, akiknek kerülniük kellene a mammográfiát. „Ennek ellenére az ACS szórólapja eljutott New York minden kórházába és 15 000 orvoshoz. Annak ellenére, hogy ismertek a nők ismételt röntgensugárzásnak való kitettségének kockázatai, az ACS továbbra is az éves mammográfiát emeli ki az egyik leginkább dicsért technikaként a rák „ellenőrzésére". Jane Brody „You Can Fight Cancer and Win" című könyve ezt és az ACS számos más célját is ajánlja.

Az Amerikai Rák Társaság határozottan támogatja a radikális mastektómiát, azaz a mell teljes eltávolítását a nők mellrákának esetében. Ezt a technikát szokatlanul brutálisnak és hatástalannak tartják; a legtöbb európai országban, beleértve Angliát, Franciaországot, a skandináv országokat és a szomszédos Kanadát, már régóta felhagytak vele. 1975-ben, amikor Rose Kuttner kiadta a radikális mastectomiát bíráló, meghatározó művét, a „Breast Cancer" (Mellrák) című könyvet, az ACS nem volt hajlandó felvenni a listájára, sem ajánlani azt.

Elmer Bobst célja az volt, hogy a Nemzeti Rákkutató Intézetet „önállóvá" tegye, hasonlóan ahhoz, ahogyan a Federal Reserve System is „önálló". Ezt a célt Richard Nixon elnökkel fennálló, régóta meglévő személyes kapcsolata révén sikerült elérnie. Az Amerikai Rákellenes Társaság szellemi atyjaként valóban azt szándékozta, hogy az intézet „függetlenné" váljon a washingtoni befolyástól, miközben teljes mértékben alárendeltjévé tette a New York-i székhelyű Amerikai Rákellenes Társaságnak. David Obey, wisconsini demokrata képviselő megjegyezte, hogy „az Amerikai Rákellenes Társaság azt akarja, hogy a Nemzeti Rákintézet pénzügyileg erős, személyzeti szempontból pedig gyenge maradjon, hogy kiadásait túl nagy beavatkozás nélkül irányíthassa". Nagyon éles megfigyelés. Az egyik igazgatója Mary Lasker, akit Albeit Lasker halála után harminchat évvel a washingtoni megfigyelők még mindig az amerikai orvostudomány legbefolyásosabb nőjeként jellemeznek. A Nemzeti Egészségügyi Intézet 4,4 millió dollárért megvásárolta a katolikus egyháztól a bethesdai Visitation Conventet; ma a Mary Lasker Központnak ad otthont. A finanszírozáshoz való hozzáférésének köszönhetően az ACS teljes munkaidős lobbistákat tart fenn Washingtonban, Luke Quinn ezredes vezetésével és Mike Gorman segítségével. A Gyógyszergyártók Szövetsége is együttműködik Mary Laskerrel, washingtoni lobbistájuk, Lloyd Cutler révén.

Bármit is mondhatunk az Amerikai Rák Társaságról, kétségtelen, hogy továbbra is jól el van szigetelve a valóságtól. Daniel S. Greenberg, egy vezető washingtoni újságíró 1975-ben a *Columbia Journalism Review-ban* azt írta, hogy a legtöbb rákfajtára vonatkozó rákos megbetegedések aránya az 1950-es évek óta változatlan; egyes arányok valójában csökkentek, valószínűleg azért, mert a mérgező kemoterápia alkalmazása növelte a halálozási arányt. Egy kutató azt mondta Greenbergnek, hogy 1945 óta alig történt javulás. Dr. Frank Rauscher az 1975-ös ACS Tudományos Írók Szemináriumán vitába szállt Greenberggel, azt állítva, hogy ezek az adatok elavultak; azonban amikor az új adatokat közzétették, azok megerősítették Greenberg megállapításait. Ez üresen cseng az éves „áttörések" ígéretei mellett, amikor a két és fél millió „önkéntes" árad át Amerikán, rázva a konzervdobozokat és könyörögve a gazdagoktól. Majdnem ötven éve ugyanazokat az ígéreteket teszik, és ugyanannyi, vagy még több pénzt gyűjtenek. Laurance Rockefeller *a Reader's Digest* 1957. februári *számában* diadalmas megjegyzést fűzött a „rák elleni előrelépéshez": „Először érezhető a levegőben a végső győzelem illata." A Sloan Kettering igazgatóját, C. P. Dusty Rhodest a Denver Post 1953. október 3-i számában idézték: „Meggyőződésem, hogy a következő évtizedben, vagy talán még később, rendelkezésünkre áll majd egy olyan vegyi anyag, amely a rák ellen ugyanolyan hatékony, mint a szulfanilamid és a penicillin a bakteriális fertőzések ellen." Nos, talán még több is. 1956-ban Dr. Wendell F. Stanley, Nobel-díjas, az AMA éves kongresszusán tartott beszédében kijelentette: „A vírusok a legtöbb rákfajta elsődleges okozói." Harminc éve nem hallottunk többet erről a témáról.

Egy orvos, Dr. Cecil Pitard, értesítést kapott arról, hogy végstádiumú rákja van, és csak néhány hete van hátra. A tennessee-i Knoxville-ben praktizáló orvost a Mayo Klinikán limfómával diagnosztizálták. A nyirokrák azért alakul ki, mert a szervezet már nem képes méregteleníteni vagy megtisztítani magát. A mandulaműtétek gyakran a nyirokrendszer romlását indítják el, ami nyirokcsomó-gyulladáshoz, és végül nyirokrákhoz vezet. Mivel már nem volt vesztenivalója, Dr. Pitard kísérletet végzett magán az influenza elleni bakteriális antigénnel, a stafag-lizáttal és a nátrium-butiráttal, egy tejben és vajban található zsírsavval. Hamarosan rájött, hogy teljesen meggyógyult. Ennek ellenére a rákipar figyelmen kívül hagyta jelentését, és még hangosabbá vált a „nem bizonyított gyógymódok" elleni kampánya. A legtöbb, Dr. Pitardéhoz hasonló esetben a rákipari haszonszerzők gúnyosan megjegyzik, hogy valószínűleg téves diagnózisról volt szó, és soha nem volt rákja, vagy hogy „spontán remisszió" következett be, ami a leggyakrabban ismételt válaszuk. Úgy tűnik, érdekelné őket, hogyan lehet „spontán remissziót" elérni, mert már fél évszázada beszélnek erről, mégis semmit sem hallottunk a

Sloan Kettering 70 millió dolláros éves kutatási programjától a spontán remisszióról.

Miután Dr. Ralph Moss-t elbocsátották a Sloan Ketteringből a laetrile-kísérletek pozitív eredményeinek nyilvánosságra hozatala miatt, nyilvánosságra hozta, hogy az intézet számos más, a rák sikeres kezelésére vonatkozó eredményt is elhallgatott, köztük több mint ezer olyan esetet, amelyekben 1906 óta pozitív válaszreakciót figyeltek meg a Coley-kezelésre. Moss beszámolt arról, hogy Dr. James Ewing, „Coley ellensége és legfőbb riválisa, a Memorial Kórházat a Radium Trust orvosi leányvállalatává alakította át." Dr. William E. Koch, a Detroit Medical College és a Michigan Egyetem fiziológiaprofesszora, a glikoxilid kifejlesztésével előrevetítette a szabad gyökökkel kapcsolatos patológiák kezelését, amely a szervezetet a toxinok oxidációjára ösztönözte. Noha kezelését soha nem cáfolták meg tudományosan, Kochot, aki 1915-ben kezdte meg az oxidációs kutatásokat és 1918 óta alkalmazta ezt a kezelést, tizenhat éven át üldözte az orvosi monopólium. Végül elűzték az országból, és 1967-ben Brazíliában halt meg. Az FDA 1920-ban kezdte el zaklatni; a Wayne County Medical Society 1923-ban orvosokból álló „Rákbizottságot" hozott létre, amely elítélte Koch kezelését. A sejtek oxidációját elősegítő kezelése egy gondosan megtervezett étrenden alapult, amely megtisztította a szervezetet, mégis ezt a bevált kezelést a rákból profitáló üzletemberek ma is „kuruzslásnak" bélyegzik." Koch megpróbálta folytatni munkáját Mexikóban és Brazíliában, de az FDA nem volt hajlandó felhagyni az üldözésével. 1942-ben és 1946-ban vádat emeltek ellene; az FDA végül 1950-ben végleges ítéletet ért el a Koch-kezelés ellen. Több orvost, akik sikeresen kezelték a rákot a Koch-kezeléssel, kizártak az orvosi társaságból. Még mindig megengedett volt megölni egy beteget, de megbocsáthatatlan volt meggyógyítani.

Egy másik független orvos, Dr. Max Gerson felfedezte, hogy a nyers gyümölcsökből és zöldségekből álló, sómentes vegetáriánus étrend gyógyítja a migrént és a lupuszt. Folytatta kutatásait, amíg rá nem jött, hogy a szervezet méregtelenítése gyógyíthatja a rákot. 1958-ban könyvében, „A Cancer Therapy" (Rákterápia) címmel publikálta eredményeit, hangsúlyozva az alacsony zsírtartalmú, sómentes és minimális fehérjetartalmú étrendet. 1964-ben meghívták, hogy tanúskodjon egy szenátusi albizottság előtt, amely 227 oldalas jelentést készített, a 89471-es számú dokumentumot. A jelentés másolatait a szenátus soha nem terjesztette; az orvosi folyóiratok nem számoltak be róla, és Dr. Gerson soha nem kapott egy centet sem olyan jótékonysági szervezetektől, mint az Amerikai Rák Társaság, hogy eredményeit igazolja vagy cáfolja, annak ellenére, hogy ezek a csoportok azt állították, hogy a rák gyógymódját „kutatták".

Egy másik híres eset Harry Hoxseyé volt, aki harmincöt éven át indián gyógymódokon alapuló gyógynövényes kezelést alkalmazott a rák ellen. Egy nagy nyilvánosságot kapott bírósági csatában Hoxsey megnyerte a rágalmazási pert Morris Fishbein ellen; a jó doktor kénytelen volt keresztkérdések során beismerni, hogy ő, az Egyesült Államok leghíresebb orvosa, életében egyetlen napot sem gyakorolta az orvostudományt.

Dr. Robert E. Lincoln felfedezte a rák legyőzésének bakteriofág módszerét, amelyben a vírusok parazita módon tapadnak meg és pusztítják el a specifikus baktériumokat. Országos figyelmet kapott, amikor ezzel a módszerrel gyógyította meg Charles Tobey szenátor fiát. Tobey megdöbbent, amikor megtudta, hogy Dr. Lincolnt kizárták a Massachusetts-i Orvosi Társaságból, mert embereket gyógyított meg a rákból. Kongresszusi vizsgálatot indított, amelynek keretében a Igazságügyi Minisztérium különleges tanácsadója, Benedict Fitzgerald 1953. április 28-án a következőket írta: „Dr. J. J. Moore (az elmúlt tíz évben az Amerikai Orvosi Szövetség kincstárnoka) állítólagos machinációi az AMA-t és másokat is bevonhatnak egy riasztó méreteket öltő összeesküvésbe. Mindez mögött és felett a legfurcsább keveréke áll a korrupt indítékoknak, az intrikáknak, az önzésnek, az irigységnek, az akadályozásnak és az összeesküvésnek, amit valaha láttam. Eddigi nyomozásomnak meg kell győznie ezt a bizottságot arról, hogy valóban létezik egy összeesküvés, amelynek célja a szilárd terápiás értékkel rendelkező gyógyszerek szabad áramlásának és használatának megakadályozása az államok közötti kereskedelemben. Az állami és magánforrásokat úgy szórják szét, mint a konfettit egy vidéki vásáron, hogy bezárják és megsemmisítsék azokat a klinikákat, kórházakat és tudományos kutatólaboratóriumokat, amelyek nem felelnek meg az orvosi szövetségek nézőpontjának. Meddig fogja ezt tűrni az amerikai nép?"

Harmincöt év telt el, és még mindig tűrik. A Tobey-meghallgatások kimenetele tanulságos. Tobey szenátor hirtelen szívrohamban halt meg, ahogyan az Washingtonban szokás, amikor egy politikus veszélyes területre téved. Helyét a bizottságban John Bricker ohioi szenátor vette át. Brickert sok éven át több millió amerikai elkötelezett konzervatívnak tartotta. A valóságban azonban számos nagy gyógyszergyártó és bankár ügyvédje volt, a felső réteg legfőbb képviselője. Azonnal elbocsátotta Benedict Fitzgerald különleges tanácsadót; a meghallgatásokat ezután lezárták.

Dr. Robert Lincoln elég bátor volt ahhoz, hogy rágalmazásért beperelje a Massachusetts Medical Society-t; ő is meghalt, mielőtt az ügy tárgyalásra kerülhetett volna.

Dr. Andrew C. Ivy, az Illinoisi Egyetem alelnöke elkezdett használni egy Krebiozen nevű készítményt. Sikerült vele gyógyítania a rákot; az AMA azonnal kiadta a című jelentést a Krebiozenről, amelyben megállapította, hogy az „nem nyújt semmilyen hasznot". 289 napos tárgyalás következett, amelynek eredményeként Dr. Ivy-t minden vád alól felmentették. Dr. Peter de Marco, a Hahnemann Orvostudományi Egyetem végzettje, több mint 800 beteget kezelett sikeresen PVY-vel, prokain-polivinil-pirrolidonnal; New Jersey-ben visszavonták orvosi engedélyét.

Az Amerikai Rák Társaság egyik kedvenc ajánlása a rák szűrésére szolgáló „Pap-teszt", annak számos hátránya ellenére. Az *Insight* magazin 1988. január 11-i száma számos diagnosztikai laboratóriumot bírálta hanyag munkavégzésért, idézve a *Wall Street Journal* 1987. novemberi számát, amely szerint „a Pap-kenetek 20–40%-os hamis negatív arányt mutatnak; a hamis negatív eredmény pedig a rák okozta halált jelenti". Az ACS által évek óta hevesen népszerűsített módszer leleplezése miatt Dr. Harmon J. Eyre, az Amerikai Rák Társaság elnöke közös sajtótájékoztatót hívott össze az ACS, az AMA és az NCI részvételével, hogy megújítsák közös ajánlásukat, miszerint minden 20 és 60 év közötti nőnek évente Pap-tesztet kell végezni. Az AP által 1988. január 20-án közölt sajtótájékoztatón Eyre-t a következőképpen idézték: „A sajtótájékoztató összehívásának fő oka az volt, hogy eloszlassuk a Pap-teszt értékével kapcsolatos zavart, tekintettel a közelmúltban napvilágra került hírekre, amelyek szerint egyes laboratóriumokban magas a hamis negatív eredmények aránya." Bár nyilvánosan feltétlenül támogatta a Pap-teszteket, Eyre nem adott választ a hamis negatív eredmények problémájára, sem arra a rettenetes veszélyre, amelyet ez sok nő számára jelentett.

Egyes női szervezetek egyre inkább ráébrednek arra, hogy az orvosi monopólium feleslegesen ítél halálra sok nőt. A *Washington Post* 1988. február 16-i számában beszámolt egy, a nők egészségével kapcsolatos kísérletről, amelyben 300 nő követelte az alacsony zsírtartalmú étrend bevezetését, amelynek keretében az étrend zsírtartalmát 40%-ról 20%-ra csökkentették volna, azzal a céllal, hogy visszaszorítsák az emlőrákot. Pénzügyi támogatást kértek az NCI-től, de az NCI Tudományos Tanácsadó Testülete elutasította a projekt finanszírozását. A nők szóvivője rámutatott, hogy „az NCI inkább az emlőrák kezelésére, mint a megelőzésére koncentrál".

Mit mondott volna erről az amerikai orvostudomány legbefolyásosabb nője? Mary Lasker elégedett volt azzal, hogy a nagylelkű Lady Bountiful szerepét játszotta a pénzzel, amelyet férje, az ország leghíresebb kereskedője, az Amerikai Rákellenes Társaság szerzett. Az Amerikai Rák Társaság tudományos íróknak szóló szemináriumain, amelyeket minden évben a zord téli hónapokban valamilyen egzotikus szállodában tartanak, *a Science* 1973. május 18-án megjegyezte, hogy ezek a 1949 óta évente megrendezett tavaszi szemináriumok mindig meleg éghajlaton zajlanak, és ingyenes kirándulást jelentenek a nagy példányszámú újságok és magazinok tudományos szerkesztőinek. *A Science* rámutatott, hogy ezek a szemináriumok, amelyek az ACS-nek körülbelül 25 000 dollárba kerülnek, mintegy 300 kedvező sajtócikket generálnak, és eredményeként az ACS körülbelül 85 millió dollárnyi extra adományt gyűjt be. Ez valószínűleg az egyik legjobb befektetés a környéken. 1957-ben Han Suyin regényíró, gyönyörű bundában, lelkes beszámolót tartott a *tudományos* újságíróknak arról, hogy a vegyipari gyártók milyen sok jót tettek polgáraink egészségéért. Han védelmében el kell mondani, hogy 1957-ben még nem fedezték fel a Love Canal-t. A szeminárium nemrég (1973-ban) az arizonai Tucson közelében található mesés Rio Rico Innben került megrendezésre. Nemcsak az engedékeny újságírók összes költségét fedezik, de egy extra meglepetés, egy „Happy Hour" a bárban minden „munkanap" végén biztosítja, hogy az újságírók nagyon vidám hangulatban érkezzenek a vacsorához. A Happy Hour-t a nagylelkű Mary Lasker fizeti. *A Saturday Review* 1965. április 10-i számában megjegyezte, hogy az ACS-nek szokatlanul hatékony PR-osztálya van. A PR titka az, hogy ingyenes helyet szerezzen a nagy kiadványokban, ahelyett, hogy hirdetést vásárolna. A Lasker-kapcsolat azt is biztosítja, hogy a nagy new york-i ügynökségek, mint például a McCann Erickson, ingyen készítsenek reklámkampányokat az ACS számára.

Ironikus, hogy Albert Lasker, az American Cancer Society (Amerikai Rákellenes Társaság) és annak leányvállalata, a National Cancer Institute (Nemzeti Rákkutató Intézet) társalapítója vagyonának nagy részét a dohányzás népszerűsítéséből szerezte. Miután rákban elhunyt, az American Cancer Society vonakodva jutott arra a következtetésre, hogy „a dohányzás káros az egészségre". A tüdőrák okozta halálesetek számának növekedése arra kényszerítette a cigarettagyártókat, hogy alternatívákat keressenek; ezek egyike a szűrő volt. 1954. január 1-jén a Kent cigaretta 80 újságban hirdetést jelentetett meg, amelyben azt állította, hogy az AMA tesztjei bizonyították, hogy a Kent szűrői a leghatékonyabbak a cigarettakátrány eltávolításában. Mivel ez a „bizonyíték" a legtöbb más AMA-állítással egyenrangú volt, az AMA kénytelen volt tiltakozni a gyártó Lorillardnál. A *Time* magazin 1954. április 12-i számában így kommentálta: „A szokásosan álmosító AMA betiltotta a Kent cigaretta hirdetéseit." Amikor az egészségügyi főtisztviselő 1964-ben közzétette a cigarettázás káros hatásairól szóló jelentését, az pánikot keltett az iparágban, annak ellenére, hogy ezt már régóta előre jelezték korábbi tanulmányok. 1954 júniusában Dr. Daniel Horn és Edward Cuyler Hammond jelentést nyújtottak be az AMA kongresszusán, amely összefüggésbe hozta a dohányzást és a tüdőrákot. Horn és Hammond az ACS statisztikai osztályát vezették. Az American Tobacco, Lasker egyik fő befektetése, egy nap alatt öt pontot esett a prezentáció után. Hammond egy jól ismert epidemiológus volt, aki tanácsadóként dolgozott az NIH-nál, az amerikai haditengerészetnél, az USAF-nél és a Brookhaven Lab-nél. Az ACS alelnöke és kutatási igazgatója volt. Bár kiterjedt kutatásokat végzett a dohányzás hatásairól, határozottan megtagadta, hogy megossza ezeket az anyagokat más szervezetekkel. 1971-ben meghívást kapott, hogy csatlakozzon egy tudósi panelhez a dohányzás megvitatására; ezt elutasította, kijelentve, hogy az ACS 1952 óta követett politikája az, hogy ne osszák meg az adatokat más kutatókkal. *A Current Biography* 1957-ben arról számolt be, hogy Hammond naponta négy csomag cigarettát szívott; felesége naponta három csomagot. Mindketten tüdőrákban haltak meg.

Az ACS leleplezései ellenére a dohányipari érdekek, amelyek szorosan kapcsolódtak a Rockefeller Medical Monopoly-hoz, elszánt hátvédharcot folytattak a tüdőrák elleni kampány ellen. Washington egyik legbefolyásosabb lobbistája, Patricia Firestone Chatham, R. T. Chatham képviselő özvegye, a Chatham Mills textilcég elnöke, öt évig, 1964-től 1969-ig késleltette a „A dohányzás veszélyes lehet az egészségre" figyelmeztetés elhelyezését a cigarettacsomagokon. Egy kétmillió dolláros kastélyban él Georgetownban, a korábbi James Forrestal-házban.

A tüdőrák és a dohányzás körüli felháborodás figyelmen kívül hagy egy lényeges tényt, nevezetesen azt, hogy a primitív törzsek évezredek óta dohányoznak, anélkül, hogy kellemetlen utóhatások jelentkeznének. Virginiában, a szerző szülőhelyén, az indiánok már dohányoztak, amikor John Smith kapitány partra szállt Jamestownban. Dr. Richard Passey, a londoni Chester Beattie Kutatóintézet kutatója, húsz éven át kutatta a dohány -problémáját. Nem talált szignifikáns összefüggést a hagyományosan levegőn szárított dohány és a tüdőrák között.

A Rothschildok által dominált amerikai és angol dohányipar azonban cukrot használ a dohányában, hogy édes, cukorral szárított hatást érjen el. Angliában 17%, az Egyesült Államokban 10% cukrot használnak. Angliában a legmagasabb a tüdőrákos megbetegedések aránya a világon. Dr. Passey arra a következtetésre jutott, hogy a dohányhoz adott cukor rákkeltő anyagot hoz létre a nikotin-kátrányban; a levegőn szárított dohányban ez a rákkeltő anyag nem aktiválódik. Nem talált tüdőrákos megbetegedéseket a Szovjetunióban, Kínában és Tajvanon, ahol mind levegőn szárított dohányt állítanak elő.

Az *Esquire* magazin egy hosszú cikket szentelt a németországi Bonnban működő Janker Klinika munkájának, amelyből kiderült, hogy ez a klinika 1936 óta 76 000 rákos beteget kezelett, és a betegek 70%-ánál teljes vagy részleges remissziót ért el. Az *Esquire* riportere megdöbbenve vette tudomásul, hogy „a Nemzeti Rákkutató Intézet nem hajlandó alkalmazni a Janker Klinika izofoszfamidját, az A. Mulsint, a Wobe enzimeket és más sikeres Janker-technikákat, mert nem hajlandók a megfelelő adagokat alkalmazni. Az Amerikai Rákellenes Társaság még ennél is merevebb. Büszke arra, hogy távol tartja a Janker-technikákat az Egyesült Államoktól." Az *Esquire* riportere tovább panaszkodott, hogy „az Amerikai Rák Társaság a probléma egyik fő részévé vált. Kerüli a kémiai és kutatási innovációk támogatását, és helyette a propagandára koncentrál (a cigaretta káros, a hét veszélyjelzés, hírességek rádiós és tévés reklámjai), és gyakorlatilag elítéli és elnyomja a nem ortodox módszereket, amelyeket egyébként nem is vesz a fáradtságot, hogy alaposan kivizsgáljon."

A riporter nem tudta, hogy az Amerikai Rák Társaságnak érdekeltsége van a bevett rákkezelési módszerekben; például 50 százalékos tulajdonrésze van az 5-FU (5-fluorouracil) szabadalmi jogában, amely az egyik olyan mérgező gyógyszer, amely jelenleg divatos, mint „elfogadható" rákgyógyszer. Az 5-FU-t és a későbbi fejlesztésű 5-4-FU-t a Hoffman LaRoche Laboratories gyártja.

A Knight Ridder News Service 1978-ban arról számolt be, hogy az ACS nem volt hajlandó állást foglalni a rákot okozó gyanús peszticidek ügyében. Az ACS igazgatótanácsában és szövetséges szervezetében, a Sloan- -Ketteringben sok olyan tag van, aki az Egyesült Államok legnagyobb vegyipari cégeinek vezetője. A szennyezés elleni háború ott nem nyer támogatókat. Az ACS-t felkérték, hogy foglaljon állást más veszélyes anyagokról is, mint például a Red Dye #2, a gyermekruházatban használt tűzgátló TRIS (amelyet azóta betiltottak) és a szintetikus ösztrogén formái. Az ACS azonban ismét megtagadta, hogy állást foglaljon ezekről az anyagokról. Hogy ellensúlyozza káros hatását, a Választási Szabadságért Orvosi Bizottság 1984-ben keresetet tervezett benyújtani az ENSZ Emberi Jogi Állandó Bizottságához, azzal a váddal, hogy az amerikai orvosi establishment megsérti az

ENSZ Emberi Jogok Nyilatkozatát és az 1966-os Nemzetközi Emberi Jogi Egyezményt. Előre elkészített nyilatkozatában a bizottság megjegyezte, hogy „az amerikaiakat feleslegesen mészárolták le és bűnözőkké nyilvánították, mert a gyógyászatban számos hasznos terméket, gyógyszert és anyagcsere-táplálkozási megközelítést elnyomtak a kialakult érdekek". A bizottság a jelenlegi helyzetet „Medigate"-nek nevezte.

Az, hogy nem sikerült csökkenteni a rák okozta halálozási arányt, szomorú vádirat az ACS által e probléma megoldásának útjába állított leküzdhetetlen akadályok ellen. John Bailar, a Harvard School of Public Health munkatársa, 1986-ban az American Association for the Advancement of Science előtt tartott beszédében rámutatott, hogy „a kormány tizenöt éve futó nemzeti rákprogramja nem csökkentette a főbb rákfajták halálozási arányát, ezért kudarcnak kell tekinteni. Nem hozta meg azokat az eredményeket, amelyeket elvártak tőle." Bailar jól ismerte a témát; huszonöt éven át szerkesztette az NCI folyóiratát. Támogatta őt a Közegészségügyi Iskola egyik munkatársa, Dr. John Cairns, aki arról számolt be, hogy „az elmúlt húsz évben nőtt a rákos megbetegedések száma; az 1950-es évek óta nem történt jelentős előrelépés a rák elleni küzdelemben."

Dr. Hardin James 1969-ben beszélt az ACS panel előtt. A kaliforniai Berkeley Egyetem orvosi fizika professzora kijelentette, hogy tanulmányai egyértelműen bizonyították, hogy a kezeletlen rákos betegek valójában akár négyszer tovább élnek, mint a kezelt betegek. „Egy tipikus rákfajtánál azok az emberek, akik elutasították a kezelést, átlagosan tizenkét és fél évet élnek. Azok, akik elfogadták a műtétet és másfajta kezeléseket, átlagosan csak három évet éltek. Ezt a műtétnek a test természetes védekező mechanizmusára gyakorolt traumatikus hatásának tulajdonítom. A testnek minden rákfajtával szemben van egy természetes védekező mechanizmusa."

1988 februárjában a Nemzeti Rákkutató Intézet közzétette végleges jelentését, amely összefoglalta a „rák elleni háborút". A jelentés szerint az elmúlt harmincöt évben mind a rákos megbetegedések, mind a halálozások száma nőtt, a diagnosztika és a kezelés terén elért „előrelépések" ellenére. *Washington Post*, 1988. február 9. A probléma az lehet, hogy – akárcsak a 20. században vívott egyéb háborúkban – a „saját oldalunkon" állók közül túl sokan valójában az ellenségnek dolgoznak.

4. FEJEZET

OLTÁS

Az orvosi monopólium ellen merészelni felszólalni kevés orvos egyike, Dr. Robert S. Mendelsohn, drámai módon fogalmazta meg a modern orvoslással szembeni álláspontját, amikor azt négy szent vízzel rendelkező egyházként definiálta. Ezek közül az elsőt az oltásként sorolta fel. Dr. Mendelsohn az oltást „kérdéses biztonságúnak" nevezte. Más orvosok azonban még egyértelműbbek voltak. Figyelemre méltó, hogy a Rockefeller-érdekek a 19. század folyamán azért küzdöttek, hogy ezt a négy szent vizet az egész Egyesült Államokban kötelezővé tegyék, figyelmen kívül hagyva az ellenük irányuló tiltakozásokat és a veszélyeikre vonatkozó figyelmeztetéseket.

Ebből a négy tényezőből – amelyeket akár az Apokalipszis négy lovasának is nevezhetnénk, hiszen köztudott, hogy ők is halált és pusztulást hoznak maguk után – hosszú távú hatásait tekintve talán a védőoltás a legkárosabb. Ez a gyakorlat közvetlenül ellentmond a modern holisztikus orvosok azon felfedezésének, miszerint a test rendelkezik a betegségek elleni természetes immunvédelemmel. A modern orvostudomány egyháza azt állítja, hogy a fertőzés veszélyétől csak a védőoltás szentelt vize menthet meg minket, amely idegen fertőző anyagot juttat a szervezetbe, ami aztán orvosi csodát hajt végre, és élethosszig tartó immunitást biztosít, innen ered az „immunizálás" kifejezés. A legnagyobb eretnekség, amit egy orvos elkövethet, az, ha nyilvánosan kétségbe vonja a Négy Szent Víz bármelyikét, de a modern orvosi gyakorlatban kétségkívül a legmélyebben gyökerező a számos oltási program. Ezek egyben az orvosi monopólium legállandóbban nyereséges tevékenységei is. Egy orvos, Dr. Henry R. Bybee, Norfolkból, Virginiából, azonban nyilvánosan kijelentette: „Őszinte véleményem szerint az oltás több betegséget és szenvedést okoz, mint bármi más, amit meg tudnék nevezni. Úgy vélem, hogy olyan betegségek, mint a rák, a szifilisz, a herpesz és sok más betegség közvetlen következményei a oltásnak. Mégis, Virginia államban és sok más államban a szülőket arra kényszerítik, hogy gyermekeiket alávessék ennek az eljárásnak, miközben az orvosi szakma nemcsak fizetést kap ezért a szolgáltatásért, hanem remek és ígéretes pácienseket is szerez a jövőre nézve."

A jelen író jól emlékszik az 1920-as évekre, amikor gyermekként Virginiában néhány hétig járt iskolába anélkül, hogy alávetette volna magát az állami hatóságok által elrendelt kötelező oltásnak. Minden reggel a tanár azzal kezdte a napi órákat, hogy megkérdezte: „Clarence, elhoztad ma az oltási igazolásodat?" Nyilvánvalóan ez volt az oktatási rendszer legsürgetőbb ügye, amely elsőbbséget élvezett olyan dolgokkal szemben, mint a tanítás és a tanulás. Minden reggel azt kellett válaszolnom: „Nem, ma nem hoztam el." A többi gyerek megfordult, és bámulta ezt a veszélyes osztálytársát, aki valami szörnyű betegséggel megfertőzheti őket. Anyám diplomás ápolónő volt, és soha nem sürgetett, hogy menjek el oltásra. Gyanítom, hogy többet tudott az oltás lehetséges hatásairól, mint az orvosok. Miután néhány héttel elhalasztottam a rettegett megpróbáltatást, végül úgy vezettek az orvoshoz, mint egy állatot, akit a deszkára vezetnek, hogy elkábítsák, és megkaptam az injekciót. Természetesen rendkívül rosszul lettem tőle, mivel a testem harcolt a fertőzés ellen, de az osztály megmenekült a veszélytől, és engem a társadalom hivatalosan megjelölt tagjaként fogadtak el. A „Kánaán átka" című írásomban a rituális áldozatra felkínált gyermekeink megmentéséről írtam, egy gyakorlatról, amely látszólag a Baál-kultusz megsemmisülésével véget ért körülbelül ötezer évvel ezelőtt. Sajnos úgy tűnik, hogy a Baál-kultusz szilárdan beágyazódott a jelenlegi rendszerbe, amelyet gyakran a Halál Testvérisége gúnynéven emlegetnek. Zavarba ejtő látni, hogy az oktatásügyi szakemberek milyen lelkesen fogadják az iskoláinkban a gyermekek ellen elkövetett minden új sérelmet, hevesen tiltakoznak a moralitás vagy a vallás bármilyen említése ellen, miközben ünnepélyesen indoktrinálják a hatéveseket a szexuális preferenciáikban az „alternatív életmód" előnyeiről. A Nemzeti Oktatási Szövetség jelenlegi célja úgy tűnik, hogy a tanárok minden nap az órák megkezdése előtt osszanak ki óvszert az osztálynak.

Az oltásom sürgőssége nem abból fakadt, hogy akkoriban bármilyen járvány dúlt volna Roanoke városában, sőt, az elmúlt hatvan évben sem volt ilyen. A sürgősség abból fakadt, hogy egyetlen gyermek se maradjon ki a Baál-kultusz szolgálataiból, vagy lemondjon az áldozatról a gyermekmolesztálók oltárán. Az orvosi monopólium nem engedheti meg magának, hogy egyetlen tanuló is megússza a kötelező oltásért fizetendő pénzügyi áldozatot, a rabszolgák adóját uraiknak.

Londonból érkezik egy riasztó megfigyelés egy kiváló hírű és nagy tapasztalattal rendelkező orvostól. Dr. Herbert Snow, a londoni Rákkórház vezető sebésze hangot adott aggodalmának: „Az elmúlt években sok férfi és nő az életük virágában hirtelen meghalt, gyakran egy ünnepi vacsora vagy bankett után. Meggyőződésem, hogy ezeknek a haláleseteknek mintegy nyolcvan százaléka az általuk átesett oltásnak vagy vakcinázásnak köszönhető. Jól ismert, hogy ezek súlyos és maradandó szívbetegségeket okoznak. A halottkém mindig elhallgatja ezt, és „természetes okokra" vezeti vissza."

Egyetlen orvosi tankönyvben vagy népszerű egészségügyi könyvben sem találhatunk ilyen figyelmeztetést. Valójában a szerzőnek sikerült megtalálnia egy kis kötetben, amely mélyen el volt temetve a Kongresszusi Könyvtár polcain. Pedig egy elismert orvos ilyen baljóslatú észrevételét a lehető legszélesebb körben kellene terjeszteni, ha másért nem, hát azért, hogy azok is megismerjék, akik cáfolni tudják az előfeltevéseit. Legalábbis a hatalom nem támadhatja meg sarlatánságként, mert Dr. Snow nem próbál eladni valami oltáspótlót, hanem csupán figyelmeztet annak veszélyeire.

Egy másik orvos, Dr. W. B. Clarke Indiana államból, megállapítja, hogy „a rák gyakorlatilag ismeretlen volt, amíg be nem vezették a kötelező tehénhimlő-oltást. Legalább kétszáz rákos esetet kellett kezelnem, és soha nem láttam rákos beteget oltatlan ember körében."

Végre megvan az áttörés, amelyet az Amerikai Rák Társaság (ACS) olyan nagy költségekkel és oly sok éven át keresett. Dr. Clarke soha nem látott rákos esetet oltatlan személynél. Hát nem ez egy olyan nyom, amelyet érdemes lenne tovább vizsgálni?

Egy ilyen lendületet kihasználva az ACS ismét felcsengethetné a telefonközpontok vonalait az adománygyűjtő kampányok során, hogy elindítson egy pozitív kutatást az oltás és a rák előfordulása közötti lehetséges összefüggésről. Valahogy gyanítjuk, hogy az ACS nem fogja követni ezt a nyomot. Jól mutatna a Memorial Sloan Kettering Rákközpont impozáns bejárata felett kőbe vésve: „Soha nem láttam rákos esetet oltatlan személynél." Azonban nem valószínű, hogy a modern orvoslás főpapjai képesek lesznek feladni a négy parancsolat egyikét. Szükség lesz arra, hogy a felháborodott közvélemény nyomást gyakoroljon a modern rituálé feladására, amelynek során gyermekeinket Baálnak áldozzuk fel egy ötezer éves szertartás keretében, amelynek modern változatát „kötelező védőoltásnak" nevezik.

Abban az országban, ahol a szabadság zeng, vagy legalábbis zengenie kellene, még meglepőbb, hogy minden polgár kénytelen alávetni magát egy kötelező oltási rituálénak. Itt is egy olyan civilizációról beszélünk, amelyet jelenleg két csapás sújt: a rák és az AIDS csapása, ám a kötelező oltás semmiféle védelmet nem nyújt a minket fenyegető csapások ellen. Búcsút inthetünk a szamárköhögésnek, búcsút a diftériának, és üdvözölhetjük az AIDS-et.

Az orvosi monopólium kétségbeesetten keresi a járványok elleni „immunizálás" valamiféle módját, és kétségtelenül végül előáll majd valamiféle „vakcina" formájában, amely még rettenetesebb lesz, mint maga a betegség. A legkiválóbb orvosszakértőink kezdettől fogva büszkén tájékoztattak minket arról, hogy az AIDS gyógyíthatatlan, ami aligha az a hozzáállás, amelyet elvárunk azoktól, akik azt követelik, hogy fogadjuk el tévedhetetlenségüket minden, az orvostudománnyal kapcsolatos ügyben.

Egy másik jól ismert orvos, Dr. J. M. Peebles San Franciscóból, írt egy könyvet a vakcináról, amelyben azt mondja: „A vakcinázási gyakorlat, amelyet az orvosi szakma minden alkalommal a politikai összejátszás révén előtérbe tol, és amelyet az állam kötelezővé tett, nemcsak a felnövő generáció egészségének fő fenyegetésévé és legnagyobb veszélyévé vált, hanem egyúttal az amerikai állampolgárok személyes szabadságjogainak legfőbb megsértésévé is; a kötelező oltás, amely az emberi szervezet vörös véráramát brutálisan kivont nyirokkal mérgezi meg abban a furcsa tévhitben, hogy ez megelőzi a himlőt, az elmúlt század egyik legsötétebb foltja volt."

Dr. Peebles arra a tényre utal, hogy a tehénhimlő elleni oltás a felvilágosodás korszakának egyik legkülönösebb „találmánya vagy felfedezése" volt. Azonban, amint azt „*The Curse of* Canaan" (*Kánaán átka*) című írásomban rámutattam ([1]), a felvilágosodás kora csupán a Baál-kultusz és gyermekáldozási rituáléi legújabb programja volt, amely ilyen vagy olyan formában már mintegy ötezer éve kísér minket. E cél miatt az orvosi monopóliumot „A gyermekek megnyomorításáért felelős társaság" néven is ismerik.

Talán a legbeszédesebb megjegyzés Dr. Peebles kritikájában az a hivatkozás, amely a „brutálisan kivont nyirokra" vonatkozik. Lehet-e valami összefüggés e anyag injekciózása és egy eddig ismeretlen rákfajta, a nyirokcsomó-rák terjedése között?

Ez a rákfajta nemcsak a betegség egyik leggyakrabban előforduló változata, hanem az egyik legnehezebben kezelhető is, mivel gyorsan terjed az egész szervezetben. A nyirokcsomó-rák diagnózisa ma gyakorlatilag halálos ítéletet jelent.

Ha feltételezzük, hogy olyan orvosok, mint Dr. Snow és Dr. Peebles, nem létező veszélyeket hirdetnek, amikor az oltásról írnak, akkor csak meg kell néznünk az országszerte számos ügy bírósági

[1] Kiadja: Omnia Veritas Ltd.

jegyzőkönyveit. A Wyeth Laboratories volt a vádlott egy olyan ügyben, amelyben a kansasi Wichita-i esküdtszék nemrég 15 millió dollár kártérítést ítélt meg egy nyolc éves kislánynak. A kislány maradandó agykárosodást szenvedett, miután diftéria-szamárköhögés-tetanusz elleni oltást kapott. Michelle Graham három hónapos korában kapta meg az oltást, és súlyos agykárosodást szenvedett, amely tartósan mozgásképtelenné tette. Ügyvédei bebizonyították, hogy a károsodás kizárólag az oltásnak tulajdonítható, bár a Wyeth ügyvédei megpróbálták ezt tagadni.

A pénzügyi kilátások miatt az orvosok minden évben a gyermekek korábbi oltását követelik. Az Amerikai Gyermekgyógyászok Akadémiájának Oltási Bizottsága nemrég azt követelte, hogy a gyermekek influenzaoltásának korhatárát a korábbi huszonnégy hónapról tizennyolc hónapra csökkentsék. Egy új influenzaoltás-változatot népszerűsítenek, amelyet állítólag finn gyermekeken teszteltek.

A Science 1977. március 4-i számában megjelent cikkben Jonas és Darrell Salk arra figyelmeztetnek, hogy „az influenza vagy a gyermekbénulás elleni élővírus-oltások minden esetben kiválthatják azt a betegséget, amelyet megelőzni szándékoztak... a kanyaró és a mumpsz elleni élővírus olyan mellékhatásokat okozhat, mint az encephalitis (agykárosodás)."

Ha a vakcinák ilyen egyértelmű és közvetlen veszélyt jelentenek a gyermekekre, akiket kényszerítenek azok beadására, akkor meg kell vizsgálnunk azokat az erőket, amelyek ezt a beadást követelik. Az Egyesült Államokban a vakcinákat aktívan és szüntelenül népszerűsítik minden fertőző betegség elleni megoldásként olyan kormányzati ügynökségek, mint a georgiai Betegségellenőrzési Központ, a HEW, az USPHS, az FDA, az AMA és a WHO. Több mint érdekes, hogy a szövetségi ügynökségek ilyen szenvedélyes támogatói a kötelező oltásnak, és hogy ők is átlépik a „forgóajtót" azokba a nagy gyógyszeripari cégekbe, amelyek termékeit olyan szorgalmasan népszerűsítették a köz szolgálatában töltött éveik alatt. Ezek a szövetségi ügynökök fogalmazták meg azokat az eljárásokat, amelyek arra kényszerítették az államokat, hogy a gyógyászati monopólium ügyvédei által megfogalmazott kötelező oltási törvényeket fogadják el, hogy azok „az ország törvényévé" váljanak. A távoli múltban, amikor az amerikaiak jobban védték ma már eltűnőben lévő szabadságaikat, szórványos ellenállás volt tapasztalható az ellen, hogy egy diktatórikus központi kormányzat minden egyes gyermekre kényszeríteni akarta ezt a felháborító intézkedést az Egyesült Államokban. 1909-ben a Massachusetts-i Államszenátus benyújtotta a 8. számú törvényjavaslatot: „Törvény a kötelező oltás betiltásáról. 1. §. Törvénytelen, hogy bármely oktatási tanács, egészségügyi tanács vagy bármely, ebben az államban politikai szabályozás vagy egyéb okból eljáró közintézmény határozattal, rendelettel vagy bármilyen eljárással kényszerítse bármely gyermek vagy bármely életkorú személy oltását azáltal, hogy az oltást előfeltételként szabja meg bármely állami vagy magániskola látogatásához, akár tanulóként, akár tanárként."

Kétségtelen, hogy ezt a törvényt egy olyan orvos fogalmazta meg, aki jól ismerte az oltás veszélyeit. Még 1909-ben is elég erős volt az orvosi monopólium ahhoz, hogy eltemesse ezt a törvényjavaslatot. Soha nem terjesztették szavazásra. Azonban az a veszély, hogy akár egyetlen állami törvényhozás is meghiúsíthatja bűnös összeesküvésüket, arra késztette a Rockefeller-szindikátust, hogy egy olyan eszköz kidolgozására összpontosítson, amellyel az Egyesült Államok minden egyes állami törvényhozását ellenőrizni tudják. Ezt a chicagói Államkormányok Tanácsának létrehozásával érték el. Ukazáit rendszeresen megküldik minden állami törvényhozónak, és olyan teljes a totalitárius ellenőrzésük, hogy még egyetlen törvényhozás sem mulasztotta el követni a parancsaikat.

Edward Jenner (1796–1839) „felfedezte", hogy a tehénhimlő elleni oltóanyag állítólag védelmet nyújt az embereknek a 18. század csapása, a himlő ellen. Valójában a himlő már akkor is visszaszorulóban volt, és egyes szakértők úgy vélik, hogy számos tényező együttes hatására a század végére úgyis eltűnt volna. Miután a tehénhimlő elleni oltás széles körben elterjedt Angliában, kitört egy himlőjárvány, amely 22 081 ember életét követelte. A himlőjárványok évről évre súlyosbodtak, amíg az oltást alkalmazták. 1872-ben 44 480 ember halt meg a betegségben. Anglia végül 1948-ban betiltotta a vakcinát, annak ellenére, hogy az az ország egyik legszélesebb körben dicsért „hozzájárulása" volt a modern orvostudományhoz. Ez a lépés sok évnyi kötelező oltás után történt, amely időszak alatt azokat, akik nem voltak hajlandók alávetni magukat a vakcina veszélyeinek, börtönbe zárták.

Japán 1872-ben vezette be a kötelező oltást. 1892-ben 165 774 himlőeset volt az országban, amelyek 29 979 halálesetet okoztak.

Japánban még mindig érvényben van a kötelező oltás; azonban mivel ez egy katonailag megszállt ország, jelenlegi kormányát aligha lehet hibáztatni azért, hogy behódolt a Rockefeller-féle orvosi monopóliumnak.

Németország is bevezette a kötelező oltást. 1939-ben (a náci rezsim idején) a diftéria előfordulási aránya csillagászati mértékben, 150 000 esetre emelkedett. Norvégiában, ahol soha nem vezették be a kötelező oltást, ugyanebben az időszakban mindössze ötven esetet regisztráltak. A kötelező oltást alkalmazó államokban a gyermekbénulás 700%-kal nőtt. Az orvosi problémákról sokat idézett író, Morris Beale, aki évekig szerkesztette a *Capitol Hillről kiadott,* informatív kiadványát, *a Capsule News Digestet,* 1954 és 1960 között 30 000 dolláros állandó jutalmat ajánlott fel annak, aki bizonyítani tudja, hogy a polio elleni oltás nem gyilkos és nem csalás. Nem volt jelentkező.

Az orvostörténészek végül vonakodva arra a következtetésre jutottak, hogy az 1918-as nagy influenza-„járvány” kizárólag a vakcinák széles körű használatának volt tulajdonítható. Ez volt az első háború, amelyben a vakcinázás kötelező volt minden katonára nézve. A *Boston Herald* arról számolt be, hogy egy hónap alatt negyvenhét katona halt meg a vakcinázás következtében. Ennek eredményeként a katonai kórházak nem sebesült harci áldozatokkal, hanem a vakcina áldozataival teltek meg. A járványt „spanyolnáthának” nevezték, ami szándékosan félrevezető elnevezés volt, amelynek célja az eredet elrejtése volt. Ez az influenza-járvány húszmillió áldozatot követelt; azok maradtak életben, akik elutasították az oltást. Az utóbbi években az évente visszatérő influenza-járványokat „orosznáthának” nevezik. Valamilyen okból az oroszok soha nem tiltakoznak, talán azért, mert a Rockefellerek rendszeresen Moszkvába utaznak, hogy meghatározzák a párt vonalát.

Az oltás veszélyei már akkor is ismertek voltak. A *Plain Talk* magazin megjegyzi, hogy „a porosz–francia háború alatt minden német katonát beoltottak. Ennek eredményeként 53 288 egyébként egészséges férfi kapott himlőt. A halálozási arány magas volt.”

A ma „a nagy sertésinfluenza-mészárlásként” ismert esemény során Gerald Fordot, az Egyesült Államok elnökét kérték fel arra, hogy győzze meg a közvéleményt egy országos oltási kampányban való részvételről. A terv mögötti hajtóerő a nagy gyógyszergyártók számára jelentkező 135 millió dolláros váratlan nyereség volt. Rendelkeztek egy „sertésinfluenza” elleni vakcinával, amelyet a gyanakvó sertéstenyésztők nem voltak hajlandók megérinteni, attól tartva, hogy az tönkreteheti az állományukat. A gyártók eredetileg csak 80 millió dollárt akartak szerezni a sertéstenyésztőktől; miután ez az üzlet meghiúsult, egy másik piacra, az emberekre fordultak. A nemzeti sertésinfluenza-oltás kezdeményezése közvetlenül az atlantai (Georgia) Betegségellenőrző Központból indult. Talán véletlen egybeesés, hogy Jimmy Carter, a Trilaterális Bizottság tagja, éppen akkor tervezte elnöki kampányát Georgiában. A hivatalban lévő elnök, Gerald Ford, a hatalmas bürokrácia minden előnyét kihasználta, hogy segítsen neki a választási kampányában, míg a tehetetlen és alig ismert Jimmy Carter nem jelentett komoly fenyegetést a választásokon. Hirtelen Atlantából érkezett a Betegségellenőrző Központ terve egy országos „sertésinfluenza" elleni oltási kampányra. Az a tény, hogy az Egyesült Államokban egyetlen ismert eset sem volt ebből az influenzából, nem tántorította el az orvosi monopóliumot a tervétől. A sertéstenyésztőket sokkolták a vakcina néhány sertésen végzett bemutatói, amelyek összeestek és elpusztultak. El lehet képzelni a nagy gyógyszergyárak központjaiban zajló ideges megbeszéléseket, amíg egy okos fiatalember meg nem jegyezte: „Nos, ha a sertéstenyésztők nem injekciózzák be az állataikba, akkor az egyetlen másik piacunk az, hogy beadjuk az embereknek."

A Ford által szponzorált sertésinfluenza-kampány szinte korai halált halt, amikor egy lelkiismeretes köztisztviselő, Dr. Anthony Morris, aki korábban a HEW-nél dolgozott, majd az Élelmiszer- és Gyógyszerügyi Hivatal Vírusügyi Irodájának igazgatójaként tevékenykedett, kijelentette, hogy nem létezhet hiteles sertésinfluenza-vakcina, mert soha nem volt olyan sertésinfluenza-eset, amelyen tesztelhették volna. Dr. Morris ezután nyilvánosságra hozta kijelentését, miszerint „a sertésinfluenza-vakcinák egyetlen pillanatig sem voltak hatékonyak". Azonnal elbocsátották, de a kár már megtörtént.

A kármentés abból állt, hogy az a nagy humanitárius, Walter Cronkite, és az Egyesült Államok elnöke egyesítették erőiket, hogy a gyógyászati monopólium segítségére siessenek. Walter Cronkite meghívta Ford elnököt a hírműsorába, hogy sürgesse az amerikai népet, fogadja el a sertésinfluenza elleni oltást. A CBS akkor sem, később sem talált okot arra, hogy bármilyen elemzést vagy tudományos kritikát sugározzon a sertésinfluenza-vakcina kapcsán, amelyről kiderült, hogy számos mérgező anyagot tartalmaz, köztük idegen vírusfehérje-részecskéket, formaldehidet, csirke- és tojásembrió-maradványokat, szacharózt, timerosált (a mérgező higany származékát), poliszorbátot és mintegy nyolcvan egyéb anyagot.

Eközben a víruslaboratóriumokban, miután Dr. Anthony Morrist azonnal elbocsátották, egy speciális munkacsoportot siettettek a helyszínre, hogy kitakarítsák azt a négy helyiséget, amelyekben ő végezte tudományos kísérleteit. A laboratórium tele volt állatokkal, amelyek adatai igazolták az állításait, és amelyek körülbelül három évnyi folyamatos kutatást képviseltek. Az összes állatot azonnal elpusztították, és Morris feljegyzéseit elégették. Nem mentek el odáig, hogy sót szórjanak szét az egész területen, mert úgy vélték, hogy a munkájukat elvégezték.

1976. április 15-én a Kongresszus elfogadta a 94-266 számú közjogi törvényt, amely 135 millió dollárnyi adófizetői forrást biztosított egy országos sertésinfluenza-oltási kampány finanszírozására. A HEW feladata volt, hogy az oltás céljából országos szinten ingyenesen juttassa el a vakcinát az állami és helyi egészségügyi hatóságoknak. A biztosítótársaságok ekkor nyilvánosan figyelmeztették a gyógyszergyártókat, hogy nem vállalnak felelősséget a sertésinfluenza-oltás következményeiből adódó esetleges perekért, mivel nem végeztek olyan vizsgálatokat, amelyek előre jelezték volna a vakcina hatásait. A biztosítótársaságok megakadályozása érdekében a CBS arra kérte Gerald Fordot, hogy szenvedélyes felhívást intézzen 215 millió amerikaihoz, hogy mentsék meg magukat, amíg még van idő, és siessenek el a barátságos helyi egészségügyi hivatalba, hogy teljesen ingyen beoltassák magukat a sertésinfluenza ellen. Ez lehetett a CBS legszebb pillanata a „közszolgálat" terén elért kiemelkedő karrierje során.

Alig ért véget a sertésinfluenza-kampány, máris özönleni kezdtek a halálesetekről szóló jelentések. Néhány hónapon belül összesen 1,3 milliárd dollár értékű kártérítési igényt nyújtottak be azok az áldozatok, akik a sertésinfluenza-oltás következtében bénulást szenvedtek. Az orvosi hatóságok felkészültek a kihívásra; a „Guillain-Barré-szindróma" névvel ellátva az új járványt, azonnal a gyógyszeripari monopólium védelmére keltek. Azóta egyre több spekuláció lát napvilágot arról, hogy a Gerald Ford nyilvános biztosítékai után röviddel kezdődött AIDS-járvány csupán a sertésinfluenza-oltás vírusváltozata volt. És mi lett a nagy sertésinfluenza-mészárlás elkövetőjével, Gerald Ford elnökkel? Mivel logikusan őt lehetett hibáztatni a katasztrófáért, Fordnak el kellett viselnie a nyilvános kritika áradatát, ami természetesen választási vereségéhez vezetett (előzőleg kinevezték, amikor a nemzetközi gyógyszeripari műveletek ügynökei eltávolították Richard Nixont hivatalából). Az ismeretlen Jimmy Cartert, akit csak a Trilaterális Bizottság szupertitkos tagjai ismertek, a Gerald Ford ellen irányuló dühkitörés sodorta a hivatalba. Carter szinte ugyanolyan súlyos nemzeti katasztrófának bizonyult, mint a sertésinfluenza-járvány (, míg Gerald Ford visszavonult a politikából. Nemcsak elvesztette a választásokat, hanem arra is ítélték, hogy hátralévő éveit fáradtan fel-alá járkálva töltse a Palm Springs-i golfpálya forró homokos szakaszain.

Az éves ACS Tudományos Írók Szemináriumán Dr. Robert W. Simpson, a Rutgers Egyetemről, arra figyelmeztetett, hogy „az influenza, a kanyaró, a mumpsz és a gyermekbénulás elleni immunizációs programok valójában RNS-t juttathatnak az emberekbe, amely provírusokat képez, amelyek aztán látens sejtekké válnak az egész testben. Ezek aztán aktiválódhatnak, és különféle betegségeket okozhatnak, beleértve a lupuszt, a rákot, a reumát és az ízületi gyulladást."

Ez figyelemre méltó megerősítése volt annak a figyelmeztetésnek, amelyet több mint ötven évvel korábban Dr. Herbert Snow, a londoni orvos fogalmazott meg. Ő azt figyelte meg, hogy a vakcina hosszú távú hatásai, amelyek a szívben vagy a test más részeiben telepednek meg, végül a szív halálos károsodásához vezetnek. A vakcina időzített bombává válik a szervezetben, úgynevezett „lassú vírusokként" gennyesedik, amelyeknek tíz-harminc évbe is beletelhet, mire virulenssé válnak. Amikor eljön az idő, az áldozatot gyakran előzetes figyelmeztetés nélkül végzetes támadás éri, legyen az szívroham vagy más betegség.

A *Health Freedom News* 1986. július-augusztusi számában megjegyezte, hogy „a vakcina összefüggésbe hozható agykárosodással. 150 per folyik a DPT-vakcina gyártói ellen, 1,5 milliárd dollár kártérítést követelve."

Amikor a jelen író tinédzser volt Virginiában, minden nyár rémálommá vált a szorongó szülők számára, mivel a poliomyelitis, általában gyermekbénulásnak nevezett járványok söpörtek végig az országon. A nyár folyamán üvegről üvegre ittuk a jéghideg szódavizet, hogy leöblítsük délutáni édességünket, anélkül, hogy sejtettük volna, hogy ezzel előkészítjük szervezetünket a poliovírus szaporodására. A polio leghíresebb áldozata Franklin D. Roosevelt, New York kormányzója volt. 1931-ben, az éves poliojárvány idején Roosevelt hivatalosan támogatta az úgynevezett „immunszérumot", az 1950-es évek poliooltásainak elődjét. A kezdeményezést Dr. Lindsley R. Williams szponzorálta, aki a Kidder Peabody befektetési bank ügyvezető partnere veje volt. A Rockefeller és a Carnegie Alapítvány sürgette egy új orvosi intézmény, a New York-i Orvostudományi Akadémia felépítését. Mint gyakran előfordult, ők nem biztosították a forrásokat, hanem megtervezték a kampányt, amelynek keretében a közvéleményt arra ösztönözték, hogy több millió dollárt adományozzon az intézményre. Dr. Williamst ezután kinevezték az Akadémia igazgatójává, annak ellenére, hogy orvosi képességei New Yorkban nevetség tárgyát képezték. Williams ezt a posztot arra használta fel, hogy az Egyesült Államok szocializált orvoslásának apostola legyen, ami a Rockefeller Orvosi Monopólium által hevesen áhított cél volt, és amit végül sok évvel később, a Medicare program bevezetésével sikerült elérni. A valóságban, ahogy Dr. Emanuel

Josephson rámutatott, Williams a szocializált rendszer keretein belül az orvosi szakma politikai és kereskedelmi uralmát képviselte.

Roosevelt ezután bejelentette jelöltségét az Egyesült Államok elnöki posztjára, amelyre fizikai állapotát tekintve alkalmatlannak tűnt. Fogyatékossága miatt évek óta nem tudott állni vagy járni. Ügyeit kerekesszékből intézte. Hihetetlennek tűnt, hogy képes lenne országos kampányt folytatni az elnöki posztért. Ezeket a kétségeket eloszlatandó, Dr. Williams írt egy cikket, amelyet a *Collier's* magazinban, az akkori Egyesült Államok második legnagyobb magazinjában tettek közzé. Ebben a cikkben Dr. Williams igazolta, hogy Franklin D. Roosevelt kormányzó fizikailag és szellemileg is alkalmas az Egyesült Államok elnöki posztjára. Ezután terjedt el a hír, hogy a közelgő Roosevelt-kormányban kifejezetten Dr. Williams számára hoznak létre egy új miniszteri posztot, az egészségügyi miniszteri tisztséget.

A polio elleni „immunszérum" veszélyesnek és értéktelennek bizonyult, amikor Roosevelt támogatta. Az Egyesült Államok Közegészségügyi Szolgálatának Nemzeti Egészségügyi Intézete három éven át kísérletezett majmokon ezzel a szérummal. Az intézet kijelentette, hogy a szérummal kapcsolatos vizsgálatot Dr. Simon Flexner, az intézet vezetőjének ajánlására végezték. A szérumot ezután alkalmazták, és sok gyermek halt meg tőle. A New York-i egészségügyi biztos, Dr. Thomas Parran (akit később az Egyesült Államok főorvosává neveztek ki), aki kinevezését Dr. Williamsnek köszönhette, aki a Warm Springs Alapítványon keresztül ajánlotta őt Roosevelt kormányzónak, megtagadta a szérum érvényesítésére irányuló meghallgatások megtartását, míg Roosevelt továbbra is élvezte a „jótékonyság" gyümölcsét a Warm Springs Alapítványán keresztül, valamint a polio járványt ünneplő éves születésnapi bálján.

1948-ban Dr. Sandier, aki akkor táplálkozási szakértőként dolgozott az észak-karolinai Osteenben található amerikai Veteránügyi Hivatal kórházában, aggodalommal töltötte el, hogy a forró nyári hónapokban a gyermekek hatalmas mennyiségű, magas cukortartalmú italokat, cukorkákat és egyéb édességeket fogyasztottak, miközben évről évre járványos méreteket öltött a gyermekbénulás. Vizsgálatokat végzett, amelyek arra a következtetésre vezették, hogy a gyermekek cukorfogyasztása közvetlen összefüggésben áll a polio-járványok hevességével. Ezután sürgős figyelmeztetést adott ki a szülőknek, hogy a nyári hónapokban tiltsák meg a finomított cukortartalmú termékek, különösen a cukorkák, üdítőitalok és fagylaltok fogyasztását. Dr. Sandler kampányának eredményeként a polioesetek száma Észak-Karolinában egy év alatt 90%-kal csökkent, az 1948-as 2498-ról 1949-ben mindössze 229-re. Dr. Sandler figyelmeztető kampányának észak-karolinai nyári eladásokra gyakorolt hatása felkeltette az üdítőital-forgalmazók és az édességgyártók érdeklődését, akik a következő évben egy állami szintű promóciós kampányt indítottak, ingyenes kóstolókkal és egyéb akciókkal. 1950-re a polio-halálozások száma ismét a 1948-as szintre emelkedett. Mi történt Dr. Sandlerrel? Az észak-karolinai kiadványok áttekintése nem mutat további említést róla vagy programjáról.

Herbert M. Shelton 1938-ban a „Az emberi szenvedés kizsákmányolása" című könyvében azt írta, hogy „a vakcina genny – vagy fertőző, vagy hatástalan; ha hatástalan, nem fog behatni; ha fertőző, fertőzést okoz". Ez magyarázza, miért kell egyes gyermekeknek visszamenniük és második oltást kapniuk, mert az első nem „hatott" – nem volt elég mérgező, és nem fertőzte meg a testet. Shelton szerint az oltások alvási betegséget, gyermekbénulást, féloldali bénulást vagy tetanust okoznak.

Az Egyesült Államok közegészségügyi főtisztje, Leonard Scheele az 1955-ös éves AMA-kongresszuson rámutatott, hogy „egy vakcina tétel sem bizonyítható biztonságosnak, mielőtt beadják a gyermekeknek". James R. Shannon, a Nemzeti Egészségügyi Intézet munkatársa kijelentette, hogy „az egyetlen biztonságos vakcina az, amelyet soha nem használnak".

Az 1950-es években, Dr. Jonas Salk polio elleni vakcinájának megjelenésével az amerikai szülők megbizonyosodhattak arról, hogy a probléma megoldódott, és gyermekeik most már biztonságban vannak. A gyógyszergyártók ellen indított peres eljárások alig kaptak nyilvánosságot. A 3-as típusú Sabin-poliooltással kapcsolatos „David kontra Wyeth Labs" perben a bíróság a felperes, David javára döntött. A Lederle Lab ellen az Orimune oltással kapcsolatban indított pert 1962-ben 10 000 dollárban rendezték. A Parke-Davis Quadrigen nevű termékével kapcsolatos két ügyben a terméket hibásnak találták. 1962-ben a Parke-Davis leállította a Quadrigen gyártását. A magányos orvos, Dr. William Koch kijelentette, hogy „bármely szérum, vakcina vagy akár penicillin beadása is a polio előfordulásának nagyon jelentős, legalább 400%-os növekedését eredményezte."

A Betegségmegelőzési Központ a nagy sertésinfluenza-mészárlás után egy ideig háttérbe vonult, csak hogy aztán minden eddiginél hangosabban lépjen fel egy új, országos pánikkeltő programmal egy újabb járvány veszélyeiről, amelyet a philadelphiai Bellevue Stratford Hotelben történt kitörés után „legionárius-betegségnek" neveztek el. Úgy tűnik, ez a vírus a nagyvárosok néhány régebbi szállodájának légkondicionáló és fűtőrendszerében szaporodott el, valószínűleg azért, mert a szellőzőnyílásokat soha nem tisztították. Néhány elszigetelt esetben halált okozott a fertőzötteknek. Valamilyen okból ezek az áldozatok általában idős légiósok voltak, akik részt vettek egy ilyen szállodában tartott összejövetelen. Ahogy a régebbi szállodákat fokozatosan felváltották az új, modernebb motelek, a légiósok betegsége csendesen eltűnt, anélkül, hogy a Betegségellenőrző Központ újabb 135 millió dolláros üzletet tudott volna kötni a Rockefeller Orvosi Monopólium számára.

A polio elleni oltást mára az amerikai közvélemény életének természetes részévé fogadta, ami jelentős megnyugvást jelent számára az évenkénti, nyár elején zajló riogató kampány fokozatos eltűnése miatt... Az 1988. január 26-i *Washington Post* azonban egy cikket közölt, amely némi zavarba ejtő utólagos gondolatokat ébresztett. Egy Washingtonban tartott országos konferencián bejelentették, hogy 1979 óta minden polio-esetet a polio-oltás okozott. Idézzük: „Valójában az összes amerikai eset a vakcinából származik. Nem bizonyosodott be, hogy a természetesen előforduló (vagy vad típusú) poliovírus 1979 óta egyetlen polio-esetet is okozott volna az Egyesült Államokban." Éppen ennek a kellemetlen ténynek a szembesítésére hívta össze az Orvostudományi Intézet az Egyesült Államok Közegészségügyi Szolgálatának megbízásából egy bizottságot Washingtonban, hogy felülvizsgálja a polio-vakcina jelenlegi használatát. Talán azt hitte, hogy a bizottság a vakcina használatának megszüntetése mellett fog szavazni? Ez lenne a logikus következtetés. Sajnos a logika nem játszik szerepet az ilyen megfontolásokban. A *Post* arról számolt be, hogy „radikális változás nem várható. A status quo nagyon vonzó" – mondta a konferencia elnöke, Dr. Frederick Robbins, a clevelandi Case Western Reserve Egyetemről.

Ez a történet több kérdést vet fel, mint amennyit megválaszol. Ráadásul rávilágít az orvosi gondolkodásmód és a laikusok gondolkodásmódja közötti hatalmas szakadékra. Egy laikus így fogalmazna: „Ha az Egyesült Államokban 1979 óta előfordult összes gyermekbénulás-esetet a gyermekbénulás elleni oltóanyag okozta, akkor nem lenne ez elég ok a beoltás megszüntetésére?" Az ilyen érvelést a túlképzett szakembereink mindig „leegyszerűsítőnek" nevezik. Végül is gondolni kell a nemzetgazdaságra, valamint a gyógyszergyártókra, akik felkészültek egy már eltűnt járvány elleni vakcina folyamatos gyártására. Gondoljunk csak a munkanélküliségre és a Drug Trust részvényeseinek osztalékcsökkenésére. Végül is jövedelmük nagy részét „jótékonysági célokra" fordítják. Ha nem látja ennek az érvelésnek a logikáját, soha nem fog munkát kapni az Egyesült Államok Közegészségügyi Szolgálatánál.

5. FEJEZET

FLUORIDÁLÁS

Dr. Robert Mendelsohn listáján a modern Orvostudományi Egyház négy szent vizéről a második tétel a nemzeti ivóvíz fluoridálása. Bár Dr. Mendelsohn ezt is elveti, mint „kérdéses értékűt", kevesen merik megkérdőjelezni. Azt mondják nekünk, hogy ez kimondhatatlan előnyökkel jár a felnövő generáció számára, garantálva számukra a fogszuvasodástól való örökös mentességet és a fogászati beavatkozások szükségességének megszűnését. Meglepő módon a nemzeti fluoridálási kampányt a fogorvosi szakma lelkesen támogatja, annak ellenére, hogy várható lenne, hogy ez a tevékenységük végét jelenti. Itt is azok, akik ismerik a helyzetet, jól tudják, hogy a fluoridálási program messze nem fenyegeti a fogorvosok megélhetését, sőt, a jövőben rengeteg munkát biztosít számukra.

A fluoridálás fő forrása egy mérgező vegyi anyag, a nátrium-fluorid, amely régóta a patkányméreg fő összetevője. Hogy ennek a vegyületnek az ivóvízbe való hozzáadása is része-e a patkányirtási programnak, azt soha nem vitatták meg nyilvánosan. Az EPA közzétette legfrissebb becslését, miszerint jelenleg 38 millió amerikai iszik nem biztonságos vizet, amely veszélyes mennyiségű klórt, ólmot és egyéb mérgező anyagokat tartalmaz. A fluorid nem szerepel a mérgező anyagok listáján. Az EPA, más kormányzati ügynökségekhez hasonlóan, gondosan tartózkodott attól, hogy vagy a fluoridálás hatásait vizsgálja a közvízben, vagy belenyúljon a Rockefeller-monopólium területére, amely elindította a nemzeti fluoridálási kampányt.

Az alumíniumgyártás mellékterméke, a nátrium-fluorid, régóta problémát jelentett. A patkányméregként való korlátozott felhasználásán kívül más népszerű felhasználási területeit rendkívül mérgező természete korlátozta. Az alumínium -gyártó vállalatok számára is nagyon drága volt az ártalmatlanítása, mivel tartósan megmarad (nem bomlik le – ráadásul felhalmozódik a szervezetben, így minden nap, amikor megiszol egy pohár vizet, egy kicsit növeled a nátrium-fluorid-tartalékaidat). Ezért meglepő, hogy a történelmi feljegyzések szerint az ország ivóvízének fluoridálásának fő támogatója és előmozdítója az Egyesült Államok Közegészségügyi Szolgálata volt. És ezzel kapcsolatban van egy történet.

Emlékezzünk vissza az 1950-es évek izgalmas napjaira, amikor a közegészségügyi tisztviselőket rendszeresen Washingtonból küldték ki olyan találkozókra, ahol a közösségek aggódva vitatták a víz fluoridálásának előnyeit és hátrányait. Kivétel nélkül ezek a köztisztviselők nemcsak megnyugtatták az aggódó polgárokat, hanem kifejezetten követelték, hogy a közösségek fluoridálják az akkori ivóvizet. Bár egyértelműen támogatták a vízellátás fluoridálását, ezek közül a közegészségügyi tisztviselők közül egy sem végzett soha semmilyen vizsgálatot a fluoridált vízzel kapcsolatban, sem kísérleteket annak lehetséges előnyeiről vagy veszélyeiről. Mégis, az Egyesült Államok-szerte tartott találkozók során felálltak, és ünnepélyesen garantálták, hogy nincsenek veszélyek, nincsenek mellékhatások, csak pozitív előnyök a tizenkét év alatti gyermekek számára. A fluoridálás – még a leglelkesebb támogatói szerint is – nem jár előnyökkel a tizenkét évnél idősebbek számára. Soha nem hoztak fel ésszerű indokot arra, hogy miért kellene az összes vízellátást fluoridálni a lakosság kisebbségének javára. Tudták ezek a közszolgák, mit csinálnak? Természetesen nem. A bürokrácia hagyományait követték, amely a gyógyászati monopóliumtól kapja a parancsait. Hogyan kapták ezeket a parancsokat? Ez is érdekes történet.[2]

Az egész fluoridálási kampány ideje alatt az Egyesült Államok Közegészségügyi Szolgálatának vezetője egy bizonyos Oscar Ewing volt. A Harvard Jogi Karán végzett Ewing az első világháború alatt repülőgép-vállalkozó volt. Ezután csatlakozott a befolyásos Sherman, Hughes és Dwight ügyvédi irodához, egy tekintélyes Wall Street-i céghez. A „Hughes" nem más volt, mint Charles Evans Hughes, az Egyesült Államok legutóbbi elnökjelöltje. Hughes elvesztette a választási kampányt Woodrow Wilson ellen, mert Wilson azzal kampányolt, hogy „ő tartott minket távol a háborútól". Amint biztonságosan újraválasztották, Wilson hadat üzent. Hughes később a Legfelsőbb Bíróság elnöke lett. Az iroda neve ekkor Ewing és Hughes lett.

[2] Az Egyesült Államok Közegészségügyi Szolgálata továbbra is (az adófizetők költségére) propagandát folytat a fluoridálás kiterjesztése érdekében. A Washington Post 1988. április 20-án megjegyezte, hogy „a Közegészségügyi Szolgálat becslései szerint a víz fluoridálásával évente 2 milliárd dollárt takarítanak meg". Közegészségügyi Szolgálatunk nem hajlandó statisztikai alátámasztást adni erre az állításra. A Közegészségügyi Szolgálat tisztviselői azt sugallják, hogy az alumíniumgyártók évente 2 milliárd dollárt takarítanak meg a víz fluoridálásával?

A második világháború végén Ewing kinevezte magát a Igazságügyi Minisztérium különleges ügyészévé; a kinevezés kizárólag a Rockefeller-monopólium elleni két büntetőeljárás lefolytatására szolgált, a kormány két rádiós műsorkészítő, William Dudley Pelley és Robert Best ellen indított ügyeire. Mindkét író, az America First hosszú ideje aktív tagja, kampányolt azért, hogy az Egyesült Államok kimaradjon abból a háborúból, amelyről kiderült, hogy nagyon jövedelmező. Most meg kellett büntetni őket azért, mert fenyegetést jelentettek a monopóliumok számára.

Ewing mindkettőjüket elítéltette és börtönbe juttatta. E szolgálatáért kinevezték a Demokrata Nemzeti Bizottság elnökévé. A következő évben, 1946-ban, Truman elnök kinevezte a Szövetségi Biztonsági Ügynökség vezetőjévé. Ebben a minőségében névlegesen ő felügyelte egy másik rádiós műsorvezetőt, Ezra Poundot, akit politikai fogolyként tartottak fogva a St. Elizabeth's Kórházban, egy szövetségi elmegyógyintézetben, amely szintén a Szövetségi Biztonsági Ügynökség hálózatának része volt. Poundot több mint tizenhárom évig tartották fogva tárgyalás nélkül. Jóval Ewing távozása után a kormány ejtette az összes vádat Pound ellen, és szabadon engedték.

Ewinget azonban nem csupán Ezra Pound ellen indított büntetőeljárás lefolytatása érdekében nevezték ki a Szövetségi Biztonsági Ügynökség vezetőjévé. Ennél komolyabb célok is a háttérben álltak. Miller képviselő azzal vádolta Ewinget, hogy 750 000 dolláros díjazást kapott azért, hogy feladja jövedelmező wall street-i ügyvédi praxisát, és átvegye a Szövetségi Biztonsági Ügynökség vezetését. Ezt a díjat a Rockefeller-érdekcsoportok fizették ki. A cél egy országos fluoridálási kampány végrehajtása volt. Ewinget azért nevezték ki a Szövetségi Biztonsági Ügynökség élére, mert ez a pozíció -en keresztül Washington leghatalmasabb bürokratájává tette. Ez az ügynökség magában foglalta az Egyesült Államok Közegészségügyi Szolgálatát, a Társadalombiztosítási Hivatalt és az Oktatási Hivatalt. Az FSA vezetőjeként ő felelt a hatalmas háború utáni kormányzati kiadási programokért, a szövetségi egészségügyi, oktatási és szociális programokért. Ebből a pozícióból Ewing az Egyesült Államok polgárai feletti nagyobb kormányzati ellenőrzésért kampányolt. Különösen fontosnak tartotta az orvosi oktatás feletti ellenőrzés növelését, ami 1898 óta a Rockefeller-érdekek egyik fő célja volt. 1948. február 17-én Ewing nyilvánosan kormányzati támogatásokat kért orvosi ösztöndíjakra, és követelte, hogy az orvosi egyetemeket kormányzati támogatásokból működtessék, az ezzel elkerülhetetlenül járó ellenőrzéssel együtt. 1948. március 30-án Ewing elnökölt egy Gyermekkonferencián, amelynek célja az volt, hogy összehangolja az ország fiataljaival foglalkozó összes szövetségi ügynökséget. Emellett a rák elleni kampány országos vezetője is lett, ami hosszú távú kapcsolatának a Drug Trusttal volt köszönhető – a One Wall Street-i irodájából a hatalmas Merck Drug Company titkára volt.

Ewing egyik első lépése a Közegészségügyi Szolgálat élén az volt, hogy elbocsátotta a régóta hivatalban lévő főorvost, Thomas Parrant, és helyére egy Ewing-barátot, a Nemzeti Rákkutató Intézetből származó Dr. Leonard Scheele-t nevezte ki. 1948-ban Ewing csatlakozott az Amerikai Rák Társasághoz egy nemzeti rákellenes kampányban, amely nyílt kísérlet volt arra, hogy rákényszerítsék a Kongresszust, hogy többet költsön különböző rákellenes pazarlásokra, mint az akkori szerény, évi tizennégy és fél millió dolláros kiadás. 1948. május 1-jén Ewing összehívta a Nemzeti Egészségügyi Kongresszust Washingtonban, amelyen mintegy 800 küldött vett részt. A kongresszus túlnyomó többséggel elfogadta Ewing kérését, hogy az Egyesült Államok csatlakozzon az ENSZ Egészségügyi Világszervezetéhez. Ewing emellett erőteljesen kampányolt a nemzeti egészségbiztosítás, vagyis a szocializált orvoslás mellett, de washingtoni hatalmának ellenére sem tudta legyőzni Morris Fishbein és az Amerikai Orvosszövetség folyamatos ellenállását. Ezután kiadott egy hivatalos jelentést a Szövetségi Biztonsági Ügynökségtől, „The Nation's Health" (A nemzet egészsége) címmel, egy 186 oldalas jelentést, amely egy tízéves gyorsprogramot szorgalmazott az Egyesült Államokban a szocializált orvoslás megvalósítására. Politikai hatalmának csúcspontjára akkor ért, amikor Harry Truman 1948-as sikeres elnöki választási kampányát irányította (Truman korábban Franklin D. Roosevelt furcsa halála után lett a trónörökös (lásd Dr. Emanuel Josephson azonos című könyvét). Ewing már egyedül is elérte, hogy Trumant jelöljék alelnökjelöltnek az 1944-es chicagói konvención – azt lehet mondani, hogy ő juttatta Trumant a Fehér Házba, ugyanúgy, ahogy Bobst később Richard Nixont. Truman 1948-as megválasztása garantálta Ewingnek, hogy Washingtonban bármit megkaphat, amit csak akar. Amit akart, és amiért fizették, hogy megvalósítsa, az az ivóvíz országos fluoridálása volt.

Oscar Ewing neve ma már teljesen ismeretlen az amerikaiak számára.

Nem hagyott hátra emlékművet, mert ő volt a 20. század megtestesítője a könyörtelen, elkötelezett szovjet stílusú bürokratának, aki csak a gazdáinak tartozott felelősséggel, és megvetette azokat az arctalan tömegeket, akik felett diktatórikus hatalmat gyakorolt. Abszolút ellenőrzést gyakorolt a Roosevelt által Washingtonban felépített új szocialista bürokrácia legfontosabb elemei felett, és előkészítette ezeket a hivatalokat a kabinetbe való felvételre. Számos bürokratikus megbízatása közül talán egyik sem volt olyan közvetlen hatással az összes amerikaira, mint a vízellátás fluoridálása.

Miller képviselő kijelentette: „A víz fluoridálásának fő támogatója az Egyesült Államok Közegészségügyi Szolgálata. Ez Ewing úr Szövetségi Biztonsági Ügynökségének része. Ewing úr az Aluminum Company of America egyik jól fizetett ügyvédje." Aligha volt véletlen, hogy Washington, D.C., ahol Oscar Ewing volt a király, az első nagy amerikai városok egyike volt, amely fluoridálta a vízellátását. Ugyanakkor Ewing csatlósai titokban figyelmeztették a washingtoni kongresszusi képviselőket és más politikusokat, hogy legyenek óvatosak a fluoridált víz fogyasztásával. Ekkor megjelentek a hegyi forrásokból származó palackozott vízkészletek a Capitol Hill minden irodájában; ezeket azóta is folyamatosan fenntartják, az adófizetők költségére. Volt egy szenátor, aki odáig ment, hogy egy kis palack forrásvizet vitt magával, amikor Washington legdivatosabb éttermeiben vacsorázott, és biztosította vacsoratársait, hogy „Egy csepp fluoridált víz sem fogja átlépni az ajkaimat." Ilyenek a nemzetünk őrzői.

Még a kormány által hozzáadott klór és fluor nélkül is a víz önmagában komoly veszélyt jelenthet az egészségre. Az amerikai úttörők gyakran szenvedtek egy olyan betegségben, amelyet „tejbetegségnek" neveztek, és amely úgy tűnik, a vízükből származott. Dr. N. M. Walker arra figyelmeztet, hogy egy átlagos, hetven éves élettartam alatt a szervezet körülbelül 4500 gallon vizet fogyaszt, amely mintegy 300 font mészt tartalmaz. Ez a mészbevitele fokozatosan csontosítja a csontvázat. 1845-ben egy angol orvos figyelmeztetett a természetes vagy forrásvíz fogyasztásából származó csontosodás veszélyére.

Amikor Miller képviselő a kongresszusban arról számolt be, hogy Oscar Ewing azért támogatja a fluoridálást, mert korábban az Aluminum Company of America (ALCOA) ügyvédje volt, és 750 000 dolláros „tiszteletdíjat" fogadott el azért, hogy rábeszéljék erre a „közszolgálati" programra, azt gondolhatnánk, hogy Ewing motivációinak nyilvános leleplezése megszégyenítette volna őt, és talán arra késztette volna, hogy félreálljon, és másra bízza az amerikai népnek a fluoridálás ráerőltetésére irányuló amerikai közegészségügyi szolgálat kampányát. Ez azonban alábecsülné a 20. századi bürokraták arroganciáját és önbizalmát. Ewing figyelmen kívül hagyta Miller képviselő megjegyzéseit, és megkétszerezte az amerikai közegészségügyi szolgálat nyomását a fluoridálás bevezetése érdekében. Alárendeltjei készségesen támogatták, mert az Egyesült

Államok Közegészségügyi Szolgálata soha nem állt a köz szolgálatában. Éppen ellenkezőleg, tisztviselői mindig a Gyógyszeripari Tröszt rendelkezésére álltak, előmozdítva az Orvosi Monopólium legújabb divatirányzatait, és fenntartva azokat a közszolgálati eszményeket, amelyek révén oly sok gyönyörű birtokot vásároltak a divatos Leesburg külvárosi területén azok számára, akik a megfelelő időben a megfelelő helyen voltak. A politikai hatalom pénzre válik; pénz azok számára, akik politikai céljaikat eladásra használják.

Miután felügyelte a nátrium-fluorid-berendezések telepítését az ország legtöbb nagyvárosában – ami iránt a Chase Manhattan Bank kiemelt érdeklődést tanúsított –, Oscar Ewing 1953-ban visszavonult Chapel Hillbe, Észak-Karolinába. Itt saját kezűleg foglalkozott egy 7800 hektáros irodakomplexum építésével a Research Triangle Corporation (a háromszög a szabadkőművesség egyik kulcsfontosságú szimbóluma) név alatt. Ezeket az irodákat azonnal bérbe adták különböző szövetségi és állami ügynökségeknek, amelyek közül sokkal – nem meglepő módon – korábban már üzleti kapcsolatban állt, amikor még Washingtonban a főnökük volt. A Demokrata Nemzeti Bizottság egykori vezetőjének általában nincs nehézsége irodaterületet bérbe adni kormányzati ügynökségeknek.

Ewing egykori ügyvédtársa, Charles Evans Hughes, Jr. az Egyesült Államok főügyésze lett, miközben apja még mindig a Legfelsőbb Bíróság elnöke volt. Később a New York Life Insurance Co. igazgatója lett, egy J. P. Morgan által irányított cégé, amelynek irodája a One Wall Streeten volt. Ez Oscar Ewing egykori üzleti címe is volt.

A fluoridok régóta szennyezésforrást jelentenek az Egyesült Államokban. Ebből a vegyi anyagból nagy mennyiséget állítanak elő a nagy vegyipari cégek, az American Agricultural Products Corporation és a Hooker Chemical is. A Hooker Chemical a Rockefeller-hálózat részévé vált, amikor Blanchette Hooker John D. Rockefeller III-hoz ment feleségül, és így a Rockefeller-család tagja lett. Az American Agricultural floridai üzeme hatalmas mennyiségű fluorid-hulladékot termel a foszfátkőből készült műtrágya előállításakor.

A fluoridhulladék egy részét korábban peszticidekben használták, amíg a Mezőgazdasági Minisztérium nem tiltotta be azok használatát, mert túl veszélyesek voltak a lakosságra nézve. A hulladékot ezután az óceánba öntötték, annak ellenére, hogy a Mezőgazdasági Minisztérium kifejezetten tiltotta ezt. A Hooker Chemicalt a legtöbb amerikai a Love Canalban talált, életveszélyes vegyi hulladékokról ismeri.

A Nemzeti Tudományos Akadémia tanulmányai szerint az olyan amerikai iparágak, mint a Hooker Chemical, évente 100 000 tonna fluoridot juttatnak a légkörbe; további 500 000 tonna fluoridot vezetnek be évente az ország vízellátásába (ez az ivóvíz „kezeléséhez" használt fluoridmennyiség mellett). Ez a tudományos jelentés tovább elemzi ezeknek a fluoridoknak az emberi szervezetre gyakorolt hatásait. A legveszélyesebb hatása az, hogy lelassítja az immunrendszer létfontosságú DNS- -javító enzimaktivitását. A fluoridoknak már olyan alacsony koncentrációban is van ilyen hatása, mint egy rész per millió, ami az amerikai Közegészségügyi Szolgálat által az ivóvízre megállapított standard adag. Ezen a koncentráción a fluoridokról kimutatták, hogy súlyos kromoszómális károsodást okoznak. Laboratóriumi kísérletek kimutatták, hogy a lelkiismeretes közszolgáink által ajánlott egymillió részecske is normális sejteket rákos sejtekké alakít. Az Amerikai Tudományos Akadémia 1963-as tanulmányai kimutatták, hogy ezek a „alacsony" fluoridszintek a kísérleti laboratóriumi állatoknál a melanocitás daganatok számának jelentős növekedését eredményezték, 12%-ról 100%-ra. Ezenkívül zavart okoztak a szervezet fontos neurotranszmittereinek termelésében, és csökkentették azok szintjét az agyban. Ezeknek a neurotranszmittereknek létfontosságú funkciója a rohamok elleni védelem, így a vízben található fluoridok miatt megnő a stroke és az agykárosodás kockázata. A laboratóriumi vizsgálatok során észlelt enyhébb fluoridhatások a hirtelen hangulatváltozások, súlyos fejfájás, hányinger, hallucinációk, szabálytalan légzés, éjszakai izomrángások, a magzat károsodása és különböző rákfajták.

A kormány kifogásait ezekkel a laboratóriumi eredményekkel szemben a tipikus bürokrata, Dr. Frank J. Rauscher, a Nemzeti Rákkutató Intézet igazgatója fogalmazta meg, amikor azt állította, hogy „a Nemzeti Rákprogramon belüli és kívüli tudósok ismét megállapították, hogy az ivóvíz fluoridálása nem járul hozzá az emberek rákos megbetegedéseinek számához". Ezt az állítást, amelyre semmilyen tudományos bizonyítékot nem hozott fel, élesen vitatták a fluoridálás körüli viták régóta foglalkozó kutatói, Dr. John Yiamouyiannis, Dean Burk és más tudósok. A „Fluoride: The Aging Factor" (Fluorid: az öregedés tényezője) című, tekintélyes művében, amelyet egyetlen tudományos tanulmány sem cáfolt meg, Dr. Yiamouyiannis megállapítja, hogy évente harmincezer-ötvenezer haláleset vezethető közvetlenül a fluoridálásra vissza, ezek közül tízezer-húszezer a fluorid által kiváltott rákos megbetegedések következménye.

Bár egyes közösségek azóta visszavonták a közvízellátás fluoridálására vonatkozó megállapodásaikat, a nemzeti kampány változatlanul folytatódik. Egyetlen kormánytisztviselő sem ismerte el soha, hogy veszélyek társulhatnak az Ewing-féle megvesztegetéshez, amely az ország ivóvízének fluoridálásához vezetett. Nyugat-Németország 1971. november 18-án betiltotta a fluoridálást, ami meglepő volt, mivel ez egy katonailag megszállt ország, amelyet a szigorúan titkos German Marshall Fund és a John J. McCloy Alapítvány irányít. Nyilvánvalóan már nem tudták tovább elhallgattatni azokat a német tudósokat, akik bebizonyították, hogy a fluoridálás halálos veszélyt jelent a lakosságra. Svédország Nyugat-Németországot követve betiltotta a fluoridálást, Hollandia pedig 1973. június 22-én a legfelsőbb bíróság rendelete alapján hivatalosan is betiltotta.

Érdekes megvizsgálni azt a folyamatot, amelynek eredményeként a kormányzati bürokraták a közvíz fluoridálására ajánlott adagot, azaz egymillió részecske/millió részecske arányt határozták meg.

Kiterjedt tanulmányokat kellett végezni, és neves tudósoknak évekig tartó megfontolásokat kellett lefolytatniuk, mielőtt végül megállapították, hogy ez a helyes adag. Valójában soha nem végeztek ilyen tanulmányokat. Úgy tűnik, az egymillió részecske/millió arányt önkényesen választották ki. Ismert volt, hogy a tíz részecske/millió arány túl erős; miután több éven át alkalmazták az egymillió részecske/millió adagot, a kormányzati bürokraták rájöttek, hogy szörnyű hibát követtek el. Az adag legalább kétszer olyan erős volt, mint kellett volna. Az idősek körében a vese- és szívbetegségek miatti halálozási arány folyamatosan emelkedni kezdett azokban a városokban, amelyek elsőként kezdték el fluoridálni a vizüket. Egy kritikus úgy véli, hogy ez szándékos döntés volt, a társadalombiztosítási kifizetések problémájának „végső megoldása". Amikor a tudósok rájöttek, hogy az egymillió részecske/millió adag fluoridálás a normális sejteket rákos sejtekké alakítja, a fluoridálási programot azonnal le kellett volna állítani. A kormányzati szervek rájöttek, hogy ha ezt megtennék, azzal utat nyitnának több ezer, a kormány ellen indított pernek.

Ezért az idősebb generációnk titkos mérgezése továbbra is folytatódik. Maga Oscar Ewing is, amikor több adag közül választhatott, a legmagasabb 10 ppm-től a legalacsonyabb 0,5 ppm-ig, azt hitte, biztonságban van, ha az alacsonyabb tartományból választ adagot. Kiderült, hogy tévedett. Az orvosi monopólium – talán azért, mert profitál az idősek körében a fluoridált víz fogyasztása miatt folyamatosan növekvő halálozásokból – nem hajlandó engedni ebben a kérdésben. A fluoridálás továbbra is a modern orvostudomány egyházának négy szent vize közé tartozik.

Ewing és csatlósai tisztában voltak azokkal a szovjet kutatásokkal is, amelyek kimutatták, hogy a fluoridok rendkívül fontos szerepet játszanak a lakosság engedelmes, birkaszerű alávetettségének kialakításában. Közismert volt, hogy a fajtatiszta bikatenyésztők évek óta fluoridadagokat alkalmaztak a nehezebben kezelhető bikák megnyugtatására, így azok kezelése sokkal biztonságosabbá vált. A Szovjetunió 1940 óta tartotta fenn koncentrációs táborainak működését azzal, hogy egyre nagyobb adagokban adagolt fluoridokat a hatalmas birodalmában, a Gulag-szigetcsoportban, a világ legnagyobb koncentrációs táborhálózatában fogva tartott raboknak, ami Washington minden bürokratájának irigységét kiváltotta. Az amerikai totalitáriusok, akik minden tekintetben hasonlítanak szovjet társaikra, szintén azt akarják, hogy minden ellentmondást elfojtsanak, minden ellenállást felszámoljanak, és hogy a rabszolgasorban élő lakosság egyre növekvő összegű adót fizessen, miközben nincs beleszólása a saját kormányába. A fluoridálási kampány fontos lépés volt e cél felé. Lehet, hogy még kiderül, hogy ez volt a döntő lépés Amerika teljes szovjetizálásában. Tudjuk, hogy az elmúlt években az amerikai népet furcsa passzivitás jellemezte, figyelmen kívül hagyva minden új sérelmet, amelyet a falánk szövetségi ügynökök okoztak nekik, akik hordákban özönlöttek magánterületükre, használni sem szükséges automata fegyverekkel hadonászva, az ijedt áldozatokat karámokba terelve, és olyan módon megalázva őket, amilyet egyetlen amerikai sem gondolt volna, hogy valaha látni fog. Ez a passzivitás és a hatóságokkal szembeni ellenállás hiánya csupán a fluoridálási kampány első eredménye. Ez a központi idegrendszerre gyakorolt kezdeti hatása. Sajnos a vesékre gyakorolt további halálos hatások, a szívre és más szervekre gyakorolt kumulatív hatás, valamint az új és gyorsan terjedő rákos megbetegedések széles körű elterjedése még hátravan. Ennek a nagyra becsült célnak a gyorsabb elérésére az amerikai gyermekeknek nemcsak fluoridált vizet adnak, hanem azt is megmondják nekik, hogy naponta legalább háromszor mossanak fogat erősen fluoridált fogkrémmel, amely 7 százalék nátrium-fluoridot tartalmaz. Tanulmányok kimutatták, hogy a gyermekek minden fogmosáskor rendszerint a megoldás körülbelül 10 százalékát nyelik le, így napi adagjuk a fogkrémben lévő 7 százalékos oldat 30 százaléka.

Kétségtelen, hogy ez felgyorsítja a szovjet cél elérését. Ennek a felháborító gyakorlatnak a leküzdésére egy vállalkozó hamarosan forgalomba hoz egy fluoridmentes fogkrémet, amely a Morgan's Guaranty Toothpaste nevet viseli majd – „Bízhat a garanciánkban, hogy ez a fogkrém nem tartalmaz káros fluoridokat."

Ennek az anyagnak a nagy része az Aluminum Company of America-tól származik, egy évi 5 milliárd dolláros vállalattól. Jelenlegi elnöke Charles W. Parry, az állítólag „jobboldali” agytröszt, az American Enterprise Institute igazgatója, amelynek Jeane Kirkpatrick a leginkább hangoztatott tagja és fő dísze. Az ALCOA korábbi elnöke és jelenlegi igazgatója, William H. Krome George, aktív igazgatója a jól ismert United States USSR Trade and Economic Council-nek, amelynek célja a Szovjetunió megmentése a gazdasági feledésből.

George emellett számos vezető védelmi vállalat, például a TRW, a Todd Shipyards, az International Paper, valamint a Norfolk and Southern Railway igazgatótanácsának tagja. Az ALCOA elnöke William B. Renner, aki a Shell Oil Company igazgatótanácsának tagja, egy olyan vállalaté, amelyet jelenleg a Rothschild-érdekek irányítanak. Az ALCOA további igazgatói között található William R. Cook, az Union Pacific Railroad elnöke, amely a Harriman-vagyon alapját képezi; Alan Greenspan, a Federal Reserve Board of Governors jelenlegi elnöke, akinek a hivatalba lépése után néhány nappal végrehajtott kamatemelése előidézte a Fekete Hétfőt, az amerikai történelem legsúlyosabb tőzsdei összeomlását. Greenspan neve a legtöbb amerikai számára nem ismerős, pedig annak kellene lennie; ő volt a társadalombiztosítási különbizottság elnöke, amely minden dolgozó amerikai után a forrásadó összegének borzalmas emelését csikarta ki. Greenspan azért tudta ezt megtenni, mert jól fizetett Wall Street-i „tanácsadó” volt, ami azt jelentette, hogy úgy tudta manipulálni a számokat, hogy bármilyen eredményt előállítson, amit a Rockefeller-monopólium kívánt. Hamis kampányt folytatott, hogy meggyőzze az amerikai népet arról, hogy a társadalombiztosítási program csődbe ment, holott valójában 22 milliárd dollár tartalékkal rendelkezett, plusz 25 milliárd dollárral, amelyet a Kongresszus közvetlenül a rendszerből vett fel kölcsön, és amely behajtható eszköz volt. Greenspan a társadalombiztosítási járulék – ami nem más, mint adó – hatalmas emelésére irányuló követelését is az inflációs ráta várható 9,6%-os emelkedésére alapozta, holott valójában az emelkedés csupán 3,5% volt. A riadt közvéleményt, akit Reagan elnök abszurd állításai ijesztettek meg, miszerint a társadalombiztosítási rendszer fő kedvezményezettjei a tétlen gazdagok, becsapták, és így lemondtak az adóemelés elleni tiltakozásukról. Azonban az akkor rendelkezésre álló tényleges adatok azt mutatták, hogy az idősek csupán 3%-ának volt 50 000 dollár feletti éves jövedelme, ami önmagában aligha volt hatalmas összeg az infláció idején, amely inflációt nagyrészt a kormány fiskális politikája okozta. Greenspan volt a főszereplője az 1983-as nagy társadalombiztosítási „válságnak”, ügyesen kihasználva azt a propagandaáradatot, miszerint a társadalombiztosítási rendszer gyorsan csődbe fog menni. Első megállapítása az volt, hogy a társadalombiztosítási alapok 1990-re 150–200 milliárd dolláros hiányt fognak felhalmozni; ugyanakkor jól fizető vállalati ügyfeleinek azt mondta, hogy ez az összeg csupán ennek a harmada lesz. A végső emelés pontosan az volt, amit ügyfeleinek mondott. Azt is „előre jelezte", hogy a fogyasztói árindex 1985-re 9,2%-ra emelkedik; ugyanakkor vállalati ügyfeleinek azt közölte, hogy ez az összeg csupán ennek a harmada lesz. A tényleges emelkedés 3,6% volt. Ez a teljesítmény Greenspannek a J. P. Morgan Company partnereként rangos pozíciót hozott. Jelenleg a Federal Reserve Kormányzótanácsának elnöke. A The New Republic 1988. január 25-én egyértelműen meghatározta e testület funkcióját: „A Federal Reserve Kormányzótanácsa a gazdagok érdekeit védi." Ezt az állítást eddig senki sem vonta kétségbe. Greenspan a hatalmas médiakonglomerátum, a Capital Cities ABC Network igazgatója is, valamint a híresen jobboldali gondolkodóközpont, a Hoover Institution kurátora, amely a „Reagan-forradalom" mögötti hajtóerőt jelentette, és amelyet a trockista League for Industrial Democracy, egy Rockefeller által finanszírozott agitprop-csoport ural. Az ALCOA alelnöke Forrest Shumway, aki egyben a Transamerica, az Ampex Corporation, a Garrett Corporation, a Mack Trucks, a The Wickes Companies, a Gold West Broadcasters, a United California Bank és a Natomas, Inc. igazgatósági tagja is; ez a banki érdekek, a nehézipar és a médiavállalatok izgalmas keveréke, amely jellemző a mai monopolistákra; rájöttek, hogy a legjobb módszer a média, a banki és a védelmi ipar egy hatalmas kartellben való ellenőrzése. Az ALCOA további igazgatói Paul H. O'Neill, aki a befolyásos Harvard Egyetem Látogatói Tanácsának tagja, az International Paper elnöke és a National Westminster Bank igazgatója, amely Anglia „Big Five" bankjai közé tartozik. O'Neill 1971 és 1977 között az Egyesült Államok kormányának humánerőforrás-főnöke volt; Paul H. Miller, a tekintélyes First Boston Investment Group vezető tanácsadója, a Celanese Corporation, a Cummins Engine, a Congoleum Corporation, a New York-i Seamans Bank for Savings és az Ogilvy & Mather, Inc. – az ország egyik vezető reklámügynöksége – igazgatója; Franklin H. Thomas, a szimbolikus fekete, aki New York-i szövetségi ügyész volt, majd a Ford Alapítvány élére nevezték ki; ő a Citicorp, a Citibank, az Allied Stores és a Cummins Engine igazgatója is; Sir Arvi Parbo, egy ausztrál iparmágnás, aki a Western Mining Company elnöke; ő a svájci második legnagyobb cég, a Zurich Insurance, a Munich Reinsurance és a Chase Manhattan Bank igazgatója is; Nathan Pearson, aki évek óta a Mellon család pénzügyi gondviselője, és kezeli a család főbb befektetéseit; John P. Diesel, a Tenneco óriáskonglomerátum elnöke; ő egyben az Armand Hammerrel közös US–USSR Kereskedelmi és Gazdasági Tanács igazgatója, valamint a First City Bancorp igazgatója, amely az Egyesült Államokban működő három Rothschild-bank egyike; John D. Harper, a Paribas New York és a Metropolitan Life igazgatója, valamint a Coke Enterprises és más üzemanyag-ipari vállalatok elnöke; John A. Mayer, a H. J. Heinz Company, a Mellon Bank és a Norfolk and Western Railway igazgatója – fia, John Jr. a Morgan Stanley bank angliai fiókjának ügyvezető igazgatója, valamint a Morgan Guaranty International alelnöke.

Így láthatjuk, hogy a nátrium-fluorid körüli vita eredete a Chase Manhattan Bank és más Rockefeller-érdekek szoros szövetségeseihez vezethető vissza.

Az alumíniumtröszt működése új járványt váltott ki az Egyesült Államokban. Jelenleg két és fél millió amerikai szenved egy furcsa, gyógyíthatatlan betegségben, az úgynevezett Alzheimer-kórban. Az áldozatoknak évente több mint 50 milliárd dollár értékű orvosi ellátásra van szükségük, és a prognózis egyre borúsabbá válik a betegség progresszív jellege miatt. A betegség az agy neurotranszmittereit támadja meg, amelyekre – amint azt a már megjegyezte – a fluorid káros hatással van; azonban a fő kiváltó oknak az agy fő idegein lerakódó alumínium felhalmozódása tűnik. A betegség költségeinek körülbelül 70%-át a betegek családjai viselik, mivel a legtöbb Medicare és magán egészségbiztosítási program nem hajlandó fedezni azokat. Az orvosi monopólium kétségbeesetten próbál más kiváltó okot találni erre a betegségre, milliókat költve olyan tényezők tanulmányozására, mint a genetikai hajlam, a lassú vírusok, a környezeti méreganyagok és az immunológiai változások, annak ellenére, hogy eredete a nagy mennyiségű alumíniumra vezethető vissza, amelyet a legtöbb amerikai az 1920-as évek óta kezdett el fogyasztani az ételeivel. Az Alzheimer-kór jelenleg évente több mint 100 000 halálesetet okoz, és az Egyesült Államokban a felnőttek halálozásának negyedik vezető oka, mégis – ami jelentős – nincs olyan országos alapítvány, mint az Amerikai Rák Társaság vagy az Ízületi Gyulladás Alapítvány, amely a betegség okait vizsgálná, mert az orvosi monopólium már ismeri a választ.

Az Alzheimer-kór egyre gyakoribb előfordulását eleinte egyszerűen az „öregedésnek" tulajdonították; később „korai szenilitásnak" diagnosztizálták (gyakran az ötvenes évek közepén jelentkezik). Ezek azok a férfiak és nők voltak, akik az 1920-as években nőttek fel Amerikában, abban az időszakban, amikor a hagyományos öntöttvas és cserép edényeket szinte mindenhol felváltották a modernebb és látszólag kényelmesebb alumínium edények. A szerző szülei mindketten Virginia vidéki területein, farmokon nőttek fel. Ételeiket, amelyek szinte teljes egészében saját termésből származtak, vasedényekben, fatüzelésű tűzhelyeken készítették el. Az 1920 után született amerikaiak ételeit alumínium edényekben készítették, amelyeket általában gázlángon, később pedig elektromos tűzhelyen melegítettek. A szerző édesanyja gyakran megjegyezte, hogy a gázlángon főzött ételek soha nem ízlettek úgy, mint a fatüzelésű tűzhelyen főzöttek. Ennek oka, hogy a mérgező tüzelőanyag égése elkerülhetetlenül bizonyos méreganyagokat bocsát ki a levegőbe és az ételbe. Az elektromos hőről is azt mondják, hogy lényegesen befolyásolja az ételt, a hő által kibocsátott elektromos rezgések miatt.

Az 1930-as évekre az amerikai háziasszonyok megtanulták, hogy potenciálisan veszélyes sok ételt néhány percnél tovább alumínium edényben hagyni. A zöldségekről, a paradicsomról és más zöldségekről ismert volt, hogy rövid idő alatt elszíneződnek és mérgezővé válnak.

A paradicsom rövid idő alatt ténylegesen lyukakat és korróziót okozhatott az alumínium edények belsejében; sok étel feketére színezte az edényeket. Furcsa módon senki sem vette ezeket a nyilvánvaló figyelmeztető jeleket úgy, hogy az alumínium edényekben történő főzés akár néhány percig is szerencsétlen eredményeket okozhat. Ma már tudjuk, hogy bármilyen étel alumínium edényben történő főzése, különösen fluoridált vízzel, gyorsan rendkívül mérgező vegyületet képez. Dr. McGuigan vallomása az alumínium hatásairól szóló híres bírósági tárgyaláson, a Royal Baking Powder-ügyben, feltárta, hogy kiterjedt kutatások kimutatták: a víz forralása alumínium edényekben hidroxid-mérgeket eredményez; a zöldségek forralása alumíniumban szintén hidroxid-mérget eredményez; a tojás forralása alumíniumban foszfát-mérget eredményez; a hús forralása alumínium edényben klorid-mérget eredményez. Bármely, alumínium edényben főzött étel semlegesíti az emésztőnedveket, acidózist és fekélyeket okoz. Talán az alumínium edények használata okozta az Amerikában elterjedt emésztési zavarokat, amelyek miatt aztán még több alumíniumot tartalmazó savkötőket kellett nagy mennyiségben fogyasztani!

Miután húsz-negyven éven át alumínium edényekben főzött ételeket fogyasztottak, sok amerikai komoly memóriavesztést kezdett tapasztalni; mentális képességeik ezután gyorsan romlottak, mígnem teljesen képtelenek lettek önmagukról gondoskodni, vagy felismerni sokéves házastársukat. Ekkor derült ki, hogy az agy bizonyos területein az alumínium koncentrációja az agysejtek és az idegkapcsolatok maradandó károsodását okozta; a károsodás nemcsak gyógyíthatatlan volt, hanem progresszív is, és nem reagált egyetlen ismert kezelésre sem. Ezt a járványt hamarosan Alzheimer-kórnak nevezték el. Az összes 65 év feletti amerikai 7%-ánál diagnosztizálták már ezt a betegséget. Sok másnál nem diagnosztizálták; őket egyszerűen szenilisnek, cselekvőképtelennek vagy mentálisan betegnek minősítik.

Dr. Michael Weiner és más orvosok megállapították, hogy a járványt nem csupán az alumínium edények okozták, hanem a mindennapi háztartási használatban lévő számos termékből származó, napról napra növekvő alumíniumbevitel is. Az alumíniummal kereskedő, telhetetlen forgalmazók évről évre bővítették annak felhasználását számos termékben, amelyek fogyasztói fogalmuk sincs arról, hogy bármilyen típusú alumíniumot is fogyasztanak. A női intimtisztító szerek ma már alumíniumoldatokat tartalmaznak, amelyek közvetlenül a szervezetbe juttatják azt. A legszélesebb körben használt fájdalomcsillapítók, mint például a pufferolt aszpirin, lenyűgöző mennyiségű alumíniumot tartalmaznak; az Ascriptin A/D (Rorer) tablettánként 44 mg alumíniumot tartalmaz; a Cama (Dorsey) tablettánként 44 mg alumíniumot tartalmaz. Az alumínium legnagyobb egyetlen forrása azonban a gyomorpanaszokra széles körben felírt és vény nélkül kapható savkötő termékek napi fogyasztása.

Az Amphojel (Wyeth) adagonként 174 mg alumínium-hidroxidot tartalmaz; az Alternagel (Stuart) adagonként 174 mg alumínium-hidroxidot tartalmaz; a Delcid (Merrel National) adagonként 174 mg alumíniumot tartalmaz; az Estomil-M (Riker) adagonként 265 mg alumíniumot tartalmaz; a Mylanta II (Stuart) adagonként 116 mg alumíniumot tartalmaz. Egy, az Alzheimer-kór jelenlegi áldozataira vonatkozó tanulmány valószínűleg azt állapítaná meg, hogy többségük orvosa tanácsára évek óta naponta nagy mennyiségben szedte ezeket a savkötőket.

A vény nélkül kapható hasmenés elleni gyógyszerek is jelentős mennyiségű alumíniumot tartalmaznak; az Essilad (Central) 370 mg alumíniumsót tartalmaz ml-enként; a Kaopectate Concentrate (Upjohn) 290 mg alumíniumot tartalmaz ml-enként.

Az alumínium-ammónium-szulfátot a gabonatermékek és a sütőpor gyártói széles körben használják pufferként és semlegesítő szerként. Az alumínium-kálium-szulfátot, más néven alumíniumlisztet vagy alumíniumőrleményt, széles körben használják sütőporban és cukor tisztításához.

A nátrium-alumínium-foszfát éves felhasználása mára elérte a 19 millió kilogrammot; nagy mennyiségben használják süteménykeverékekben, fagyasztott tésztában, önkelő lisztben és feldolgozott élelmiszerekben, termékenként átlagosan 3–3,5 százalékos arányban. Évente mintegy 300 000 kg nátrium-alumínium-szulfátot használnak fel a háztartási sütőporokban, ami átlagosan a termékek tömegének 21–26 százalékát teszi ki.

Az alumíniumcsomagolás ma már mindenütt jelen van; a fogkrémet alumíniummal bélelt tubusokba csomagolják; számos élelmiszer- és italterméken alumíniumzár található; az üdítőitalokat pedig ma már mindenütt alumíniumdobozokba csomagolják. Bár az ezekből a forrásokból egy adott napon bevitt alumínium mennyisége elenyésző lehet, a mindennapok során elérhető, alumíniummal bevont vagy alumíniummal kevert termékek sora ijesztő. Hatása egy lassú víruséhoz hasonló, mivel a fém a szervezet létfontosságú pontjain, különösen az emberi agyban halmozódik fel. Így az Alzheimer-kór áldozatainak számát valószínűleg meghaladja a potenciális áldozatok száma, akik később szenvedni fognak a betegség szörnyű tüneteitől.

6. FEJEZET

HOVÁ TART AZ AIDS?

Az 1980-as évek leginkább beszédtéma orvosi jelensége az AIDS, az „szerzett immunhiányos szindróma”. A név némileg érdekes. Először is, azt mondják, hogy „szerzett”, ami feltételezi, hogy az áldozat részéről valamilyen cselekvés vezetett a betegség kialakulásához. Másodszor, „immunhiányhoz” vezet, vagy azzal jellemezhető, ami azt jelenti, hogy az emberi szervezet elveszíti azt a képességét, hogy harcoljon ezek ellen az ellenséges jelenlétek ellen, és legyőzze őket. Ennek eredményeként a szervezet különféle fertőzések prédájává válik, amelyek közül néhány halálos kimenetelű. Ezek a fertőzések két domináns betegség formájában jelentkeznek: a Kaposi-szarkóma, amelyet nagy bőrfekélyek jellemeznek, és egyfajta tüdőgyulladás. Érdemes megjegyezni, hogy a tüdőgyulladás, amely korábban halálos betegség volt, mára nagyrészt legyőzöttnek tekinthető. „Az öregek barátjának” nevezték, mert sok idős embert elvitt, akik feltehetően már nem vágytak tovább élni.

Az úgynevezett AIDS révén elterjedt fertőzések csoportját az orvosok, állatorvosok és biológusok körülbelül ötven évvel ezelőtt azonosították először. Abban az időben Írországban számos juhot sújtott egy Maedi-Visma nevű halálos járvány. A biológusok megállapították, hogy a Maedi-Visma-t egy új víruscsoport okozta. Mivel ezeknek a vírusoknak hosszú időbe telt, mire kórokozóvá váltak, „lassú vírusoknak” nevezték el őket. Ezeknek a lassú vírusoknak a megjelenése az emberiség orvostörténetének új korszakát jelzi. Az emberek korábban nem voltak kitéve a lassú vírusok hatásának, bár állatoknál, főleg majmoknál és emberszabású majmoknál már korábban is előfordultak. A lassú vírusok a „retrovírusok” néven ismert típusba tartoznak. Amikor bejutnak egy fertőzött sejtbe, beépülnek a sejt genetikai szerkezetébe, látszólag a mitózis, vagyis a sejtosztódás során, amely az egészséges növekedés normális folyamata. A mitózis az egyik két alternatíva közül, amely minden sejt előtt áll az emberi testben; vagy osztódik és növekszik a mitózis révén, mint életfolyamat, vagy aláveti magát a vírusos replikációnak és az abból következő sejthalálnak, mint a betegség folyamatának részeként. Így az AIDS-probléma középpontjában az egész szervezet életének vagy halálának végső kérdése áll. Ezért mondják, hogy az AIDS, ha egyszer eléri a virulens stádiumot, gyógyíthatatlan, és a gazdaszervezet halálát eredményezi.

Egy egészséges testben másodpercenként körülbelül tízmillió sejt hal meg; ugyanebben a másodpercben ezeket általában a test folyamatai pótolják. Egy ilyen azonnali pótlást nem lehet a genetikai információelméletek, a kromoszómák, az enzimek vagy az idegimpulzus-jelek szokásos testfolyamatai által irányítani. A folyamat pillanatnyi jellege megköveteli, hogy azt biológiai sugárzási jelenségek irányítsák. Ezeket a különböző hullámhosszúságú, élő szövetekből származó koherens, rendkívül gyenge fotonemissziók váltják ki. Ezek a fotonemissziók hullámhosszuknak megfelelően szabályozzák az állandó aktivitásban lévő biológiai funkciókat, mint például a fotoreparációt, a fotoaxizmust, a fotoperiódikus órákat, a mitózist és a többfoton-eseményeket. Az élő sejtekből származó rendkívül gyenge fotonemissziók spektrális eloszlása az infravöröstől (900 nm) az ultraibolyaig (200 nm) terjed. Ez a fotonintenzitás korrelál a DNS konformációs állapotával, amely tevékenység során a biofotonok spektrális intenzitása körülbelül 10/40-szerese a fiziológiai hőmérsékleten fennálló termikus egyensúlyénak. A legnagyobb információs sűrűséggel rendelkező biomolekula, a DNS, úgy tűnik, a biofoton szabályozó sugárzás forrása, amely „exciplex" lézerként működik, és kedvezően hasonlít a mesterséges lézerek területéhez.

Így az AIDS problémája elvezet minket a sejtek működésének legalapvetőbb tulajdonságaihoz. Az élő sejt azon képessége, hogy mikrohullámokra reagáljon anélkül, hogy a hőmérsékletben észrevehető változás lenne, nyilvánvalóan egy nem termikus mechanizmust jelez, mint például egy aktivált kristály. Így az AIDS segíthet nekünk a sejtek hangolási mechanizmusának megértésében, amely jelzi az egészségi állapotot vagy a betegséget, és így javíthatja az organizmust érintő összes betegség megértését. Az élő sejtek széles körű vizsgálata, a primitív baktériumoktól az emberi sejtekig, azt mutatja, hogy ezek a sejtek természetes váltakozó áramú (AC) mezőket hoznak létre, amelyek 100 MHz alatti frekvenciatartományokban a mitózis idején vagy annak közelében mutatnak maximális elektromos oszcillációt. Itt is a hangolt rendszerek olyan módon váltanak ki biológiai hatásokat, amelyet még nem értünk teljesen. Így Rock Hudson, Hollywood egyik legpromiszkuusabb homoszexuális pszichopata halála szerencsés eredményhez vezethet, és új áttöréseket inspirálhat a legalapvetőbb sejtfunkciók megértésében. Sajnos a rákból profitálóak és az orvosi monopólium ragaszkodik ahhoz, hogy az AIDS-et a sejt saját működési zavaraként kezeljék, ami természetesen a „csodaszer", a kemoterápia alkalmazását igényli, amelyet a

Gyógyszeripari Tröszt bizonyos áron biztosít. Valójában a kemoterápia támadja az immunrendszert, így növelve a betegség halálozási arányát. A hatalom megközelítése az, hogy a vírust támadja, nem pedig segíti a rendszert annak leküzdésében, így nemcsak megkerüli az immunrendszert, amelyet máris támad a betegség, hanem valójában elősegíti annak legyőzését.

Ismételten felmerült az a vád, hogy az AIDS valójában egy ember által létrehozott vírus; úgy tűnik, 1976 előtt nem volt ismert, amikor enyhe nyomait fedezték fel afrikai vérbankokban. A rendelkezésre álló bizonyítékok arra utalnak, hogy ezután kezdett elterjedni egész Afrikában, majd az 1970-es évek közepén az Egyesült Államokban is. Egy lehetséges utalás erre vagy más, mesterségesen létrehozott vírusra a *WHO Bulletin* 47. kötetének 251. oldalán található 1972-ből. „Meg kell próbálni kideríteni, hogy a vírusok valóban képesek-e szelektív hatást gyakorolni az immunfunkcióra. Meg kell vizsgálni annak a lehetőségét, hogy a vírusra adott immunválasz károsodhat, ha a fertőző vírus többé-kevésbé szelektíven károsítja a vírusra reagáló sejtet."

Carlton Gadjuske, a Ft. Detrick-i Nemzeti Egészségügyi Intézet igazgatója megjegyezte: „A létesítményben van egy épületem, ahol több jó és hűséges kommunista, a Szovjetunióból és Kínából származó tudós dolgozik, teljes hozzáféréssel minden laboratóriumhoz, mint amennyi amerikai van. Még a hadsereg fertőző betegségekkel foglalkozó egysége is tele van külföldi munkavállalókkal, akik nem mindig barátságos állampolgárok."

Ez táplálja azokat a spekulációkat, hogy egy ilyen vírust idegen és barátságtalan tudósok hozhattak létre a saját védelmi laboratóriumaink szívében, akár azzal a szándékkal, hogy megtizedeljék a népességünket, akár a végső világuralom felé vezető újabb lépésként.

1976 és 1981 között az AIDS-et szinte kizárólag a homoszexuálisok betegségeként azonosították a nyilvánosság előtt; így a lakosság nem érezte veszélyt egy viszonylag kis csoportra korlátozódó problémák miatt. Azok a kevés nem homoszexuálisok, akik AIDS-ben szenvedtek, közvérbankokból szerezték meg a betegséget, olyan homoszexuálisokon keresztül, akik eladták a vérüket. Az AIDS-et akkoriban „meleg ráknak" nevezték azok az orvosok, akik tájékoztatták a betegeket a betegségről. A betegség általában félreérthetetlen volt a bőrt eltorzító nagy, lilás foltok miatt, amelyek a Kapsi-szarkóma jelenlétét bizonyították. Ekkoriban sok orvos úgy vélte, hogy a betegség a homoszexuális tevékenység sajátos fizikai tényezőiből ered, és számos bizonyíték utalt a zsíros síkosítók használatára a rektális közösülés során. Ezek a síkosítók, amelyek ilyen szokatlan módon kerültek a bélrendszerbe, nyilvánvalóan kedvező táptalajt nyújtottak a fertőzés támadásához. Dr. Lawrence Burton, egy neves rákos betegségekkel foglalkozó szakorvos, felvetette a kérdést: „Milyen hatással van az immunrendszerre a síkosítók ismételt és tartós bejuttatása az anális üregbe?" Megállapították, hogy ez immunszuppressziót okozott a kísérleti állatokban. Burton ügyvédje, W. H. Moore, felvetette, hogy a hidrogénezett zsírok, akár orálisan fogyasztva, akár análisan alkalmazva, AIDS-et okozhatnak. Ez ismét visszavezet minket a táplálkozás bármely betegségben betöltött szerepéhez, mint például a japán atom sugárzás áldozatainak esetében; a hagyományos alacsony zsírtartalmú étrendet követők között lényegesen kevesebb haláleset történt, mint a modern, magas zsírtartalmú étrendet követők között. Ez ismét felveti a hidrogénezett zsírok és azok lehetséges káros hatása kérdését az emberi szervezetre, akár melegítve, ami veszélyes kémiai változásokat okoz, akár hidegen fogyasztva.

Sok homoszexuális első reakciója, amikor megtudták, hogy AIDS-esek, az volt, amit a pszichológusok „homoszexuális dühnek" neveznek: egy olyan elmezavar, amelyben a beteget őrült bosszúvágy hajtja. Ezt a fajta „AIDS-demenciát" az AIDS-betegek mintegy 60 százalékánál figyelték meg, ami alátámasztja egyes orvosok azon meggyőződését, hogy az AIDS csupán a régi szifiliszfertőzés egy új változata. A szifilisz ja gyakran parézissel, az agy romlásával jár, amíg a skizofrénia át nem veszi az irányítást.

Más orvosok az AIDS-demenciát a toxoplazmózissal hozták összefüggésbe, egy macskák által terjesztett parazitával, amely ugyanolyan típusú demenciát okoz, mint ami az AIDS-betegeket sújtja. A probléma ezeknek a nyomoknak a követésével az, hogy nemcsak az orvosi monopólium várja a háttérben, hogy további milliárd dolláros profitot szerezzen ebből az új járványból, hanem a polgári szabadságjogok védelmezői is megakadályozzák az AIDS-re vonatkozó vizsgálatokat azáltal, hogy védik az áldozatok „magánéletét". Mint más csoportok, amelyek vagy megsértették a társadalmat, vagy szándékosan elszigetelték magukat attól, amit „társadalomnak" neveznek, a homoszexuálisok is fanatikus csoportlojalitást fejlesztettek ki. Sok homoszexuális aktivista az AIDS-ben a köztük és más emberek között leküzdhetetlen akadályt képező alapvető különbségek újabb megnyilvánulását látja. Mint ilyenek, kihasználják ezt, és talán nem is akarnak megoldást látni az AIDS-re.

Ez a csoportlojalitás jellemző módon nyilvánult meg abban, hogy sok AIDS-es homoszexuális elszántan igyekezett minél több embert megfertőzni, nemcsak az amúgy is bőséges szexuális kapcsolataik jelentős kiterjesztésével, hanem cserélt vérükkel is. Los Angelesben egy James Markowski nevű férfit, aki akkor már az AIDS végső stádiumában volt, 1987. június 23-án letartóztatták, mert eladta a vérét a Los Angeles Plasma Production Associatesnek. Bevallotta, hogy halála előtt minél több embert akart megfertőzni. 1987. január 7-én egy hírhedt homoszexuális aktivista, Robert Schwab, aki szintén AIDS-ben haldoklott, nyilvános felhívást intézett minden társához, hogy a „meleg férfiak" azonnal adjanak vért, ha náluk AIDS-et diagnosztizáltak. „Bármilyen cselekvés, amelyre szükség van a nemzeti figyelem felkeltéséhez, érvényes" – jelentette ki. „Ha ez magában foglalja a vérterrorizmust is, hát legyen." Megállapították, hogy Schwab széles körben hirdetett nyilvános felhívását követően a véradások drámai, háromszáz százalékos növekedést mutattak New Yorkban és San Franciscóban, az amerikai homoszexualitás két fő központjában.

Nem más, mint Rock Hudson, amikor értesült arról, hogy AIDS-es, „homoszexuális düh" kerítette hatalmába. Azonnal őrült kampányba kezdett, hogy minél több embert megfertőzzön, elsősorban a tizenévesekre koncentrálva, akiknek fogalmuk sem volt a rájuk leselkedő veszélyről. Az őrült elszántságában, hogy szexuális végítéletben hagyja el ezt a világot, Hudson biztosan több tucat, ha nem több száz gyanútlan fiatalt fertőzött meg. Még ma is folynak a perek a hagyatéka ellen, a félelem és a gyűlölet orgia következményeként.

Míg a Rock Hudsonsok lassú és fájdalmas halált haltak, az amerikai közvélemény többsége jóváhagyással és megvetéssel vegyes érzelmekkel tekintett rájuk. Nem volt félelem, mert egyelőre semmi nem utalt arra, hogy a lakosság egészét veszély fenyegeti.

Már 1983. szeptember 16-án azonban egy washingtoni egészségügyi konferencián Dr. John Grauerholz felvetette a kérdést: „Az AIDS a bubópestis újabb változatává válik?" A konferencia arra a megállapításra jutott, hogy az AIDS „egy sor holokauszt-szerű járvány előfutára lehet". 1985. szeptember 26-án Dr. William Haseltine, a Harvard Orvostudományi Egyetem professzora arról számolt be, hogy becslések szerint tízmillió afrikai fertőződött meg az AIDS-vírussal. Az itteni kormányzati hatóságok azonban továbbra is biztosították a közvéleményt arról, hogy az AIDS négy csoportra korlátozódik: a homoszexuálisokra, a haitiakra, az intravénás kábítószer-használókra és a feketékre. Mivel a legtöbb amerikai állampolgár soha nem kerülne közvetlen kapcsolatba ezekkel a csoportokkal – egy bűzös alsóbb osztály, amely a saját, mocsok és degeneráció által jellemzett alkonyati világában élt –, úgy tűnt, hogy az AIDS-járvány soha nem jelent majd fenyegetést az amerikai középosztályra.

A kormányzati ügynökség, az atlantai Betegségellenőrző Központ, a Nagy Sertésinfluenza-mészárlás hősei, most minden tőlük telhetőt megtettek, hogy az amerikai népet a sötétben tartsák az AIDS lehetséges terjedését illetően. Rendszeresen kiadtak olyan rendeleteket, amelyek szerint az AIDS nem terjedhet rovarok által; az AIDS nem terjed csókolózással, bár elismerték, hogy az AIDS-vírus jelen van a nyálban; és egyéb megnyugtató kijelentéseket, amelyek tudományos érvényessége mintha közvetlenül Grimm meséiből származna. Ennek ellenére a CDC becslése szerint 1988-ra egytől másfél millió amerikai fog megfertőződni az AIDS-vírussal; már akkor is 5890 amerikai katona volt AIDS-fertőzött. Dr. David Axelrod, New York állam egészségügyi biztosa ünnepélyesen figyelmeztetett, hogy mindazok, akiknél az AIDS-vírus jelen van, végzetükre vannak ítélve: „Gyakorlatilag minden fertőzött végzetére van ítélve."

Dr. John Seale, Richmondból, Virginiából elnökölt egy 1987. június 11-i konferencián, amelyen határozottan kijelentette, hogy „az AIDS nem nemi úton terjedő betegség. Ez egy fertőző betegség, amely vér útján is terjed." Elítélte az Egyesült Államok közegészségügyi főtisztjét, Dr. Everett Koopot, amiért szándékosan terjesztett téves információkat a betegségről, és azt állította, hogy Koop mellett ebben a „tudományos félrevezetés" kampányban részt vett Sir Donald Acheson, az Egyesült Királyság főorvosa; Dr. Halfdan Mahler, a Világ Egészségügyi Szervezet főigazgatója; Dr. Robert Gallo, a Nemzeti Egészségügyi Intézet munkatársa; valamint Viktor Zhdanov professzor, a moszkvai Ivanovsky Virológiai Intézet igazgatója.

Dr. Seale nem volt az első, aki vádló ujjal mutatott Dr. Gallóra, a Nemzeti Egészségügyi Intézet (NIH) tudósára, akit arról tartottak számon, hogy ő fedezte fel a humán immundeficiencia vírust (HIV), amelyről azt állította, hogy az az AIDS okozója. Gallo felfedezése után az NIH – amely az AIDS-kutatásra, valamint számos más területre is juttat támogatást – következetesen megtagadta a finanszírozást minden olyan tudóstól, akinek munkája nem támasztotta alá Gallo állítását. Reagan elnök ezután kinevezett egy AIDS-ügyi elnöki különbizottságot, amelynek célja a probléma megoldása volt. A bizottság ezt úgy próbálta megtenni, hogy nagy titokban ülésezett, és nem volt meg a határozatképességhez szükséges létszám, így a tárgyalásokról nem lehetett jegyzeteket készíteni. James D. Watkins admirális vezette ezeket az üléseket, amelyek sok kritikát kaptak, pusztán azért, mert az amerikai közvélemény tudni akarta, mi történik.

Az egyik kutató, aki a „HIV"-vitában konfliktusba került Dr. Gallóval, Dr. Peter Duesberg, a kaliforniai Berkeley Egyetem virológiaprofesszora. Duesberg a Nemzeti Tudományos Akadémia tagja is. Ösztöndíjjal került Gallo saját laboratóriumába dolgozni. Miután ugyanabban a laboratóriumban tanulmányozta a HIV-et, ahol Gallo állítása szerint monumentális felfedezéseit tette, Dr. Duesberg arra a következtetésre jutott, hogy a HIV-vírus nem felel meg a betegséget okozó kórokozóra vonatkozó standard kritériumoknak. 1987 márciusában a *Cancer Research című* orvosi folyóiratban publikálta eredményeit, majd hátradőlt, és várta, hogy Dr. Gallo igazolja következtetéseit. Mind ő, mind a *Cancer Research* szerkesztője, Dr. Peter McGee megdöbbent, amikor Dr. Gallo sem akkor, sem az azt követő hónapokban nem válaszolt. Dr. Gallo azt is megtagadta, hogy visszahívja azokat a telefonhívásokat, amelyekkel Duesberg eredményeire akartak reakciót kicsikarni belőle. Nyilvánvalóan ez volt az egyik azok közül a híres „Tény vagy kitaláció" „kutatások" közül, amelyekben Dr. Gallo azt állította, hogy pontosan azonosította a HIV-vírust az AIDS egyetlen okaként. Az ilyen dolgok gyakrabban fordulnak elő, mint bárki gondolná az akadémiai és tudományos világban, amely tele van kicsinyes irigységgel, kiszámított csalással és a finanszírozás megtagadásával mindazok számára, akik leleplezhetik a hamis kutatásaikat. Mint korábban említettük, a legtöbb tudós, amikor kutatási jegyzeteiről kérdezik, általában azt válaszolja, hogy azok „véletlenül megégtek". Nem tudni, hogy látta-e valaki Dr. Gallo HIV-vírust izoláló munkáját. Azóta azonban megakadályozta a HIV-vírussal kapcsolatos további kutatásokat.

Dr. Harvey Baily, *a Bio/Technology* orvosi folyóirat kutatási szerkesztője, workshopot szervezett a Fehér Házban „Hogyan okoz az HIV az AIDS-et?" címmel. A rendezvényt Jim Warner, a Fehér Ház belpolitikai vezető elemzője társrendezőként tartotta volna. Várható volt, hogy Dr. Gallo részt vesz a konferencián, és bemutatja állításainak alátámasztását. Warner már nagyon szkeptikus lett Gallóval szemben, miután áttekintette Dr. Duesberg eredményeit. Gallo azonban soha nem jelent meg. Ehelyett a 1988. január 19-re tervezett Fehér Ház-i konferenciát magyarázat nélkül hirtelen lemondták. Évente továbbra is több száz millió dollárt ítélnek oda Gallo azon megkérdőjelezhető állításának alátámasztására, miszerint a HIV-vírus okozza az AIDS-et. Azok számára azonban, akik megkérdőjelezni kívánják állításait, nem ítélnek oda semmilyen támogatást.

Dr. Duesberg érdekes élményekben részesült, mióta akaratlanul is szembeszállt az ország egyik vezető bürokratikus tudósával. A HIV-vírus-járvány elnöki bizottsága meghívta őt egy különleges találkozóra New Yorkba, amelyről a *Wall Street Journal* tudományos újságírója, Katie Leishman tudósított. A találkozó egyik munkatársa elismerte, hogy Duesberget azért hívták meg, hogy „hiteltelenné tegyék"., ezt a célt meghiúsította, hogy az Elnöki Bizottság egyetlen tagja sem tudott válaszolni Dr. Duesberg megállapításaira. Azzal vigasztalták magukat, hogy élesen megdorgálták őt azért, mert megkérdőjelezte Gallo munkáját. Dr. William Walsh, a Project Hope elnöke és az establishment értékeinek örökös zászlóvivője, határozottan intette Duesberget: „Ne zavarja össze a közvéleményt. Ne zavarja össze a betegségben szenvedő szegény embereket."" Duesberget magát is megzavarta ez a hozzáállás, mivel soha nem akart senkit sem megzavarni. Csupán egy tudományos megközelítést követett, amely rossz hírbe hozta a vezető kormányzati tudóst. Ha ez felbosszantotta az elnöki bizottságot, amelynek egyetlen feladata úgy tűnt, hogy megvédje Dr. Gallót, az aligha lehetett Dr. Duesberg hibája. Ahogy megjegyeztük, az egész zűrzavar jellemző arra, amit Amerikában komoly tudományos munkának tekintenek.

Leishman asszony az esetet úgy jellemezte, mint „azonnali ortodoxia, amely ellenáll a felülvizsgálatnak".

Mivel egyetlen okra sem találtak valódi tudományos bizonyítékot, számos elmélet látott napvilágot az AIDS eredetéről. Ezek a korábban említett felvetéstől, miszerint a szifilisz spirocheta új változatáról van szó, a már évek óta endemikus hepatitisz-vírus egyik változatáig, valamint a Herpes Viradae családba tartozó Epstein-Barr-vírussal való rokonságáig terjednek. Ez valószínűleg a mai napig a legelterjedtebb emberi vírus, amely a világ népességének mintegy 95%-át érinti. Általában nyálon keresztül terjed. A fiataloknál fertőző mononukleózis formájában jelentkezik; következményei között szerepel a hepatitis és a lépnagyobbodás, valamint a Reye-szindróma, a Guillain-Barré-szindróma, a Bell-féle bénulás, valamint a krónikus láz és fáradtság szövődményei. Hatásait az orvosok gyakran összetévesztik a sclerosis multiplexszel, a Hodgkin-kórral, a leukémiával és a lupusszal.

A new yorki Dr. Stephen Caizza azok közé tartozik, akik az AIDS-et a szifilisz legújabb megnyilvánulásaként azonosítják – ami logikus következtetés, tekintve, hogy a betegség gyakran fordul elő a rendkívül promiszkuus homoszexuálisok és a prostituáltak körében. 1987 első negyedévében a nyilvántartásba vett szifilisz-esetek száma huszonhárom százalékkal ugrott meg, ami az elmúlt évtized legnagyobb növekedését jelenti. Dr. Peter Duesberg annyira biztos abban, hogy az AIDS-nek van egy másik kórokozója, hogy felajánlotta, hogy nyilvánosan beadják neki az AIDS-vírust. Chuck Ortleb egy másik, széles körben elterjedt elképzelést hangoztat, miszerint az AIDS csupán a széles körben előforduló krónikus fáradtság szindróma, az Epstein-Barr-szindróma egyik változata, amely ma már világszerte jelen van. Más kutatók biztosak abban, hogy az AIDS csupán a nagy sertésinfluenza-mészárlás újabb következménye, amikor a lakosságot beoltották a „sertésinfluenza" elleni vakcinával.

Az AIDS és a valódi „sertésinfluenza" – vagyis a sertések körében megfigyelt változat – közötti összefüggéseket mára már bizonyították. Más kutatók egy néhány évvel ezelőtt széles körben terjesztett hepatitisz-szérum drámaibb vagy véletlenszerű változatát okolták. Azonban ezek közül egyik elmélet sem érhet fel narratív értékben a „zöld majom" elmélethez.

Ezen elmélet szerint – amely hosszú ideig a kormányzati propagandacsoport, a Betegségmegelőzési Központ kedvenc magyarázata volt – évek óta egy kis zöld majmokból álló törzs kóborol Közép-Afrikában. Alig félve az emberektől, gyakran tévedtek be a bennszülött falvakba. Ezek a zöld majmok a véráramukban hordoznak egyfajta AIDS-vírust, amely ellen látszólag immunisak. A kis zöld majmok azonban vagy megharapták a helyi nőket, vagy közösültek velük – attól függően, melyik történetet akarjuk elhinni; a helyi nők szervezetében ezután aktiválódott az AIDS-vírus, és később megfertőzték férjeiket, akik aztán Haitire utaztak, ahol az amerikai homoszexuálisok fizették őket, hogy férfi prostituáltként dolgozzanak, akik gyakran látogattak Haitire szórakozás céljából. Ezek a homoszexuálisok ezután visszatértek New Yorkba, megfertőzve a new yorki közösséget, és San Franciscóba is jártak, ahol a nyugati parton terjesztették a betegséget. Állítólag ez a forgatókönyv néhány héten belül játszódott le, a zöld majmoktól kezdve a San Franciscóban AIDS-ben meghalt homoszexuálisokig; a legtöbb kutató azonban úgy véli, hogy a betegségnek jó néhány évbe telt, mire elérte a jelenlegi járványos stádiumot.

Az AIDS-járványra való reagálást megnehezítette az a tény, hogy az a homoszexuálisokra, a szegény feketékre és az intravénás kábítószer-használókra korlátozódott, akikről a „Semmi sem idegen számomra, ami a -i degeneráltakkal kapcsolatos" szlogen volt ismert. A betegség akkor terjedt el, amikor a homoszexuális mozgalom hatalmas politikai erőként lépett színre. A militáns homoszexuálisok szövetségre léptek a feketékkel, és gyakorlatilag átvették a Demokrata Párt irányítását, Teddy Kennedy szenátorhoz hasonló aktív heteroszexuálisok nagy megdöbbenésére. A Demokrata Párt hagyományos vezetői ekkor kezdtek attól tartani, hogy az AIDS-ről szóló nyilvánosság a Republikánus Pártnak kedvez, amely így „a szexuális normálisság pártjaként" tüntetheti fel magát. Kétségtelen, hogy a Demokratikus Párt meghódítása a dilisek által, akik elvették a maffia hosszú ideje fennálló ellenőrzésétől, áldás volt a republikánusok számára. Ennek eredményeként a demokraták kétségbeesetten küzdöttek azért, hogy az AIDS-t a szekrényben tartsák, és harcoltak minden olyan javaslat ellen, amely az AIDS-tesztelésre vagy a terjedésének megfékezésére irányuló egyéb kormányzati intézkedésekre vonatkozott. San Franciscóban a fürdőházak – az ország leghíresebb homoszexuális bordélyházainak – bezárására irányuló terv néhány, a betegségtől leginkább megrémült homoszexuálistól származott, akik már látták, ahogy „szeretőik" elsorvadnak és meghalnak a betegségben. Javaslatukat felháborodás fogadta a keményvonalas homoszexuálisok részéről, akiket San Francisco politikai vezetői hűségesen támogattak. Régóta megállapítást nyert, hogy a homoszexuálisok szavazata biztosítja a győzelemhez szükséges döntő többséget San Franciscóban, és ők nem voltak hajlandók feladni politikai hatalmukat. Országos szinten az AIDS elleni kormányzati erőfeszítések szánalmas és nevetséges programokra korlátozódtak, amelyek ingyenes óvszereket és injekciós tűket osztogattak a degeneráltak öngyilkos hajlamú szélsőségeseinek. Valójában ezekkel a taktikákkal a kormányzati szervek maguk is a homoszexuális degeneráció és a kábítószer-használat hivatalos támogatóivá váltak, ami furcsa fejlemény volt a törvények őrzői számára. A kormány új és felvilágosultabb megközelítését tükrözve a Bird's Florist virágüzlet a fővárosban úgy ünnepelte a 1988-as Valentin-napot, hogy egy Valentin-napi különleges csomagot kínált, amely egy tucat American Beauty rózsából és egy tucat óvszerből állt. A csomagot, amelyet „The Safe Sex Bouquet" (A biztonságos szex csokor) néven hirdettek, a kormányzati bürokrácia lelkesen fogadta.

A járvány egész ideje alatt a kormány gyakorlatilag semmit sem tett, miközben az AIDS tovább terjedt. A Járványügyi Központ, Jimmy Carter hátsó udvarában, továbbra is a régi vonalú demokratikus politikusok által dominált maradt; minden együttműködést elutasítottak Ronald Reagan „fasiszta" rezsimével. Az AIDS-járvány kezdetétől fogva a Járványügyi Központ kétségbeesett hátvédharcot folytatott a járvány elrejtése vagy lekicsinyítése érdekében. 1985 nyarán a CDC vezetői kategorikusan elutasították, hogy a fejtetveket vagy a szeméremtetveket az AIDS-vírus lehetséges terjesztőinek tekintsék. A CDC munkatársai borzalommal utasították el az ötletet, azt suttogva, hogy maga a gondolat „megvalósíthatatlan" és „ijesztő". Valójában közismert, hogy sok vírust rovarok terjesztenek, különösen az arbovírusokat, az „ízeltlábúak által terjesztett vírusokat"; ezek közül mára mintegy ötszázat azonosítottak. Egyes kutatók biztosak abban, hogy a poloska az AIDS-vírus egyik fő hordozója, amely olyan gyorsan terjed egész Afrikában; a poloska szinte minden afrikai kunyhóban megtalálható. A tudósok ma már úgy vélik, hogy a szúnyogok, a cecelegyek, az oroszlánhangyák és a fekete bogarak is terjeszthetik az

AIDS-vírust Afrikában. Ez ésszerű magyarázatot ad az AIDS gyors terjedésére számos különböző afrikai országban. Ezek közül a rovarok közül egyik sem található meg minden afrikai országban, de egy vagy több nagy számban jelen van Afrika minden régiójában.

1900-ban Dr. Walter Reed bebizonyította, hogy az Aedes aegypti szúnyog a sárgaláz kórokozója. Ma már tudjuk, hogy egyes majmok hordoznak egy AIDS-típusú vírust, de ahogy Dr. Duesberg felfedezte, a HIV-vírus, amelyet Dr. Gallo a NIH-tól kizárólagos felelősséggel ruház fel az AIDS-fertőzésért, csak az összes AIDS-eset körülbelül felében jelenik meg, egy tényező, amelyet Dr. Gallo nem hajlandó megmagyarázni. A kérdés az, hogy mi a fertőző ágens az AIDS-esetek másik felében, vagy ahogy Dr. Duesberg állítja, a HIV-vírus egyáltalán nem a fertőző ágens ezekben az esetekben. Ha ez a helyzet, akkor a HIV-vírus jelenlétét vizsgáló hatalmas kormányzati programok több millió dolláros felhajtás hamis nyomok után.

Bár a Betegségmegelőzési és Járványvédelmi Központ (CDC) továbbra is ragaszkodik ahhoz, hogy a szegénységnek, a környezetnek és a rovaroknak semmi közük sincs az AIDS terjedéséhez, 1987 májusában a Science magazinban megjelent egy hirdetés, amelyben olyan kutató entomológust kerestek, aki tanulmányozná „a csípő rovarok lehetséges szerepét az emberi immunhiányos vírus (AIDS) terjedésében. Jelentkezni a Betegségmegelőzési és Járványvédelmi Központnál lehet."

Az AIDS-ről kialakult előítéletek megsértésének veszélye továbbra is kísérti a kutatókat. Amikor a Trópusi Orvostudományi Intézet bemutatta az ott végzett kutatás eredményeit, amelyek arra utaltak, hogy az AIDS-nek köze van az arbovírusokhoz, a Michigani Egyetem – a Betegségellenőrző Központ jelentős nyomására – azonnal megvonta az intézet összes finanszírozását. 1986. augusztus 25-én Oxfordban Jean-Claude Cermann professzor, a párizsi Pasteur Intézet munkatársa arról számolt be, hogy afrikai rovarokban is megtalálták az AIDS-t; a vírust szúnyogokban, csótányokban, hangyákban és cecelegyekben izolálták. Ez közvetlenül ellentmondott a CDC állításainak, miszerint az AIDS-vírust nem hordozhatják szúnyogok vagy más rovarok.

Bruce Halstead kaliforniai orvos kijelenti, hogy a modern orvoslásnak nincs gyógymódja az AIDS-re, a rákra vagy a sugárbetegségre. Rámutat továbbá, hogy kutatásai alapján az AIDS-vírus egymilliárd mutációra képes. Mindeközben az onkológusok (rákszakértők) által kezelt AIDS-betegek halálozási aránya jelentősen magasabb, mint a holisztikus módszerekkel kezelt betegeké. Sokan közülük meglepik az orvosi statisztikusokat azzal, hogy a betegség diagnózisát követően a számukra előre jelzett két évnél hosszabb ideig élnek. Egy negyvenéves, San Franciscó-i beteg, Dan Turner, jelenleg az AIDS-betegek közül a leghosszabb ideje él. Elmondása szerint 1981 júniusában, egy New York-i utazás során fertőződött meg, és 1982. február 12-én egy orvos tájékoztatta arról, hogy „meleg rákja" van, miután a Kaposi-szarkóma egyértelmű tünetei jelentkeztek nála. C-vitamin-kúrát, természetes ételeket, meditációt, akupunktúrát és súlyemelést alkalmazott.

Laurence Badgley orvos úttörő művében, a „Healing AIDS Naturally" (Az AIDS természetes gyógyítása) című könyvben számos kezelési módszert ismertet, amelyek közül a tipikus, jó eredményeket hozó vegetáriánus étrend zöldségekből, vitaminokból, búzafűből, gyümölcslevekből és gyógynövényekből áll, és napi nyolc-kilenc gerezd nyers fokhagymával egészül ki.

Míg a kormány tétlenkedik, az amerikai közvélemény továbbra is retteg a halálos betegségtől, az AIDS-től. A bokszmérkőzések és más véres sportok bírói most már orvosi kesztyűt viselnek, hogy elkerüljék a versenyzők vércseppjei által történő megfertőződést. A bírósági tisztviselők védőruházatot, például kesztyűt és sebészeti maszkot viselnek, amikor kénytelenek megjelenni a bíróságon beteg AIDS-es áldozatokkal. Ezek a felszerelések felháborodást és borzalmat keltenek a polgári szabadságjogok védelmezőiben, akik azt állítják, hogy ezek a védelmi technikák „káros légkört" teremtenek az AIDS-es beteg számára. Mivel ő valószínűleg már haldoklik, az érv vitathatónak tűnik.

Az a megállapított tény, hogy az AIDS-járvány kezdetétől fogva jól azonosítható csoportokra – homoszexuálisokra, haitiakra, intravénás kábítószer-használókra és feketékre – korlátozódott, szintén felháborodást váltott ki az Amerikai Polgári Jogok Uniójában, mivel az egalitárius társadalom egyik alapelve, hogy egy betegségnek nem szabad ilyen bigott módon választania áldozatait. 1984 és 1986 között a New York állami börtönökben az AIDS-áldozatok 45%-a spanyolajkú, 43%-a fekete volt, és 97%-uk intravénás kábítószer-használó (*New York Times*, 1988. február 7.).

Mivel a szerző korábban „The Curse of Canaan" című művében már megállapította, hogy a homoszexualitás – Kánaán idejétől napjainkig – az eredeti gyökérfaj szennyeződéséből ered, és a szexuális identitás zavara közvetlen következménye a faji identitás ebből fakadó zavarának, amely összezavarja a genetikai szerkezet DNS-mintázatát, aligha meglepő, hogy Joy Schulenberg hasznos könyvében, a „Complete Guide to Gay Parenting"-ben Doubleday 1985, azt találjuk, hogy a fehér „meleg" párok szinte kizárólag fekete gyermekeket fogadnak örökbe. Ez igazságtalan a fekete örökbefogadottakkal szemben, akik saját hibájukon kívül ki lesznek téve annak a veszélynek, hogy egyik vagy másik „meleg” nevelőszülőjüktől AIDS-et kapjanak. Úgy tűnik, hogy a fehér „melegek” nem hajlandók más fehéreket kitenni az „alternatív életmód” veszélyeinek.

7. FEJEZET

MŰTRÁGYA

Az elmúlt ötven év egyik legjelentősebb változása a „zöld forradalom", azaz a harmadik világ számos részén végbement úgynevezett mezőgazdasági forradalom volt. Ez a forradalom célja az volt, hogy a harmadik világ országait gyorsan a 20. századba vezesse, és lehetővé tegye számukra, hogy egyenlő feltételekkel versenyezzenek a fejlettebb nyugati nemzetekkel. Ahogy a 20. század lassan a történelem részévé válik, nyilvánvalóvá válik, hogy ezt a célt nem sikerült elérni. Az ázsiai és latin-amerikai országok sokkal olcsóbb munkaerő-költségek mellett nagyobb versenyt jelentenek a késztermékek gyártásában, de a mezőgazdaságban – annak ellenére, hogy hatalmas új piacok jöttek létre a Rockefeller-féle vegyipari vállalkozások számára – a szegénység enyhítése, amely állítólag a „zöld forradalom" célja volt, továbbra is csak egy illúzió marad. Valójában azok a világtájak, amelyeket a térképeken régóta „fejletlennek" jelöltek, nem tartalmaztak utalást arra, hogy ez a „kiaknázatlan" kódszó volt, vagyis még nem aknázták ki őket a kapzsi nemzetközi összeesküvők. A pénzemberek egyetlen valódi érdeke az, hogy olyan piacokat fejlesszenek ki termékeik számára, amelyek nyereséget hozhatnak. Mivel a harmadik világ országainak többsége nem képes fizetni az árukért, egy bonyolult rendszert dolgoztak ki, amelynek keretében az amerikai adófizető „segélyt" küld a harmadik világnak. Ő egy gyárban dolgozik, hogy traktort gyártson; a traktort aztán Bolíviába küldik, majd a fizetést a munkás béréből zsarolják ki. Egy további finomítás egy olyan rendszer, amelyben az amerikai vagy nemzetközi bankok „kölcsönadják" a pénzt ezeknek az országoknak, hogy azok kifizethessék az árukat; a Federal Reserve System ezután az amerikai adófizetők pénzéből „garanciát vállal" ezekre a behajthatatlan hitelekre. Ismét a munkás fizetéséből zsarolják ki a pénzt, hogy fedezzék az általa előállított áruk költségét. Az Alkotmány megalkotói soha nem számítottak ilyen fejleményre, ennek eredményeként, amikor a munkás az Alkotmányra hivatkozik, hogy megszabaduljon a kizsákmányolástól, a bíró felháborodva börtönbe zárja „irreleváns" és „zavaros" tanúvallomás miatt. A világ ma már egy Gulag-szigetcsoport, amelyet a Rockefeller-Rothschild konglomerátum könyörtelen csatlósai irányítanak. Istenei a pénz és a hatalom; egyetlen ellensége a szabadság szószólója.

A Rockefeller-érdekek jelenlegi hőse Norman Borlaug, aki 1970-ben Nobel-békedíjat kapott. Borlaug, egy iowai farmer, 1944-ben a Rockefeller-érdekek megbízásából Mexikóba utazott, hogy új gabonafajtákat fejlesszen ki. Ottani kísérletei során 60 000 különböző búzafajtát keresztezett, ami 1964-re egy teljes trópusi törpe-, kettős törpe- és hármas törpefajta létrehozásához vezetett. Ezt „zöld forradalomnak" nevezték el. Az így létrejött „szuperbúza" nagyobb hozamot eredményezett, de ezt úgy érték el, hogy hektáronként hatalmas mennyiségű műtrágyával „túltáplálták" a talajt, amely műtrágya nitrátokból és kőolajból készült, a Rockefeller-család által ellenőrzött nyersanyagokból. Hatalmas mennyiségű gyomirtót és növényvédő szert is használtak, ami további piacokat teremtett a Rockefeller-féle vegyipari birodalom számára. Valójában „a zöld forradalom" csupán egy vegyi forradalom volt. Semmilyen körülmények között nem lehetett elvárni a harmadik világ országaitól, hogy kifizessék a hatalmas mennyiségű műtrágyát és növényvédő szert. Erről ismét a már meglévő „külföldi segélyezési" rendszer gondoskodott.

A Rockefeller-érdekek Robert Chandlert is a Fülöp-szigetekre küldték, hogy kifejlesszen egy „csodarizst"; az eredmény egy olyan rizs lett, amely a korábbi mennyiség háromszorosát igényelte műtrágyából. Ez a rizs négy hónap alatt érett meg a korábbi hat hónap helyett, és évente három termést hozott a korábbi kettő helyett. Amikor két gazdag filippínó vállalkozói csoport kezdett versengeni a „csodarizs" nyereségéből származó helyi haszonért, a Rockefellerek úgy döntöttek, hogy az egyik csoportot, a Marcos-párt, eltávolítják, és helyére az Aquino-frakciót ültetik, amely szoros kapcsolatban állt a Chase Manhattan Bankkal, és amelyre számítani lehetett a hitelek kamatainak kifizetésében. Mint mindig, a Rockefeller-féle „jótékonyság" szorosan összefonódott a piacokkal, a nyereséggel és a politikai ellenőrzéssel. A modern műtrágyaipar a kőolajiparra épül.

A második világháború végén a lőszergyártók hatalmas mennyiségű nitrogén-nitrát-készlettel találták magukat szemben. A béke beköszöntével – amit a jótékonysági alapítványok mindig borzalommal fogadnak – gyorsan új piacokat kellett találni ezeknek az áruknak. A nitrogén és a nitrátok kulcsfontosságú összetevői voltak a bombák és a gránátok gyártásának. Hasonló békeidőbeli piacot kellett kialakítani. Az első világháború után kialakított elvnek megfelelően – amikor a monopolisták, hatalmas mennyiségű maradék klórral szembesülve, amelyet nagy költségek árán állítottak elő, hogy intenzív szenvedést és halált okozzanak, rájöttek, hogy az egyetlen lehetséges piac az amerikai közösségeknek való eladás, akik aztán a vízellátásukba öntik – 1945-ben úgy döntöttek, hogy a hatalmas nitrátkészletek egyetlen lehetséges felhasználási helye az élelmiszerláncba való bejuttatás, műtrágyaként.

Az elmúlt ötven év során az Egyesült Államokban a szívrohamok miatti halálozások számának emelkedését az orvosi monopólium védelmezői egyszerűen azzal magyarázták, hogy ez is alátámasztja azt a „tényt", miszerint az amerikaiak hosszabb életet élnek, és az előrehaladott életkoruk miatt hajlamosabbak az olyan „degeneratív" betegségekre, mint a rák és a szívproblémák. Ez volt az orvosi establishment szokásos kifogása, amely kényelmesen figyelmen kívül hagyta az amerikai életmódban bekövetkezett jelentős változásokat. A 19. században több éven át a kolera és a tífusz járványok pusztítottak az amerikai nagyvárosok lakói között, a kitöréseket a rossz higiéniai körülmények és a vízellátás szennyeződése okozta. Amikor az első világháború után a monopolisták felesleges klórt öntöttek a vízellátásba, az eredményt széles körben úgy ünnepelték, mint a kolera és a tífusz járványok végét. Valójában azonban nem a klórozás volt felelős ezért a fejleményért. A tífusz nagyrészt a városi utcák nagy mennyiségű lótrágyával való szennyeződésének volt köszönhető, amely rothadt és vonzotta a legyeket.

Eső esetén ez a szennyeződés a vízellátásba mosódott. Az autó megjelenésével és a lovak eltűnésével a városi utcákról, mint fő közlekedési eszközünkből, a tífusz szinte egyik napról a másikra eltűnt. Ez az 1920-as években történt, amikor az autók felváltották a lovakat az utcákon.

Ennek a háborús anyagnak a vízellátásba való kibocsátása egy előre nem látható hatással járt. Új járványt okozott, egy szívroham-járványt. A vízben lévő klór az étrendben található állati zsírokkal kombinálódva kémiai ötvözetet alkotott, amely aztán gumiszerű anyagot képezett az artériákban; ez egy atherosclerosis nevű betegséget okozott. Ennek a ragadós anyagnak az artériákban való felhalmozódása fokozatosan zavarta a vérkeringést, végül elzárta a szívhez vezető fő artériákat, és angina pectoris-rohamokat és koszorúér-szívrohamokat okozott. Itt is a higiénia látszólagos „fejlődése" újabb áldásnak bizonyult az orvosi monopólium számára, mivel az orvosok rendelői megteltek szívbetegségben szenvedő amerikaiakkal.

A második világháború végén a monopóliumok összehangolt erőfeszítéseket tettek annak érdekében, hogy felesleges nitrátjaikat az amerikai élelmiszerláncba juttassák. Az Egyesült Államok egész területén a megyei ügynököknek azt a parancsot kapták, hogy tanácsolják a körzetükben élő gazdáknak a műtrágyák, gyomirtók és növényvédő szerek használatának növelését. Ez a tanács még tőkeigényesebbé tette a gazdálkodást, arra kényszerítve a gazdákat, hogy a bankokhoz forduljanak további kölcsönért, és előkészítve az utat annak a programnak, amelynek célja az egyéni gazdák földjükről való kiszorítása volt, nagy mezőgazdasági monopóliumok létrehozása érdekében, hasonlóan a szovjet mezőgazdasági trösztökhöz. A gazdák emellett nagy összegű kölcsönt vettek fel drága, benzinnel működő traktorok vásárlására, ami jelentősen növelte a Rockefeller-család bevételeit, ugyanakkor megfosztotta őket a korábban lovaktól származó műtrágyától. Aligha volt véletlen, hogy azok a bankok, amelyek olyan szívesen nyújtották a kölcsönöket a megyei ügynökök utasításait hűségesen követő gazdáknak, éppen azok voltak, amelyek a Federal Reserve Systemtől kapták a forrásaikat. A nemzet pénzének és hitelének ezt a monopóliumát egy titkos összeesküvői találkozón tervezték meg 1910 novemberében a georgiai Jekyl-szigeten, egy olyan találkozón, amelyet Nelson Aldrich szenátor vezetett, akinek a lánya nemrég vette feleségül John D. Rockefeller Jr.-t.

A túlzottan trágyázott talajon termesztett élelmiszerek tápértékét, valamint azt a tényt, hogy ezeket az élelmiszereket később kiterjedt „feldolgozásnak" vetik alá, hogy azok nagy léptékű raktározás, szállítás és kiskereskedelem szempontjából kényelmesebbé váljanak, az orvosi monopólium elhallgatta. Ellenkező hang hallatszott, amikor Dr. H. M. Sinclair, vezető táplálkozási szakértő és az oxfordi Magdalen College Emberi Táplálkozási Laboratóriumának vezetője 1957-ben a Világ Egészségnap alkalmából tartott beszédet, amelyet a *British Medical Journal* 1957. december 14-i *számában* újraközöltek. Dr. Sinclair emlékeztetett arra, hogy orvostanhallgatóként már a legkorábbi napoktól kezdve „klinikai tanáraim nem tudták megválaszolni, miért alig különbözik a középkorú férfiak várható élettartama ebben a században attól, ami a század elején, vagy akár egy évszázaddal ezelőtt volt. Ez azt jelenti, hogy az orvostudomány hatalmas fejlődése ellenére – a tüdőgyulladás szinte teljes felszámolása, a tuberkulózis viszonylagos ritkasága, a sebészet, az endokrinológia és a közegészségügy csodálatos fejlődése – egy középkorú férfi nem számíthat arra, hogy négy évvel tovább él, mint egy évszázaddal ezelőtt – sőt, Skóciában a várható élettartam jelenleg valójában csökken."

1893-ban egy német agrárkémikus, Dr. Julius Hensel, a „Bread From Stones" című könyvében így írt: „A mezőgazdaság a Rák jegyébe lépett... nem lehetünk közömbösek azzal kapcsolatban, hogy milyen növényeket termesztünk táplálékunkra, vagy milyen anyagokkal trágyázzuk a mezőinket. Nem elég, ha nagy mennyiséget aratunk, hanem annak a nagy mennyiségnek jó minőségűnek is kell lennie. Vitathatatlan, hogy pusztán márgával, azaz mészkarbonáttal történő trágyázással olyan nagy hozam érhető el, hogy az ember hajlamos legyen mindig beérni a márgával, de egy ilyen egyoldalú trágyázás mellett lassan, de biztosan különféle káros hatások alakulnak ki; ezek adták okot a tapasztalati alapelvre: „A mésszel való trágyázás gazdag apákat, de szegény fiúkat eredményez." Mivel jelenlegi finom lisztünk, amelyből eltávolították a korpát, szinte teljesen mentes a tápanyagoktól, nem kell csodálkoznunk a modern betegségek nagy számán." Ezt 1893-ban írták, még mielőtt a Rockefeller-érdekek elárasztották volna a világot kőolaj alapú műtrágyáikkal.

Az egyre növekvő mennyiségű, tápanyagokban szegény, élettelen élelmiszerekkel szemben a gyógyászati monopólium csatlósai sem tétlenkedtek. Miközben kimerítő háborút folytattak a jobb táplálkozás vezető képviselői ellen, az Élelmiszer- és Gyógyszerügyi Hivatal (FDA) és az Amerikai Orvosi Szövetség (AMA) bátran védte a műtrágyák használatát. Az AMA széles körben terjesztett magazinja, *a Today's Health*, amely minden állami iskolában és könyvtárban megtalálható, 1958 szeptemberében kijelentette: „Az Egyesült Államok Kutatási és Kifejlesztési Hivatala által végzett kiterjedt kutatások kimutatták, hogy a termények tápértékét nem befolyásolja a talaj vagy a felhasznált műtrágyák minősége..." Ezzel ellentétben állt a Rockefeller Alapítvány saját munkatársa, Dr. Alexis Carrel, aki így írt: „A műtrágyák, anélkül, hogy pótolnák a talaj kimerült elemeit, növelik a termés mennyiségét, és ezzel közvetetten hozzájárulnak a gabonafélék és zöldségek tápértékének megváltozásához. A tyúkokat a mesterséges táplálkozás és életmód arra kényszerítette, hogy a tömegtermelők sorába lépjenek. Nem változott-e meg a tojásuk minősége? Ugyanez a kérdés feltehető a tejre is, mivel a teheneket ma már egész évben az istállóban tartják, és gyártott takarmánnyal etetik őket. A higiénikusok nem fordítottak kellő figyelmet a betegségek kialakulására. Az életkörülményekről és az étrendről, valamint azoknak a modern ember fiziológiai és mentális állapotára gyakorolt hatásáról szóló tanulmányaik felületesek, hiányosak és túl rövid időtartamúak."

A kormányzati kutatók állításai ellenére a talaj fontosságát jól mutatja az a tény, hogy a saláta vas-tartalma a termesztés helyszínének talajviszonyaitól függően 1 mg/100-tól 50 mg/100-ig terjedhet. A Középnyugat régóta „a golyvaövezet" néven ismert, mivel a talajban széles körben jódhiány uralkodik. A Brit-szigeteken, ahol közel kétezer éve intenzíven művelik a földet, olyan súlyos ásványianyag-hiány van a talajban, hogy a britek világszerte rossz fogazatukról ismertek.

A jelenlegi mezőgazdasági kémiai rendszert Justus von Liebig német kémiaprofesszor alkotta meg, aki azt javasolta, hogy ásványi anyagokat és savakat adjanak a talajhoz, hogy azok a növények számára jobban felvehetőek legyenek. A mezőgazdasági kémia oldható vegyszereket használ, amelyek vagy savasak, vagy lúgosak, és végső hatásuk a talaj savasítása, míg a kémiai ásványi anyagok használata a talajt használhatatlanná teszi. Felvetődött, hogy még mindig a legutóbbi jégkorszak által biztosított előnyökből élünk, és hogy a talaj ásványianyag-pótlásának egyetlen módja egy újabb jégkorszak, ahogyan az korábban körülbelül 100 000 évente megtörtént.

Dr. W. M. Albrecht, a Missouri Egyetem Mezőgazdasági Karának Talajtani Tanszékének vezetője kijelenti: „, bár régóta általános meggyőződés, hogy a betegségek kívülről érkező csapások, egyre inkább elismert tény, hogy azok valószínűleg belülről erednek, a hiányosságok és a nem megfelelő táplálkozás miatt. A táplálkozásról szerzett teljesebb ismeretek egyre több hiánybetegséget tárnak fel. Ezeket általában nem csupán az élelmiszerboltokban és szupermarketekben kapható, a családi költségvetésből megvásárolható termékekre vezetik vissza, hanem egy kicsit tovább, közelebb a forrásukhoz, nevezetesen a talaj megtermékenyítéséhez, ahonnan minden mezőgazdasági termelés kiindul. Ezek a hiánybetegségként besorolt, egyre gyakrabban előforduló esetek alátámasztják azt a régi mondást, amely szerint »jól táplálkozni egyenlő az egészséggel«."

Az utóbbi években felbukkanó, minket sújtó furcsa új betegségek közül soknak táplálkozási eredete van. Dr. Josephson a myasthenia gravist mangánhiányból eredő endokrin rendellenességként azonosítja, amelyet vagy a mangán hibás felszívódása, vagy a hibás anyagcsere okozhat. A műtrágyák iránti igény valószínűleg a gazdálkodási módszerben régóta fennálló hibából, a moldbord ekék használatából ered. Edward H. Faulkner, az Oklahomai Egyetem professzora felfedezte, hogy a moldbord eke tönkreteszi a talaj termékenységét. Ezt a hatást úgy ellensúlyozta, hogy zöldtrágyát dolgozott be a talaj felszínébe, és elhagyta az ekét, amely gyakorlatilag az összes zöldtrágyát (a talaj felszínén található bomló növényi anyagokat és növényi maradványokat) körülbelül 15–20 centiméter mélyre szorítja, ahol gátat képez a talajvízszintből felemelkedő víz számára. A felső 15 centiméter így kiszárad, mivel a víz kapilláris mozgása blokkolva van. Az ezen az ekével kimerített talajon termesztett növények rovarokat vonzanak, miközben vitamin- és ásványianyag-tartalmuk kimerül. A növények betegessé válnak és elpusztulnak.

Ezt látva a gazda úgy dönt, hogy a probléma a talajban hiányzó valamilyen elem, nem veszve észre, hogy valójában a szántás zavarta meg a talajban a víz kapilláris mozgását. Ezután kész vevővé válik a nagy mennyiségű műtrágyák számára. Ezeknek a műtrágyáknak az egyik fő gyártója a Rockefeller-család által irányított American Agricultural and Chemical Company volt. Nem meglepő, hogy az egyik igazgatója, John C. Traphagen, a New York-i Federal Reserve Bank és a Rockefeller Institute of Medicine igazgatója is volt. Az American Cancer Society egyik fő mozgatórugója és igazgatója, Traphagen a Bank of New York elnöke és a Fifth Avenue Bank igazgatója volt. Emellett igazgatója volt a Wyandotte Chemicals, a Hudson Insurance, a Brokers and Shippers Insurance, a Caledonian American Insurance, a Foreign Bondholders Protective Association, a Sun Insurance, Ltd. (a három fő Rothschild-cég egyike), az Atlantic Mutual Insurance, az Eagle Fire Insurance, a Norwich Union Fire Insurance, Ltd., az International Nickel, a Royal Insurance Company, a Royal Liverpool Insurance és számos más londoni biztosítótársaság igazgatója is volt, amelyek többsége a Rothschild-körhöz tartozott.

Az American Agricultural and Chemical igazgatótanácsában szintén ott volt John Foster Dulles, a Wall Street-i Sullivan and Cromwell ügyvédi iroda tagja; ő volt Eisenhower külügyminisztere, míg testvére, Allen a Központi Hírszerző Ügynökség (CIA) vezetője volt. Dulles az International Nickel, a Bank of New York és az American Banknote Company (amely a papírkötvényekkel fedezett papírpénz nyomtatásához a Federal Reserve System számára biztosította a papírt) igazgatója is volt, valamint a Carnegie Endowment for International Peace elnöke, amelynek elnöke Alger Hiss volt, továbbá a New York-i Közkönyvtár, az Union Theological Seminary és a New York-i Állami Bankbizottság igazgatója. Dulles titkár volt az 1907-es hágai békekonferencián, és nagybátyja, Robert Lansing, Wilson külügyminiszter titkáraként szolgált az 1918-as párizsi békekonferencián. Dulles később, 1919-ben Bernard Baruch mellett a Helyreállítási Bizottságban és a Legfelsőbb Gazdasági Tanácsban szolgált; részt vett a 1933-as berlini adósságkonferencián, és az Egyesült Államok küldöttje volt az ENSZ-ben San Franciscóban, amikor Alger Hiss 1945-ben megírta az ENSZ Alapokmányát. Dulles és testvére, Allen egyaránt részt vett egy történelmi jelentőségű konferencián Kurt von Schroder báróval és Adolf Hitlerrel 1933-ban Kölnben, amikor a Dulles testvérek biztosították Hitlert arról, hogy a Wall Street-i bankárok előlegezik neki a pénzt a náci rezsim elindításához Németországban.

Az American Ag & Chem igazgatóságában szintén ott volt George C. Clark, a Clark and Dodge befektetési bankárok képviselője; John R. Dillon, az Unexcelled Chemical Company és a Lone Start Cement elnöke, aki egyben színházi mágnás is volt, a National Theatres, a Twentieth Century Fox és a Skouras Theatres igazgatója, valamint repülőgépipari mágnás is, a Curtiss-Wright és a Wright Aeronautical igazgatójaként; az igazgatóság tagja volt még Robert Stone bankár, a Hayden Stone társtulajdonosa, a Rockefeller-féle Mesabi Iron Ore és Island Greek Coal Company, a Punta Alegre Sugar Company, az U.S. Envelope, a John P. Chase Company, a Philadelphia and Norfolk Steamship Company, az Amoskeag Company és a William Whitmore Company igazgatója.

Az Ag & Chem másik tagja Elliott V. Bell volt, aki az American Cancer Society igazgatója is volt. 1929 és 1939 között pénzügyi újságíróként dolgozott a *New York Timesnál,* ami bejutást biztosított számára a legmagasabb pénzügyi körökbe. 1940-ben Thomas Dewey gazdasági tanácsadója lett, 1947-49 között a New York-i állami bankfelügyelő, a McGraw Hill igazgatója, *a Business-week* üzleti magazin szerkesztője, a Rockefeller-féle Chase Manhattan Bank, a New York Life, a New York Telephone Company, a Tricontinental Corporation, a Revere Copper and Brass és más cégek igazgatója. Kinevezték továbbá a HEW társadalombiztosítási pénzügyi bizottságának tagjává, valamint a John S. Guggenheim Alapítvány és a Roger Straus Alapítvány kurátorává. Lánya, Thomas Hoving asszony, New York egyik vezető társasági személyisége, a „gyönyörű emberek" egyike.

A műtrágyák használata miatt a zöldségek fehérjetartalma évente tíz százalékkal csökkent.

A legveszélyesebb hatás azonban – és a táplálkozásból eredő betegségek valószínűsíthető oka – az volt, hogy a műtrágya csökkentette a talaj káliumtartalmát, miközben növelte a nátriumtartalmat. A kálium és a nátrium a két elektromosan ellentétes csoport vezető elemei. A szervezetben lévő inaktív kálium betegségeket, különösen rákot idéz elő. A megnövekedett nátriummennyiség magyarázhatja a magas vérnyomás előfordulásának drámai növekedését az Egyesült Államokban, mivel lakosságunk egyre növekvő mennyiségű nátriumot fogyaszt a vegyi műtrágyával megtermelt élelmiszerekből, miközben egyidejűleg szenved a szervezetben folyamatosan csökkenő káliumszint hatásaitól. A kálium különösen szükséges a szívverés szabályozásához; hiánya a szervezetben hajlamossá teszi a rendszert a hirtelen szívrohamokra.

A táplálkozási szakértők ma már úgy vélik, hogy a talajban alkalmazott műtrágyák az Egyesült Államok lakosságának vérszegénységeinek hetven százalékáért felelősek, mivel ezek a műtrágyák nem pótolják a talajban található vasat, hanem valójában eltávolítják azt.

A műtrágyák használata szintén felgyorsította a világ gabonakészleteinek a Rockefeller-érdekekkel szoros kapcsolatban álló nagyvállalatok általi uralmát. 1919-ben a világ legnagyobb gabonatermelője a Montana Farming Corporation volt. Abban az időben a búza garantált ára 2,20 dollár volt egy bushelért, és a vállalat hatalmas nyereséget termelt. A Montana igazgatótanácsát J. P. Morgan vezette, akinek a banki, acélipari és vasúti érdekeltségei nem utaltak arra, hogy farmerré szeretne válni; Morgan a Federal Reserve Board szövetségi tanácsadó testületének tagja volt, ahol a New York-i központi banki területet képviselte. Társai a Montana Farming igazgatótanácsában Rockefeller bankára, James Stillman a National City Bankból – két lánya feleségül ment William Rockefeller két fiához; Francis Hinckley Sisson, a Morgan által irányított Guaranty Trust bank alelnöke – ma Morgan Guaranty Trust néven működik; Charles D. Norton, akit Morgan Taft elnöksége alatt Taft elnök személyi titkárának nevezett ki. Norton a Morgan First National Bank elnöke volt (amely később egyesült Rockefeller National City Bankjával, így jött létre a mai bankóriás, a Citibank). Norton az eredeti összeesküvők egyike volt, akik Jekyl Islanden vettek részt a Federal Reserve Act titkos kidolgozásában. A Montgomery Ward, az Equitable Life, az ATT, a Tidewater Oil, valamint a Delaware and Lackawanna Railroad igazgatója volt. Számos, Morgan által kedvelt jótékonysági szervezet igazgatósági tagja is volt, köztük az Amerikai Vöröskereszt, a Russell Sage Alapítvány és a Metropolitan Múzeum. A Montana Farming igazgatótanácsában ülésezett Charles H. Sabin is, a Guaranty Trust, a Merchants and Metals National Bank igazgatója, az Asia Banking Corporation, az American Foreign Securities Corporation, a Mackay Companies, a Postal Telegraph és számos más cég elnöke.

Ma a világ gabonakereskedelme szilárdan öt cég kezében van: a Cargill, a Continental Grain, a Louis Dreyfus, a Bunge és az Andre. Ezek a cégek a Rockefeller Trust által kifejlesztett szupergabonák hullámán lovagolva gazdagodtak meg és lettek hatalmassá. Szoros kapcsolatot tartanak fenn ezekkel az érdekcsoportokkal, valamint a Rockefeller-család banki érdekeltségeivel, elsősorban a Chase Manhattan nemzetközi hálózatára támaszkodva. Ezek a cégek a Rockefeller Alapítvány hibrid magvak, különösen a kukorica fejlesztéséből is profitáltak. Kereskedelmi szempontból a hibridek vonzereje abban rejlik, hogy nem képesek önmagukat szaporítani. Ennek eredményeként a gazdának minden évben pénzt kell előteremtenie, hogy új adag hibrid magot vásároljon. A hibrid magvaknak van egy másik nagy vonzereje is a monopolisták számára: a szabadalmat birtokló anyavállalatnak monopóliumot biztosítanak az adott magfajtára. Így a kereskedelmi életképesség és a monopólium kettős tényezője biztosítja a bankok és a Chemical Trust számára az amerikai gazdák feletti teljes ellenőrzést. A hibrid magok átlagosan 20–30 százalékkal nagyobb hozamot eredményeznek hektáronként, ami erős érv a gazdák számára. Hasonlóképpen a mexikói El Butanban található Nemzetközi Kukorica- és Búzafejlesztési Központban kifejlesztett „csodabúza" olyan búzafajtát eredményezett, amely ellenállt a zuhogó esőknek és a trópusi viharoknak. Ezt a fajtát mexikói búza és rövid, erős szárú japán törpe búzafajták keresztezésével hozták létre. A Honshu-szigetről származó Norin-10 alig tudta kiállni a japán tájfunokat. Ez lett az a fajta, amely a „zöld forradalmat" valósággá tette. 1960 után a mexikói kutatóállomás hosszú sorozatban hozta forgalomba a búzafajtákat: a Nanair 60-at 1960-ra, a Pitic 62-t, a Penjamo 62-t, a Sonora 64-et, a Lerma Rojo 64-et, az India 66-ot, a Siete Cerros 66-ot, a Super X 67-et, a Yecoar 70-et és a Cajeme 71-et. Bár intenzív műtrágyázást és öntözést igényeltek, mindegyikük jól megélhetett a trópusi országokban. Az „Öt Nagy" hatalmas politikai és pénzügyi hatalommal rendelkezik hatalmas pénzforgalma miatt, valamint azért, mert oly sok kormány függ az élelmiszer-ellátásuktól a politikai stabilitás fenntartása érdekében. Ezt bizonyította az a folyamat, amelyet a történészek ma a „nagy szovjet gabonarablásnak" neveznek 1972-ben.

Henry Kissinger, a Chase Manhattan Banknál dolgozó, régóta Rockefellernek dolgozó báb szervezésében ez az üzlet megmentette a tántorgó szovjet kormányt, miközben az amerikai adófizetőket több milliárd dollárba került. 1972 júliusában a Szovjetunió búzát vásárolt az Egyesült Államoktól, hogy pótolja a szovjet kollektív mezőgazdasági rendszer katasztrofális alkalmatlanságát. 1963-ban Oroszország megkezdte a külföldi búzavásárlási politikáját azzal, hogy 6,8 millió tonnát vásárolt Kanadától 500 millió dollárért. Az 1972-es amerikai vásárlások kifizetésére a Szovjetunió a következő módon kapott engedélyt: a Szovjetunió nevében eljáró Magyar Nemzeti Bank 20 milliárd dollár értékben eladási megbízást adott a dollárra. John Connally pénzügyminiszter ezután 10 százalékkal leértékelte a dollárt. A Szovjetunió 4 milliárd dollárt keresett a dollár eladásával, és kifizette a gabonát.

Michel Sidona, aki szorosan részt vett a Rothschildok és a Hambro család nemzetközi pénzügyi manipulációiban, börtöncellájából írta le a folyamatot, ahol később holtan találták. „Felfoghatatlan naivitásában az Egyesült Államok 4 milliárd dollárt juttatott a Szovjetuniónak, pénzt, amelyet azóta kétségtelenül a jótevői megsemmisítésére fektettek be; akkor kezdtem megérteni, hogy Amerika saját romlásának társa. Mondom nektek, az egész történelem során egyetlen hatalom sem fegyverezte fel és segítette olyan vakon ellenségeit, mint ő."

A szovjet gabonaüzlet eredményeként az Egyesült Államokban minden élelmiszer ára 20 százalékkal emelkedett. A Kongresszus által a gabona külföldi hajókon történő szállítására kivetett korlátozások miatt – egy olyan intézkedés, amelyet a csökkenő tengeri flottánk megsegítésére fogadtak el – a szovjet gabonavásárlások 1972-ben további 55 millió dollárba kerültek az amerikai adófizetőknek az ömlesztettáru-szállító hajóknak nyújtott támogatások formájában. Az amerikai hajózók tonnánként 16 dollárért szállították a gabonát, míg a külföldi hajók tonnánként 9 dollárért szállították volna.

A mai napig csak néhány nemzetközi gabonakereskedő és szovjet tisztviselő tudja valójában, mennyiért vásárolták meg a szovjetek az Egyesült Államoktól 1971 és 1977 között a negyvenmillió tonna gabonát. Az Egyesült Államok Mezőgazdasági Minisztériumának tisztviselői kijelentik, hogy nincs nyilvántartásuk a kifizetett árról, sem arról, hogy egyáltalán kifizették-e azt. Csak Henry Kissinger tudja, de ő nem árulja el.

Az öt legnagyobb gabonakereskedő cég is aktívan részt vesz a devizamanipulációkban, naponta hatalmas összegekkel kereskedve deviza határidős ügyletekben, mivel gabonaügyleteik nagy ingadozásokat okoznak a világ devizáinak értékelésében. Belső információiknak köszönhetően hatalmas nyereségre tesznek szert, függetlenül attól, hogy a devizák értéke emelkedik vagy csökken. A Cargill jelenleg a világ gabonakereskedelmének 25%-át bonyolítja; az argentin Bunge 20%-át; a Continental Grain a napóleoni háborúk idején kezdte meg működését, gabonát szállítva mindkét félnek; a világ gabonakereskedelmének 25%-át bonyolítja – a cég jelenlegi vezetője, Michel Fribourg fia, Rene-vel együtt a részvények 90%-át birtokolja; Michel Fribourg francia állampolgár volt, aki a második világháború alatt csatlakozott az amerikai hadsereg hírszerzéséhez; később amerikai állampolgár lett; az Andre család svájci, egy szigorú svájci kálvinista szektához tartozik, amelynek tagjai a világszerte működő, nagyon militáns Plymouth Brethrennek; a Dreyfus pedig a világ gabonakereskedelmének 20%-át birtokolja. A Dreyfus-t jelenleg Nathaniel Samuels vezeti, aki Nixon elnök csapatában gazdasági ügyekért felelős alminiszterként szolgált. A Bunge elnöke, Walter Klein, akinek irodája a New York-i One Chase Manhattan Plaza épületében található, az USA–Szovjetunió Kereskedelmi és Gazdasági Tanácsának döntéshozó tisztviselője.

8. FEJEZET

AZ ÉLELMISZERLÁNC SZENNYEZŐDÉSE

Az Amerikai Tudományos Akadémia nemrégiben becslése szerint az amerikai lakosság 15%-a szenved jelenleg egy vagy több vegyi anyaggal szembeni allergiától. A tanulmány rámutatott, hogy otthonainkban több mérgező vegyi anyagnak vagyunk kitéve, mint amikor kint tartózkodunk. Azok a vegyi anyagok, amelyek minden otthonban megtalálhatók, között szerepel a leukémiát okozó benzol; a para-diklór-benzolt tartalmazó, általánosan használt molyirtó spray és molyirtó golyók, amelyek használata láthatatlan, de káros gázt képez mintegy harminc millió amerikai otthonban; a lindán, egy általánosan használt peszticid; a termeszek ellen használt klórdán (a klórdánról az utóbbi időben sokat hallani a hírekben, mert néhány család halálos beteg lett, miután otthonukat professzionális termeszirtók kezelték; egy házaspárnak el kellett költöznie és teljesen el kellett hagynia otthonát, miután a ellenőrök tájékoztatták őket, hogy a klórdánmaradványokat semmiképpen sem lehet annyira eltávolítani, hogy az otthon lakható legyen). A kloroformvegyületek sokkal gyakoribbak az otthonokban, mint azt általában gondolják. Az EPA megállapította, hogy a kloroform szintje az otthonokban ötször magasabb volt, mint kívül. Azok, akik zárt zuhanyfülkében vesznek forró zuhanyt, nem tudják, hogy a gőzből jelentős mennyiségű kloroformot lélegeznek be. A víz melegítése felszabadítja a klórt a erősen klórozott vízben, amely gáz formájában távozik, amikor a forró víz kijön a zuhanyrózsából. A napi zuhanyzás garantáltan kloroform-eufóriát okoz. A formaldehid is jelen van sok otthonban számos általánosan használt vegyületben.

Ezeknek a háztartási vegyi anyagoknak bármelyikéből vagy mindegyikéből naponta bevitt apró mennyiségek hozzájárulnak a rák kialakulásához, mivel elég mérgezőek ahhoz, hogy napi érintkezés esetén rákkeltővé váljanak. Az illinoisi egyetem neves rákkutatója, Dr. A. Samuel Epstein azonban kijelenti, hogy „az étel az egyetlen legfontosabb expozíciós út az emberek számára a szintetikus vegyi anyagokhoz." Jim Sibbinson becslése szerint az átlagos amerikai évente körülbelül 4 kg vegyszert fogyaszt az élelmiszerekkel, vagyis olyan mérgező vegyszereket, amelyeknek már egy töredéke is súlyos betegséget vagy halált okozhat. Ezeket a vegyi anyagokat adalékanyagok, tartósítószerek, színezékek, fehérítők, emulgeálószerek, antioxidánsok, ízesítők, pufferek, káros spray-k, savasítók, lúgosítók, szagtalanítók, nedvesítők, csomósodásgátlók és habzásgátlók, kondicionálók, érlelők, hidrolizátorok, hidrogénezők, szárítószerek, gázok, töltőanyagok, sűrítőanyagok, édesítőszerek, érlelők, dúsítók és egyéb anyagok formájában juttatják az élelmiszerláncba.

A legtöbb amerikai nem tudja, hogy a mindennapi ételeikben található több mint ötezer kémiai adalékanyag közül körülbelül egyharmadáról ismert, hogy ártalmatlan, egy másik harmadát a Food and Drug Administration (Élelmiszer- és Gyógyszerügyi Hivatal) „GRA" kategóriába sorolja, ami a „generally recognized as safe" (általánosan biztonságosnak elismert) rövidítése, míg a maradék egyharmad, azaz közel 2000 vegyi anyag nagy mennyiségben kerül felhasználásra, annak ellenére, hogy soha nem vizsgálták megfelelően az esetleges káros hatásaikat. 1958-ban James J. Delaney, New York-i képviselő kísérletet tett ezeknek a vegyi anyagoknak a használatának szabályozására. Bevezette a Delaney-záradékot, amelyet törvénybe is iktattak. Ez kimondta, hogy ha bármely élelmiszer-adalékanyagról kiderül, hogy rákot okoz, ha ember vagy állat fogyasztja, azt biztonságtalannak kell minősíteni, és nem használható.

A Delaney-bizottság, amely 1950 és 1952 között tartott meghallgatásokat, 704 kémiai adalékanyagot sorolt fel, amelyek közül csak 428 volt biztonságosnak minősítve. A többi 276, amelyet továbbra is használtak anélkül, hogy bizonyították volna biztonságosságukat, azt jelentette, hogy az élelmiszer-feldolgozók orosz rulettet játszottak az amerikai fogyasztókkal. Ennek ellenére további hat év telt el, mire a Delaney-módosítás törvényerőre lépett, és előírta ezeknek az adalékanyagoknak a tesztelését. Az azt követő években néhányat ezek közül a vegyi anyagok közül más anyagok javára elhagytak, míg másokat továbbra is használnak anélkül, hogy bármilyen pozitív teszt igazolná, biztonságosak-e vagy sem. Több mint ötven éven át az élelmiszer-színezékeket olyan mérgező anyagokból állították elő, mint az ólom, a króm és az arzén. Mindenesetre a Delaney-módosítás lényege az volt, hogy az élelmiszer-adalékanyagokat teszteljék, hogy kiderüljön, okoznak-e rákot emberben vagy állatban. A bökkenő az, hogy a legtöbb adalékanyagot csak toxicitás szempontjából tesztelik, nem pedig rákot okozó hajlamuk szempontjából.

A kumarin, amely a vaníliaaroma-utánzat egyik fő összetevője volt, hetvenöt éven át folyamatosan használták, mire kiderült, hogy súlyos májkárosodást okoz laboratóriumi állatokban. A dulcin nevű mesterséges édesítőszert ötven évig használták cukorhelyettesítőként, mire kiderült, hogy rákot okoz a kísérleti állatokban. A vajsárga színezékekről, azaz az AB és OB sárgáról kiderült, hogy májrákot okoznak. A 19. század közepén a híres Rockefeller-féle rákgyógyszerként ismert ásványi olaj, amelyet ma már sok salátaöntetben használnak, megakadályozza a vitaminok és más tápanyagok felszívódását a szervezetben.

Az 1938-as Élelmiszer-, Gyógyszer- és Kozmetikai Törvény tizenkilenc színezéket engedélyezett élelmiszerekben való felhasználásra. Azóta hármat visszavontak, így tizenhat maradt élelmiszerekben való felhasználásra. A „minősített" címke egyszerűen azt jelenti, hogy tiszta – semmilyen utalást nem ad az emberi szervezetre gyakorolt lehetséges hatásaira. Dr. Arthur A. Nelson beszámolt arról, hogy az FDA 1957-es vizsgálatai szerint a akkor használatban lévő tizenhárom engedélyezett színezék közül tíz rákot okozott, amikor patkányok bőre alá injekciózták. Earl Ubell tudományos író becslése szerint az emberek szájon át kétszer annyi ilyen színezéket vennének magukhoz, mint amennyit a patkányok bőre alá injekcióztak. Az olajban oldódó színezékek annyira mérgezőek voltak, hogy a patkányok meghaltak, mielőtt a tudósok megfigyelhették volna, kialakult-e rák. Az Egyesült Államokban az élelmiszerekben általánosan használt színezékek közül kilenc a következő:

1. számú narancssárga – *halpástétomokban, szénsavas italokban, zselékben, pudingokban és sok más élelmiszerben használják* (jelenleg visszavonták a tanúsítványát).

2-es számú narancssárga – *sajt, margarin, cukorka, narancs héja* (jelenleg visszavont engedély).

Sárga 1. szám – *édességek, spagetti és más tészták, sütemények, italok.*

Sárga 3. szám (Sárga AB) – *étkezési zsírok, margarin, vaj, cukorka.*

Sárga 4. szám (Sárga OB) – *margarin, vaj, cukorka.*

Zöld 1. szám – *Likőrök, cukorkák, sütemények, üdítőitalok, zselék, fagyasztott desszertek.*

2. számú zöld – *Fagyasztott desszertek, cukorkák, sütemények, zselék, kekszek, likőrök.*

3-as számú zöld – *Pékáruk, édességek, zselék, desszertek.*

Kék 1. számú – *Fagyasztott desszertek, zselék, pudingok, fagylaltok, édességek, sütemények, cukormázak.*

A rákot okozó veszélyként ismert sárga AB és sárga OB színezékeket széles körben használták margarin és vaj színezésére. Ezeket egy béta-naftil-amin nevű veszélyes vegyi anyagból állítják elő. Érdemes megjegyezni, hogy alacsony toxicitású, vagyis hatása nem mérgező, de az egyik legismertebb rákkeltő anyag. Az Orange No. 2, az O-tilazo-2-naftol, amelyet az Egyesült Államokban széles körben használtak – az élelmiszeripar évente több ezer font Orange No. 2-t használt fel –, végül 1956-ban kivonták a forgalomból, amikor kiderült, hogy kísérleti állatokban bélpolipokat és rákot okoz.

A fehér kenyeret, amelyről régóta ismert, hogy agyi rohamokat okoz kutyáknál, mivel a gyönyörű fehér liszt feldolgozása során elvesznek a kritikus tápanyagok, az utóbbi években számos vitaminnal és tápanyaggal dúsították. Azonban egy adag szintetikus vitamin, egy adag emulgeálószer a puhaság megőrzése érdekében, valamint egyéb összetevők hozzáadása arra utal, hogy ez a termék inkább kémcsőben készülhetne, mint pékségben.

Emanuel Kaplan és Ferdinand A. Dorff, a baltimore-i Egészségügyi Minisztérium kutatói, bemutattak egy jelentést „Egzotikus vegyi anyagok az élelmiszerekben" címmel, amelyet az FDA tisztviselőinek egy ülésén mutattak be. Idézzük:

„Vessünk egy gyors pillantást a pékségekben használt különböző összetevők kémiai kezelésére. A liszt olyan magokból származik, amelyeket valószínűleg növénybetegségek elleni védelem céljából szerves higanyvegyületekkel vagy hasonló szerekkel kezeltek, és a magokat műtrágyával kezelt talajba ültetik. A talajból szelén (egy rendkívül mérgező ásványi anyag) kerülhet ki. Az őrlés során a lisztet javítószerekkel, oxidálószerekkel, például perszulfáttal, bromáttal, jodáttal és nitrogén-trikloriddal kezelik, amelyek befolyásolják a proteáz aktivitását és a glutén tulajdonságait.

„A fehérítőszerek – mint például a nitrogén-oxidok, a klór és a benzoil-peroxid – a sárga karotinoid pigmentet színtelen vegyületekké alakítják át, mivel a fogyasztók állítólag fehér kenyeret preferálnak.

A vitaminokat és ásványi anyagokat kötelező „dúsítás" keretében adják hozzá.

Ásványi sókat adhatnak hozzá a liszt gluténjének gázmegtartó tulajdonságainak stabilizálása érdekében. Cianidot vagy klórozott szerves vegyületeket alkalmazhatnak a kész liszt tárolás közbeni gázosításához.

„A felhasznált vizet alumínium-szulfáttal, szódabikarbónával, réz-szulfáttal és klórral kémiailag tisztíthatják. Ammóniumsókat és egyéb vegyi anyagokat használnak élesztőtáplálékként. A kémiai kovásztartalmú anyagok tartalmazhatnak nátrium-hidrogén-karbonátot, timsót, tartarátokat, foszfátokat, keményítőt és borostyánkősavat. A foszfát természetes szennyezőanyagaként előfordulhat a fluor. Az oleomargarint, ha használják, színezékkel, A-vitaminnal, semlegesítőkkel, felületmódosítókkal és tartósítószerekkel dúsíthatják; vagy a margarint tartósítószerrel kezelt csomagolásba csomagolhatják. Az ásványi olajat gyakran használják tésztatartályok vagy sütőformák kenésére. A tej vagy tejtermékek tartalmazhatnak semlegesítőt és antioxidánsokat. Mesterséges kőszénkátrány-színezéket is használhatnak. Stabilizátorokat és sűrítőanyagokat, például gumikat és kezelt keményítőket alkalmazhatnak töltőanyagként. A használt szintetikus aromák glicerint, alkoholt vagy helyettesítő vegyi anyagokat tartalmaznak oldószerként különféle alkoholok, észterek, savak és ketonok számára, és tartalmazhatnak szacharint is. *(Szerk. megjegyzés: Ezt ma valószínűleg az aszpartám váltaná fel, egy széles körben használt mesterséges édesítőszer, amelyről azt állítják, hogy agyi rohamokat okoz.)* A fűszerek lehetnek fumigánsokkal kezelt természetes fűszerek vagy oldószerrel kivont fűszeresszenciák. Gomba-gátlókat, például kalcium-propionátot alkalmazhatnak, és a végtermék a boltok polcain rovarirtó porokkal, például nátrium-fluoriddal szennyeződhet."

Mivel ez a jelentés az 1950-es években készült, azóta számos új vegyi anyag került a piacra, amelyek tulajdonságai veszélyesebbek vagy kevésbé veszélyesek lehetnek, mint a Kaplan és Dorff által felsoroltak. A hidrogénezett olajok egyre növekvő használata és azok összefüggése a szívbetegségekkel további aggodalomra ad okot. Jelenleg évente több mint egymilliárd font hidrogénezett olajat használnak fel.

Becslések szerint az amerikai lakosság csaknem fele, több mint 100 millió polgár szenved valamilyen krónikus betegségben, ebből 25 millió allergiás rendellenességben. Ezeket az allergiákat egyre gyakrabban bizonyítják, hogy valamilyen vegyi anyaggal való érintkezés vagy annak lenyelése okozza. 20 millió amerikai szenved idegrendszeri rendellenességekben; 10 millióan gyomorfekélyben szenvednek; 700 000-en rákosak, és kevesebben szenvednek olyan betegségekben, mint a lupus és az izomsorvadás.

1917–18-ban az első világháborúba behívottak 21,3%-át elutasították, 9,9%-ukat pedig különböző fogyatékosságok miatt „korlátozott szolgálatra" osztották be. A második világháború utáni koreai háború idején, 1947–1955 között a behívottak 52%-át utasították el fizikai és mentális rendellenességek miatt, ami 21%-os növekedést jelent az első világháborúhoz képest, annak ellenére, hogy az Egyesült Államok állítólag nagy „előrelépéseket” tett a táplálkozás, az orvosi ellátás, az iskolás gyermekek étkeztetése és más fejlődési mutatók terén. Ezek a számok nem veszik figyelembe azt sem, hogy az első világháborúban a besorozottakra vonatkozó követelmények sokkal szigorúbbak voltak, mint a második világháborúban. 1955-ben a New York-i 21–26 éves besorozottak 25%-át szívbetegségek miatt utasították el. A Koreában elesett és boncolt mintegy 200 amerikai közül 80%-nál előrehaladott szívbetegséget állapítottak meg. Dr. Jolliffe 1955-ben a Kongresszusnak jelentette, hogy „míg 1920 előtt a koszorúér-betegség ritkaságszámba ment, mára a 45–64 éves korosztályban, valamint a 65 év felettiek körében is az első számú halálokká vált”. Hogy ez mennyiben volt köszönhető az első világháború utáni klórozott vízellátás terjedésének, azt Dr. Jolliffe nem mondja meg. Bár a szakértők tudják, hogy a klór bevétele elsődleges tényező az artériák falán kialakuló érelmeszesedéses plakkok kialakulásában, nem rendeltek el olyan tanulmányokat, amelyek meghatároznák a klór használatát, mint a szívelégtelenség miatti halálozások növekedésének egyik tényezőjét. Dr. Mendelsohn megjegyezte, hogy a víz fluoridálása a modern orvostudomány egyházának négy szent vize egyike. A tudósok nem mernek belenyúlni abba, ami lényegében vallási és érzelmi meggyőződés.

Dr. Mendelsohn rámutat az Amerikai Orvosi Szövetség gyakori intéseinek lehetséges ellentmondásaira is, amelyek szerint a megfelelő táplálkozás érdekében naponta be kell szedni a „Nagy Négyest”, azaz zöldségeket és gyümölcsöket, gabonaféléket, húsokat és tejtermékeket. Dr. Mendelsohn rámutat, hogy sok csoport enzimhiány miatt nem tolerálja a tehéntejet. Egyes tanulmányok szerint a világ népességének 75%-a laktózérzékeny, és nem tudja megemészteni a tehéntejet.

A második világháború utáni járványok egyike a DDT széles körű használatára adott világméretű reakció volt, annak ellenére, hogy a DDT a háború alatt a járványok elleni védelemként jött létre. Használatát csodaszerként hirdették, amely megakadályozza a különböző betegségek kitörését a háború sújtotta országokban. Végül azonban kiderült, hogy a DDT, hasonlóan a nátrium-fluoridhoz, felhalmozódó méreg az emberi szervezetben. Nemcsak jelentős mennyiségű DDT halmozódott fel az ember zsírszöveteiben, hanem minden falat étellel további mennyiségeket is fogyasztott. A Nobel-díjas Dr. Otto Warburg figyelmeztetett a DDT veszélyeire, amikor kijelentette, hogy minden olyan méreg, amely zavarja a sejtek légzését, helyrehozhatatlan károsodást okoz és degeneratív betegségeket, például rákot eredményez. Az ilyen figyelmeztetések ellenére 1947 és

1956 között a DDT éves termelése megnégyszereződött, és az éves össztermelés meghaladta az ötszázmillió fontot. A Közegészségügyi Szolgálat elemezte a szövetségi börtönben felszolgált ételek DDT-tartalmát, és 69 ppm-es tartalmat talált a gyümölcspürében, 100 ppm-et a kenyérben, míg az ételek elkészítéséhez használt zsírban a becslések szerint 2500 ppm DDT volt. A vizsgálatok azt is kimutatták, hogy sok évbe telt, mire a testzsírban tárolt DDT mennyisége csökkent. A DDT a talajban még tartósabb: hét évvel a kísérleti parcellákra történő kijuttatása után 80%-a megmaradt. Azok a gyümölcsösök és gazdaságok, ahol évente permeteztek DDT-vel, hatalmas mennyiségeket halmoztak fel a talajban. A DDT-t azóta betiltották, de a maradványok megmaradtak. A tilalom után is a Monsanto hatalmas nyereséget termelt a DDT értékesítéséből, más országokba exportálva azt. Egy másik, széles körben használt peszticid, a klórdán, a DDT-nél négyszer mérgezőbbnek bizonyult. Egy másik, később betiltott anyag az aramite volt, egy elismert rákkeltő anyag, amelyet peszticidként használtak.

Az U.S. Rubber vegyipari konglomerátum által 1951-ben gyártott aramite heves kritikák kereszttüzébe került. Annak ellenére, hogy az FDA tesztjei széles körben publikálták annak veszélyességét, 1958 tavaszáig használatban maradt, amikor végül kivonták a forgalomból.

Egyes arzéntartalmú anyagok még mindig megtalálhatók az élelmiszerekben peszticid-maradványként, valamint baromfi és haszonállatok takarmány-adalékanyagaként. Kiderült, hogy a szelénalapú szilikid nevű növényvédő szer májzsugort okoz azoknál a személyeknél, akik ezzel a vegyi anyaggal kezelt ételt fogyasztanak. Miután kétszáz gyermek megbetegedett egy karácsonyi partin színezett pattogatott kukoricát fogyasztva, az FDA bejelentette a három érintett színezék – a 32-es számú vörös, az 1-es számú narancs és a 2-es számú narancs – tanúsításának visszavonását. Egy kormányzati jelentés megállapította, hogy

„Amikor a patkányoknak az étrend 2,0 százalékát kitevő mennyiségű FD&C Red No. 32-t adtak, az összes patkány egy héten belül elpusztult. 1,0 százalékos koncentráció mellett a halál 12 napon belül beállt. 0,5 százalékos koncentráció mellett a patkányok többsége 26 napon belül elpusztult. 0,25 százalékos koncentráció mellett a patkányok körülbelül fele 3 hónapon belül elpusztult. Minden patkánynál jelentős növekedési késleltetést és vérszegénységet figyeltek meg. A boncolás közepes vagy jelentős májkárosodást tárt fel. Hasonló, de kevésbé súlyos eredményeket kaptak azoknál a patkányoknál, amelyek étrendje 0,1 százalék FD&C Red No. 32-t tartalmazott... A napi 100 milligrammot testsúly-kilogrammonként kapó kutyáknál közepes súlycsökkenést figyeltek meg... Egyetlen adag hasmenést okozott a vizsgált kutyák többségénél.”

Az Orange No. 1-es színezék vizsgálatai hasonló eredményeket hoztak, mint az FD&C Red No. 32-esé. A floridai narancstermés több mint felét ezekkel a színezékekkel kezelték, hogy gyönyörű narancssárga színt kapjanak, a szüret idején jellemző halványzöld helyett. A konzerv és fagyasztott narancslé gyakran nagyobb mennyiségben tartalmazta ezeket a színezékeket, mivel a csomagolók olyan termékeket vásároltak, amelyeket a csomagolóüzemekben selejtnek minősítettek, és amelyeket nem tartottak alkalmasnak a boltokban való értékesítésre.

Bár a karácsonyi parti, amely rávilágított ezeknek a színezékeknek a veszélyeire, 1955 decemberében került megrendezésre, a gyártóknak azt mondták, hogy jogilag felhasználhatják ezeknek a színeknek a készleteit. A tilalom 1956. február 15-én lépett hatályba, de már 1953. december 19-e óta készültek rá, két évvel a majdnem végzetes parti előtt.

Az egyik leggyakoribb élelmiszer-feldolgozási eljárás manapság a hidrogénezés, amely megsemmisíti az összes tápértéket. Az eljárás abból áll, hogy a zsírsavakat nyomás alatt, akár 410 °F-os hőmérsékleten, fémkatalizátorral (, nikkel, platina vagy réz) akár nyolc órán át hidrogénnel telítik; ez a kezelés után a zsírsav inert vagy élettelen anyaggá válik. A főzéshez használt margarinban található hidrogénezett olajok hevítés hatására veszélyes méreganyagokra bomlanak, míg a vaj hosszú ideig melegíthető anélkül, hogy méreganyagok keletkeznének.

A kémiai élelmiszer-adalékanyagok jól ismert veszélyei és egyéb táplálkozási problémák ellenére a főbb jótékonysági egészségügyi alapítványok évek óta határozottan ellenzik az étrend, a táplálkozás és az egészség közötti bármilyen összefüggés felvetését. Ezt a programot eredetileg sok évvel ezelőtt a híres sarlatán, Morris Fishbein, és az Amerikai Orvosi Szövetség (AMA) dolgozta ki számukra. Az elmúlt évtizedekben szigorúan betartották ezeket az előírásokat, mintha azok az eredeti prófétától származnának. Az AMA tisztviselői egy szenátusi bizottság előtt tanúskodtak arról, hogy nincs bizonyíték arra, hogy az étrend összefüggésben állna a betegségekkel, és hozzátették azt a figyelmeztetést, hogy az amerikai étkezési szokások megváltoztatása „gazdasági zavarokhoz” vezethet. Az Arthritis Foundation rendszeresen megismételve azt az állítását, hogy az ízületi gyulladás gyógyíthatatlan, biztosítja magának a napfényben való helyét, bár ez soha nem akadályozta meg az alapítványt abban, hogy évente adománygyűjtő kampányokat szervezzen a „gyógymód" finanszírozására. Ez az alapítvány elítéli az étrend-kiegészítőket és az egészségügyi méregtelenítő programokat, amelyek a szervezet tisztítását célozzák, ezt a kaliforniai individualista egészségügyi szakemberekre hagyva. Az alapítvány ellenzi továbbá a rotációs étrendek követését is, amelyek felfedhetnék az ízületi gyulladásos betegek ételallergiáit. 1985-ben az Arthritis Foundation 36,2 millió dollárt gyűjtött össze, mint azon kevés „monopólium-betegség" csoportok egyike, amelyek egy adott betegségre vonatkozó igényüket érvényesítették, ami nagyon vonzó tulajdonság az orvosi monopólium számára, amely jóváhagyja álláspontjukat. Testvérszervezetei, a Nemzeti Sclerosis Multiplex Alapítvány, az Egyesült Cerebral Palsy Alapítvány és a Lupus Alapítvány ugyanolyan védelmezik érdekeltségeiket a „monopólium-betegségekben", amelyeket a szupergazdagok jól meghatározott és vitathatatlan igényként jelöltek ki. Az ízületi gyulladás gyógyításáról szóló jelentéseket, amelyek szerint a marhahús, a csokoládé és a tejfogyasztás mellőzésével lehet gyógyítani a betegséget, az Ízületi Gyulladás Alapítvány teljes mértékben tagadja, bár ezek rutinszerűen előfordulnak. Egy san francisco-i orvos publikálta eredményeit, miután a legelőrehaladottabb reumás ízületi gyulladásos eseteket gyógyította meg az összes gyümölcs, hús, búza és tejtermék elhagyásával, egy szigorú étrenddel, amelyről azok a betegek, akik hajlandóak voltak betartani, azt tapasztalták, hogy teljes enyhülést hoz.

Az Amerikai Rák Társaság szintén rendszeresen „anekdotikus összefüggésként a rákmegelőzéssel" bélyegezte meg a rákkezelés minden metabolikus-táplálkozási megközelítését, ami „kuruzslásnak" minősül, azaz a nem jóváhagyott orvosi kezelésekre vonatkozó híres megnevezésnek, amelyet évekig népszerűsítettek Amerika két leghíresebb kuruzslója, Simmons és Fishbein. 1887-ben azonban, közvetlenül a New York-i Rákkórház alapítása után, egy albany-i (New York) orvos kiadott egy könyvet, „Diet in Cancer" (Étrend a rákban) címmel, szerzője Dr. Ephraim Cutter, Kellogg Books, 19–26. o., amelyben azt írta: „A rák táplálkozási betegség." 1984-ben, szembesülve a táplálkozás és a táplálkozás hatékonyságáról szóló egyre növekvő nyilvánossággal számos rákos esetben, az Amerikai Rák Társaság (ACS) vonakodva megfordította álláspontját, és óvatosan kijelentette, hogy a táplálkozás és a vitaminok némi előnyt nyújthatnak. Az ACS továbbra is figyelmen kívül hagyta azokat a tényeket, amelyek azt mutatták, hogy az élelmiszer-adalékanyagok használatának növekedése párhuzamos volt a rákos halálozások éves növekedésével. 1940 és 1977 között az élelmiszer-színezékek és adalékanyagok fogyasztása tízszeresére nőtt az Egyesült Államokban, míg az egy főre jutó gyümölcs- és zöldségfogyasztás csökkent. Későbbi tanulmányok fordított összefüggést mutattak ki a zöld vagy sárga zöldségek napi fogyasztása és a rákos halálozási arányok között. Az amerikai férfiak körében ma már járványszerűen elterjedt prosztatarákos betegek vizsgálata során magas zsír-, tej-, hús- és kávéfogyasztást állapítottak meg. A tanulmányok azt javasolták, hogy kerüljék a pékárukat, de nem tették egyértelművé, hogy ez az adalékanyagok vagy az alumíniumvegyületek veszélye miatt lenne-e szükséges.

Az Egyesült Államokban ötszörösére nőtt a sült ételek fogyasztása is, amelynek nagy része a „gyorséttermekből" származik. A zsírok használata ezekben az éttermekben, ahol alig van felügyelet és a személyzet képzése nem megfelelő, azt jelenti, hogy a sütőzsírokat hosszú ideig újrahasznosítják. Laboratóriumi vizsgálatokban bebizonyosodott, hogy ezek az újrahasznosított zsírok mutagén hatásúak, és a kutatók potenciálisan rákkeltő anyagként sorolják be őket.

A *Washington Post* 1988. január 23-i száma megjegyezte, hogy a jelenleg általánosan használt 60 000 vegyi anyag közül csupán 2 százalékát vizsgálták meg toxicitás szempontjából. Sok amerikai tanúskodhat számos vegyi anyag, különösen a peszticidek drasztikus hatásairól. Colman McCarthy nemrég a *Washington Postban* megjelent rovatában panaszkodott, hogy „a rovarok elleni környezeti háború az emberek elleni háborúvá eszkalálódik". Az olyan vegyi anyagok széles körű használata, mint a sevin, a malation és a surban a magánkertekben, golfpályákon és közparkokban számos halálesetet okozott, és ismeretlen számú olyan esetet, amelynek okát soha nem rögzítették. Egy férfi Washington egyik külvárosában átment egy nemrég permetezett golfpályán; hazament, és meghalt. Alacsony szárú zokniján keresztül halálos mennyiségű peszticidet szívott magába. Egy szív- és érrendszeri sebész, aki az elmúlt tizenkét évben 17 000 beteget kezelt a dallasi Környezetegészségügyi Központjában, becslése szerint az amerikai lakosság 10–20 százaléka szenved súlyos károsodást a vegyszerek miatt. Több ezer iskolás gyermek ül naponta hat órát az osztályteremben, és belélegzi az azbeszt, a formaldehid és más vegyszerek maradványait, amelyek jelenlétéről az iskola vezetői fogalmuk sincs.

Egy orvos 1988. január 4-i számában a *New Yorker magazinban* részletesen leírta a nő betegségét; a nő mellkasi szorító érzés, zihálás, gyomor-bélrendszeri problémák, étvágytalanság, hányinger, hányás és görcsök mellett fogyással, fáradtsággal és általános izomrángásokkal is küzdött. Segítséget kért egy másik orvostól, aki nem értette ezeket a tüneteket; végül egy orvosi könyvben utánanézett, és megtalálta az összes tünetét, amelyek az organofoszfát tartalmú rovarirtó szereknek való kitettség következményei voltak. Volt egy hétvégi nyaralója, ahol a rovarirtó organofoszfátokat használt a kis hangyák inváziójának felszámolására. A következő hétvégéken, amikor a nyaralójába ment, a gázosító kamrában ült; a rovarirtó Durshan nevű organofoszfátot és Ficam nevű metil-karbonátot használt. Miután rájött, mi a problémája, az ajánlott kezeléssel, orális atropinnal tudta leküzdeni a tüneteket, de rájött, hogy szervezete immár érzékeny lett ezekre a peszticidekre. Ha olyan helyre ment, ahol ezeket használták, minden tünete visszatért.

Ez az orvos ironikusan rámutatott, hogy az orvosok rutinszerűen pszichoszomatikusnak, vagy akár mentális betegségnek diagnosztizálják a tüneteit; mivel ő maga is orvos volt, az orvos, akit felkeresett, nem utasította el ezzel a szokásos válasszal, amelyhez bőséges mennyiségű Valium vagy Librium felírása társul. A mindennapi életben előforduló mérgek listája hosszú. Évekig emberek haltak meg hirtelen egy gyakori tisztítószer, a szén-tetraklorid gőzeinek belélegzése miatt, de évekbe telt, mire végre kivonták a forgalomból. Legújabb jelentések szerint az élelmiszerboltok húsos dobozaiban található csirkék 35%-a jelentős mennyiségű szalmonellát tartalmaz, amely a gyomorbetegségek és halálesetek egyik legismertebb okozója.

Évente 12 millió font ciklamátot használnak fel élelmiszerekben; ezt főként az Abbott Laboratories gyártja. A Wisconsin Egyetem 1966-os tanulmánya azt javasolta, hogy a ciklamátokat távolítsák el minden élelmiszerből. Megállapították, hogy a ciklamátok fogyasztása befolyásolja a szem fényre adott reakcióját.

Kiderült továbbá, hogy a ciklamátok túlzott káliumveszteséget okoznak, ha az ember a magas vérnyomás kezelésére szolgáló, nagyon elterjedt tiazid gyógyszerek egyikét szedi, ahogyan azt milliók teszik az Egyesült Államokban. Megállapították azt is, hogy a ciklamátok zavarják a cukorbetegség elleni gyógyszerek hatását, bár a széles körű használat célját úgy hirdették, hogy megoldást nyújt a cukorbetegek problémáira, akik így kevesebb cukrot fogyasztanak. Arra is utalnak a jelek, hogy hólyagrákot okozhat.

A michigani Midlandben a DOW Chemicalnek le kellett állítania 2,4,5T-üzemét, mert a munkások klóraknéban szenvedtek, egy olyan bőrbetegségben, amelyre nincs ismert gyógymód. Évekig a narancsokat a nyilvános értékesítésre úgy csinosították, hogy bifenillel vonták be őket, azaz azzal a vegyi anyaggal, amelyet a hullaházakban a balzsamozási folyamat során használnak. A világ egyik legszélesebb körben fogyasztott élelmiszere a pasta, az olasz szó a pasztára. Valójában a pasta, vagy spagetti, őrölt búza, amelyet vízzel kevernek össze, hogy pasztát képezzen. A könyvtárakban könyvtári pasztaként ismerik. Milliók fogyasztják ezt a megdermedt pasztát minden nap. A makaróni, egy másik gyakori étel, dehidratált, koncentrált keményítő. A tej az átlagos amerikai étrend leginkább nyálkát képező része; a tejfogyasztás eltömíti a szervezetet, ami megfázáshoz vezet, amely gyakran influenzává, asztmává vagy tüdőgyulladássá alakul. A világ népességének mintegy 75%-a nem képes megemészteni a tehéntejet, ami soha nem gátolta meg egyetlen tejipari vállalatot sem abban, hogy a televízióban azt hirdesse: „A tej jót tesz neked."

Az üdítőitalok nagy mennyiségben tartalmaznak citromsavat, amely az egész test savasságát növeli. Ennek következményei gyakran szájfekélyek és nyombélfekélyek formájában jelentkeznek. A szintén széles körben használt karamell ammóniából készül; fogyasztása mentális zavarokat okoz a gyermekeknél. A kokain származékából készült kólás italok fokozzák a szívműködést, idegességet és az abból fakadó álmatlanságot okoznak, és szívbénulást is okozhatnak. A sör gipszet tartalmaz, amelyet jobban ismerünk párizsi gipszként.

A sörben található komló hipnotikus hatást fejt ki, és delirium tremenshez vezethet. (Az egyetlen delirium tremens eset, amelyet a jelen író valaha megfigyelt, egy katonánál fordult elő, aki sörnél erősebb italt nem fogyasztott. Ez akkoriban meglepett, mert mindig azt hallottam, hogy a delirium tremens csak azoknál fordul elő, akik nagy mennyiségű szeszes italt fogyasztanak.)

A széles körben használt élelmiszer-adalékanyagok, színezékek és fűszerek között szerepel a košenilla, amelyet élénkpiros szín előállítására használnak; ezt szárított tetvek testéből állítják elő. Az élelmiszer-színezékek már évek óta figyelmeztetések tárgyát képezik; Arthur Kallet 1933-ban publikálta azokat a megállapításait, miszerint a széles körben használt Violet 1 és Citrus Red 2 (narancs színezésére használt) színezékek egyértelműen rákkeltőek. Néhány évvel ezelőtt számos, a hexaklórfént – egy nagyon ajánlott fertőtlenítő anyagot – tartalmazó egészségügyi terméket sietve kivontak a piacról. Kiderült, hogy a phisohex, egy akkoriban az Egyesült Államok minden kórházában naponta használt termék, halált okozott, amikor csecsemők bőrére kenték. A Phisohex női higiéniai spray-kben, a Dial szappanban, samponokban, fogkrémekben és számos női kozmetikumban is megtalálható volt; ezek a termékek mind veszélyes koncentrációban tartalmaztak hexaklórfént. Nemcsak ugyanabból a vegyi anyagból állították elő, mint a DOW halálos gyomirtóit, a 2,4,5T-t és a 2,4D-t, hanem szoros kapcsolatban áll a halálos dioxinnal is, amelyről sokat hallani a hírekben. Csak sok évnyi egészségügyi felhasználás után derült ki, hogy a hexaklórfént tartalmazó termékek veszélyes reakciókat váltanak ki azoknál a csecsemőknél, akiket ilyen termékekkel mosnak vagy dörzsölnek, bár a halálos dioxinnal való kapcsolatot csak sokkal később hozták nyilvánosságra. Még a -on történt leleplezés ellenére is tíz évnyi küzdelemre volt szükség ahhoz, hogy a rendkívül jövedelmező hexaklórfén-termékeket kivonják a piacról.

A gyakran használt élelmiszer-színezékek – az amarant (vörös), a bordeaux (barna), az orange (sárga) és a procean (skarlát) – mind nitrogén és benzol (szén-desztillátum) keverékéből származnak, amely utóbbi egyben gyakran használt motorüzemanyag is. A gyártók italokat színeznek naftollal (sárga), guinea zölddel, amely kloroform vagy benzol és alumínium-klorid reakciójából származik, sötétzöld színt eredményezve; a tartrazént (sárga) úgy állítják elő, hogy acetofént diazometánnal reagáltatnak, így mérgező vegyszert hozva létre, amelyet aztán élelmiszer-színezésre használnak.

Dr. Samuel West elmagyarázza, hogy a sokk okozta halál, amely gyakran közvetlenül baleset vagy műtét után következik be, a beszorult vérfehérjék következménye, amelyek magukhoz vonzzák a felesleges nátriumot, és a sejtek szintjén kezdődően a test halálát okozzák.

A jobb táplálkozásra vonatkozó ajánlások között szerepel a keményítőtartalmú ételek zsírokkal vagy zöld zöldségekkel való fogyasztása; a gyümölcsök önmagukban való fogyasztása; valamint a fűszerezés gyógynövényekkel. A gyógynövények hatása az, hogy elektromosan hatnak a szervezetre, ami azt jelenti, hogy gyorsan hatnak, és „csodás" változásokat idéznek elő. A tehéntej fogyasztására vonatkozó tanácsok nem említik, hogy a tehéntej természeténél fogva messze áll az anyatejtől. 300%-kal több kazeint tartalmaz, mert a természet a borjak számára tervezte, amelyek hat-nyolc hét alatt 1000-2000 fontra növelhetik testsúlyukat; egyetlen ember sem növekszik ilyen gyors ütemben.

A lucernát sok táplálkozási szakértő erősen ajánlja szerkezete miatt; klorofillmolekulája szén-, hidrogén-, nitrogén- és oxigénatomok hálózata, amelyek egyetlen magnéziumatom körül csoportosulnak; ez hasonló a hemoglobin, a vörösvérsejt szerkezetéhez, azzal a különbséggel, hogy az atomok magnézium helyett egyetlen vasatom körül csoportosulnak.

A vesekövek ajánlott kezelése egy pohár vízben oldott citromlé, vagy sárgarépa- és céklalé keveréke. A jelen író nagy mennyiségű áfonyalé fogyasztásával gyors enyhülést és a vesekő zsugorodását érte el a húgyvezetékben. Ezek a gyümölcslevek láthatóan elkezdik feloldani a követ, amely ezután erőfeszítés nélkül távozik. A kő általában oxid, ásványi anyagok vagy oxidok felhalmozódása, amely kemény követ képez.

Bár az élelmiszer-konzerválás a 19. században nagyon népszerűvé vált, mint ideális módszer a nagy mennyiségű élelmiszer megőrzésére, amelyet egyébként eldobnának, a konzerválási folyamat során az élelmiszert olyan hőmérsékletre hevítik, amely elpusztítja az enzimeket. Az élelmiszer 130 fok feletti hőkezelése elpusztítja az enzimeket, amelyek a szervezet növekedésének alapkövei. Az enzimek felveszik az ásványi anyagokat, és felhasználják őket a növekedéshez.

Az atombombák gyártásából megmaradt felesleges elemek most egy újabb „varázslatos" eljárással fenyegetnek minket: az élelmiszerek besugárzással történő tartósításával. A kobalt-60, az egyik ilyen atombomba-maradék, jelenleg 100 000 dollárért kínálják az élelmiszer-besugárzóknak. Ha az élelmiszer-besugárzási program kudarcba fullad, az atombombák ezen melléktermékét a gyártónak nagy költségekkel kell ártalmatlanítania. Ez a dilemmák ismétlődése, amelyek olyan „áldásokat" hoztak ránk, mint az első világháború utáni vízklórozás és a második világháború utáni nitrátműtrágyák.

Az élelmiszer-besugárzás első kereskedelmi felhasználására 1957-ben került sor a megszállt Nyugat-Németországban, ahol kísérleti jelleggel alkalmazták a kolbászgyártáshoz használt fűszerek sterilizálására. Az eredmények annyira aggasztóak voltak, hogy a nyugat-német kormány kénytelen volt 1958-ban betiltani. Ugyanakkor a Szovjetunió elkezdte használni a besugárzást a raktározott burgonya csírázásának gátlására; 1959-ben a szovjetek gabonafélék fertőtlenítésére alkalmazták. Kanada, amelynek kormányában nagy hatással vannak a szovjetbarát képviselők, 1960-ban kezdte el alkalmazni a burgonya besugárzását. Az 1958-as amerikai Élelmiszer-, Gyógyszer- és Kozmetikai Törvény (Food and Drug Cosmetic Act) foglalkozott a besugárzás alkalmazásával, és „adalékanyagként" definiálta, ami az ő ellenőrzésük alá helyezte. 1963-ban az FDA engedélyezte a besugárzás alkalmazását konzerv szalonna sterilizálására; ezt az engedélyt 1968-ban visszavonták.

1968-ban a Rockefeller-monopólium lépéseket tett az élelmiszer-besugárzási folyamat országos szintű támogatására. Az Élelmiszer-besugárzási Koalíciót az ország legnagyobb élelmiszeripari vállalatai hozták létre: az ALPO, a Beatrice, a Campbell Soup, a Del Monte, a Gaines, a General Foods, a Hormel, a Heinz, a Hershey, a Gerber, a MARS, a Stouffer és a Welch. A koalícióhoz csatlakoztak a vegyipari vállalatok is: a W. R. Grace, a DuPont és a Rockwell International. A Koalíció elkezdte alkalmazni a bevált technikát, miszerint jól megtervezett és drága „konferenciákat" szervezett neves egyetemeken, amelyeken csak a tervük támogatói szólalhattak fel. Az egyik ilyen konferencia visszafelé sült el. A Johns Hopkins Egyetem Sugárzáskutatási és Oktatási Központjában tervezett besugárzási konferenciát 1987 augusztusára tűzték ki. A leendő résztvevőket zavarta, hogy a tervezett előadók listája erősen a élelmiszer-besugárzás mellett állt. A felsorolt húsz előadó közül tizenkilenc ismert besugárzás-párti volt. Az élelmiszer-besugárzás egyetlen kritikusának, Douglas Bosco kaliforniai képviselőnek, visszalépett, amikor rájött, hogy csapdába csalták. Nyilvánosságra került volna, hogy bár az élelmiszer-besugárzás kritikusainak helyet biztosítottak a konferencián, a következtetések teljes mértékben a besugárzás mellett szóltak volna. Az élelmiszer-besugárzás tervezett támogatói között volt Dr. Ari Brynjolfsson az MIT-től; Dr. Ronald E. Engel, az Egyesült Államok Mezőgazdasági Minisztériumának helyettes vezetője, amely jóváhagyta a sertéshús besugárzását; George Giddings, az Isomedix igazgatója, az ország legnagyobb besugárzó cége; Dennis Heldman, a National Food Processors ügyvezető alelnöke, amely a kaliforniai Mezőgazdasági Minisztériummal közösen tervezett egy cézium-besugárzót; Dr. James H. Moy, a Hawaii Egyetem professzora, aki a Hawaii-i Mezőgazdasági Minisztériummal közösen javasolta egy cézium-besugárzó berendezés létrehozását. A Johns Hopkins Egyetem szívesen vett részt ebben a megrendezett konferenciában, mert 1986-ban 317 millió dollár védelmi támogatást kapott; a Johns Hopkins Egyetem a MIT után a második legnagyobb védelmi beszállító. Dr. Brynjolfsson, az MIT professzora az élelmiszer-besugárzás egyik legkorábbi támogatója volt.

Az Egyesült Államok hadserege az 1950-es évek óta mintegy 30 millió dollárt költött élelmiszer-besugárzásra; az eredmények többsége hibás volt. Maine betiltotta a besugárzott élelmiszerek értékesítését. Milwaukee megtiltotta egy besugárzóüzem építését, és a közvélemény ellenállása arra kényszerítette a Radiation Technology vállalatot is, hogy feladja egy new jersey-i, Elizabethben tervezett üzemét. 1987-ben az Európai Parlament „ -i óvatossági alapon" szavazott a besugárzás ellen az Európai Közösségben. A kanadai parlament ezután úgy döntött, hogy nem engedélyezi a búza besugárzását. Eközben az Abbott Laboratories és a Baxter Travenol, vezető gyógyszergyártók, engedélyezték a Gamma Irradiation Facilities-nek a DOW Corning, a General Electric, a General Foods, az IBM, az IRT Corporation, a Merck, az RCA és a Rockwell International számára.

Miután a kanadai parlament a búza besugárzása ellen foglalt állást, Jake Epp, Kanada egészségügyi és szociális minisztere bejelentette, hogy az élelmiszer-ellátás besugárzása engedélyezett lesz. Ez a bejelentés, amelyet Epp 1987. szeptember 10-én tett, sok kanadai számára megdöbbentő volt. A bejelentés a kanadai parlament ellene szóló ajánlása, valamint az angliai londoni Élelmiszerbizottság élelmiszer-besugárzás elítélése után történt. Itt is a Chemical Trust kétségbeesése vezeti arra, hogy veszélybe sodorja egy nemzet egészségét. Számos teszt eredménye utal a besugárzott élelmiszerek veszélyeire. A besugárzott rizs fogyasztását összefüggésbe hozták az agyalapi mirigy, a pajzsmirigy, a szív és a tüdő rendellenességeinek kialakulásával, valamint daganatok kialakulásával. A besugárzott búzával etetett gyermekeknél és kísérleti állatoknál fokozott polipoiditás (kromoszóma-rendellenesség) alakult ki. Az East/West magazin 1988. februári számában a gyümölcsökön és gabonaféléken használt etilén-dibromid nevű peszticiddel kapcsolatos kongresszusi meghallgatáson közzétett, a Külügyminisztérium élelmiszer-besugárzással kapcsolatos, nem titkosított dokumentumából származó idézet a következő:

„A kormány és a kongresszus érdekelt abban, hogy az ember javára népszerűsítse a cesium-137 izotópot felhasználó, az Egyesült Államok kizárólagos technológiáját. Az amerikai nukleáris hulladékfeldolgozás jelenleg olyan cesium-izotópot állít elő, amelyet az Energiaügyi Minisztérium hasznos célokra szeretne felhasználni. A cesium-technológia elterjesztése előnyös lenne az amerikai magánszektor tevékenységére nézve, és minimalizálná az Egyesült Államok nukleáris hulladékkezelési problémáit."

9. FEJEZET

A GYÓGYSZERIPARI TRÖSZT

1987-ben a tizennyolc legnagyobb gyógyszergyártó cég rangsorolása a következő volt:

1. Merck (USA) 4,2 milliárd dolláros forgalom.
2. Glaxo Holdings (Egyesült Királyság) 3,4 milliárd dollár.
3. Hoffman LaRoche (Svájc) 3,1 milliárd dollár.
4. Smith Kline Beckman (USA) 2,8 milliárd dollár.
5. Ciba-Geigy (Svájc) 2,7 milliárd dollár.
6. Pfizer (USA) 2,5 milliárd dollár (a Standard & Poor's 4 milliárd dollárra becsüli az árbevételét).
7. Hoechst A. G. (Németország) 2,5 milliárd dollár (a Standard & Poor's 38 milliárd német márka értékű árbevételt jelöl meg).
8. American Home Products (USA) 2,4 milliárd dollár (a Standard & Poor's szerint 4,93 milliárd dollár)
9. Lilly (USA) 2,3 milliárd dollár (a Standard & Poor's szerint 3,72 milliárd dollár).
10. Upjohn (USA) 2 milliárd dollár.
11. Squibb (USA) 2 milliárd dollár.
12. Johnson & Johnson (USA) 1,9 milliárd dollár.
13. Sandoz (Svájc) 1,8 milliárd dollár.
14. Bristol Myers (USA) 1,6 milliárd dollár.
15. Beecham Group (Egyesült Királyság) 1,4 milliárd dollár (a Standard & Poor's az amerikai leányvállalat forgalmát 1,4 milliárd dollárra becsüli – a teljes bevétel 2,6 milliárd font sterling).

16. Bayer A. G. (Németország) 1,4 milliárd dollár (a Standard & Poor's 45,9 milliárd német márkát ad meg).

17. Syntex (USA) 1,1 milliárd dollár.

18. Warner Lambert (USA) 1,1 milliárd dollár (a Standard & Poor's 3,1 milliárd dollárra becsüli az összeget).

Így azt látjuk, hogy az Egyesült Államok továbbra is elsöprő vezető szerepet tölt be a gyógyszerek gyártásában és értékesítésében. Az Egyesült Államokban a vényköteles gyógyszerek értékesítése 1987-ben 12,5%-kal, 27 milliárd dollárra nőtt. A tizennyolc vezető cég közül tizenegy az Egyesült Államokban, három Svájcban, kettő Németországban és kettő az Egyesült Királyságban található. T. J. Frye táplálkozási szakértő megjegyzi, hogy az Egyesült Államokban a gyógyszerkartellt a Rockefeller-csoport irányítja, kartellszerű kapcsolatban a német I. G. Farben vállalattal. Valójában az I. G. Farben volt a legnagyobb vegyipari vállalat Németországban az 1930-as években, amikor aktív kartellmegállapodást kötött a New Jersey-i Standard Oil vállalattal. A második világháború után a Szövetséges Katonai Kormányzat három vállalatra osztotta fel a céget, az akkori „kartellellenes" célok részeként, ami nem sokban különbözött a Standard Oil bírósági végzéssel történő híres felosztásától, miközben a Rockefellerek mindegyik új vállalatban megtartották irányító részesedésüket. Németországban William Draper tábornok, a Dillon Read befektetési bankárcég képviselője az I. G. Farben épületében található irodájából hozta nyilvánosságra az új rendeletet. Ettől kezdve az I. G. Farben már nem létezett; helyette három vállalat jött létre: a leverkuseni Bayer, a ludwigshafeni BASF és a frankfurti Hoescht. A három leányvállalat mindegyike ma már nagyobb, mint a régi I. G. Farben; csak az angol ICI nagyobb. Ezek a cégek termékeik több mint felét exportálják. A BASF-ot az Egyesült Államokban a Shearman and Sterling képviseli, a Rockefeller-család ügyvédi irodája, amelynek William Rockefeller társtulajdonosa.

A világ első számú gyógyszergyártója, a Merck, 1668-ban egy gyógyszertárként indult Darmstadtban, Németországban. Elnöke, John J. Horan, a J. P. Morgan Company és a Morgan Guaranty Trust partnere. Részt vett a Bilderberg-találkozón Rye-ben, New Yorkban, 1985. május 10–12-én. 1953-ban a Merck felvásárolta egy másik nagy gyógyszergyárat, a Sharp & Dohme-ot. Abban az időben Oscar Ewing, az Aluminum Trust nevében a kormányzati fluoridálás-támogatás központi alakja, a Merck titkára volt, irodája akkor a New York-i One Wall Streeten volt.

A Merck igazgatói között van John T. Connor, aki üzleti karrierjét a Kuhn, Loeb Company ügyvédi irodájánál, a Cravath, Swaine and Moore-nál kezdte; Connor ezután csatlakozott a Haditengerészeti Kutatási Hivatalhoz, 1945–47-ben a haditengerészeti miniszter különleges asszisztense lett, majd a Merck elnöke, 1967–80-ban az Allied Stores elnöke, végül a londoni bankcég, a Schroders elnöke lett. Connor egy versenytárs gyógyszergyártó, a Warner Lambert igazgatósági tagja is, valamint a Capital Cities ABC médiakonglomerátum és a Rockefeller-család Chase Manhattan Bankjának igazgatósági tagja. Az Egyesült Államok minden nagy gyógyszergyártójának van legalább egy olyan igazgatósági tagja, aki szoros kapcsolatban áll a Rockefeller-családdal vagy egy Rothschild-bankkal. A Merck másik igazgatója John K. McKinley, a Texaco vezérigazgatója; ő egyben a Manufacturers Hanover Bank igazgatója is, amelyet a kongresszusi nyilvántartások a Rothschild-család egyik fő bankjaként azonosítanak.

McKinley a Martin Marietta repülőgépgyártó és a Burlington Industries igazgatósági tagja, valamint a Rockefeller-család által irányított Sloan Kettering Rákkutató Intézet igazgatósági tagja. A Merck másik igazgatója Ruben F. Mettler, a védelmi beszállító TRW, Inc. elnöke; korábban a Ramo-Wooldridge irányított rakéták részlegének vezetője volt, és elnyerte a Nemzeti Keresztények és Zsidók Konferenciájának emberi kapcsolatok díját – emellett a Bank of America igazgatója is.

A Merck további igazgatói között található Frank T. Cary, aki hosszú éveken át az IBM elnöke volt; ő a Capital Cities ABC igazgatója és a J. P. Morgan Company partnere is; valamint Lloyd C. Elam, a Meharry Medical College (Nashville, TN) elnöke, az ország egyetlen fekete orvosi főiskolájának vezetője. Elam az Amerikai Pszichiátriai Társaság, a Nashville City Bank és az Alfred P. Sloan Alapítvány igazgatósági tagja is, ami szoros kapcsolatot biztosít számára a Rockefeller-féle Sloan Kettering Rákközponttal; Marian Sulzberger Heiskell, a New York Times vagyonának örököse. Férje Orville Dryfoos, a lap szerkesztője volt, aki egy újságsztrájk alatt szívrohamot kapott ; ezután egy médiavállalatok közötti fúzió keretében Andrew Heiskellhez ment feleségül – ő a *Time* magazin elnöke volt, és ötven éven át a Luce szervezetnél dolgozott. Emellett a Ford Motor igazgatósági tagja is. Heiskell a People for the American Way politikai aktivista csoport igazgatója, a New York-i Közkönyvtár és a Book-of-the-Month Club elnöke. A Merck igazgatótanácsában szintén tag egy családtag, Albert W. Merck; Reginald H. Jones, Angliában született, a General Electric korábbi elnöke, jelenleg a Wharton School of

Commerce felügyelőbizottságának elnöke, az Allied Stores és a General Signal Corporation igazgatója; Paul G. Rogers, aki a 84· és a 95· kongresszus között szolgált a Kongresszusban; ő volt a fontos egészségügyi albizottság elnöke; 1979-ben csatlakozott a befolyásos washingtoni ügyvédi irodához és lobbiszervezethez, a Hogan and Hartsonhoz. Emellett az American Cancer Society, a Rand Corporation és a Mutual Life Insurance igazgatója is.

Így azt látjuk, hogy a világ első számú gyógyszeripari vállalatának két igazgatója a J. P. Morgan Company partnere, egy igazgatója a Rockefeller-féle Chase Manhattan Banknak, egy pedig a Rothschild Banknak, a Manufacturers Hanovernek; az igazgatók többsége kapcsolódik a létfontosságú védelmi iparágakhoz, és összekapcsolódik más védelmi vállalatokkal. A TRW igazgatótanácsában, amelynek elnöke Ruben Mettler, ott van William H. Krome George, az ALCOA korábbi elnöke, és Martin Feldstein, Reagan elnök korábbi gazdasági tanácsadója. A nagy bankok, a védelmi cégek és a prominens politikai személyiségek összekapcsolódnak a CIA-val és a gyógyszeripari vállalatokkal.

A második legnagyobb gyógyszeripari vállalat a Glaxo Holdings, amelynek forgalma 3,4 milliárd dollár. Elnöke Austin Bide; alelnöke P. Girolami, aki az angol „Big Five" bankok közé tartozó National Westminster Bank igazgatósági tagja. Az igazgatóság tagjai: Sir Alistair Frame, a Rio Tinto Zinc elnöke, amely a Rothschild-vagyon alapját képező három cég egyike; Frame egy másik Rothschild-holdingtársaság, a jól ismert lőszergyártó Vickers igazgatóságának is tagja; valamint a Plessey, egy másik védelmiipari cég, amely nemrég pályázott egy nagy szerződésre az amerikai hadsereggel; Frame a Britoil elnöke, a Glaxo igazgatói pedig Lord Fraser of Kilmarnock, aki 1946-tól 1975-ig, amikor csatlakozott a Glaxóhoz, a Konzervatív Párt (jelenleg Angliában a kormánypárt, a) alelnöke volt; Lord Fraser a befolyásos árnyékkormány tagja is volt; B. D. Taylor, a Victoria College of Pharmacy tanácsadója és a Wexham Kórház elnöke; J. M. Raisman, a Shell Oil UK Ltd. elnöke, egy másik Rothschild-féle irányítású cég. A Lloyd's Bank, az öt nagy bank egyike, a British Telecommunications és a Királyi Környezetszennyezési Bizottság; Sir Ronald Arculus, aki kiemelkedő karrier után vonult vissza Őfelsége diplomáciai szolgálatából; San Franciscóban, New Yorkban, Washingtonban és Párizsban szolgált; ezt követően Olaszországba nevezték ki nagykövetnek, és az Egyesült Királyság küldöttje volt az ENSZ Tengeri Jogi Egyezményén, amely a tengeri kincsek elosztását tűzte ki célul a rászoruló országok között: Arculus jelenleg a Trusthouse Forte Hotels és a London and Continental Bankers igazgatója; valamint R. G. Dahrendorf professzor, a világ egyik legaktívabb szociológusa és régóta marxista propagandista. Dahrendorf, aki 1976 óta a Ford Alapítvány igazgatója, a London School of Economics végzettje, szociológiaprofesszor Hamburgban és Tübingenben, 1969 óta a Nyugat-Németország Külügyminisztériumának parlamenti államtitkára, és kitüntetéseket kapott Szenegáltól, Luxemburgtól és II. Leopoldtól.

A Rothschildok nyilvánvalóan Dahrendorf határozott marxista kijelentései miatt nevezték ki a Glaxo igazgatójává. A Ford Alapítvány európai igazgatója a „Marx in Perspective" című könyvében azt állítja, hogy Marx a modern társadalom kialakulásának legfontosabb tényezője. Dahrendorf legfőbb hozzájárulása a szociológiához a jól ismert „új ember" koncepciója, akit „homo sociologicusnak" nevezett el, egy olyan lény, akit a szocializmus olyan személyiséggé alakított át, akinek minden megkülönböztető vonása, beleértve a faji jellemzőket is, eltűnt. Ő a modern robot, egy egységes teremtmény, akit a világszocializmus ereje könnyen irányíthat. Dahrendorf a modern hit apostola, miszerint az emberiség különböző fajtái között nincsenek faji különbségek; minden „felsőbbrendűségre" vagy eltérő képességekre való utalást „ideológiai torzításnak" bélyegez. Dahrendorf a Bilderberg-csoport prominens tagja; részt vett a csoport 1985. május 10–12-i, New York-i Rye-ben tartott találkozóján. A Konstanz Egyetem szociológiaprofesszora, valamint a korábban említett egyéb tisztségeket is betölti.

Így tehát azt látjuk, hogy a világ második legnagyobb gyógyszergyártóját a Rothschild-család két legmegbízhatóbb embere és a marxizmus legszókimondóbb értelmezője irányítja.

A világ harmadik legnagyobb gyógyszergyártóját, a svájci Hoffman LaRoche-t még mindig a Hoffman család tagjai irányítják, bár az utóbbi években felmerültek pletykák felvásárlási kísérletekről. A céget Fritz Hoffman alapította, aki 1920-ban halt meg. A cég első nagy sikere a Siropin volt 1896-ban; a Valium és a Librium értékesítése ma már évi egymilliárd dollárt tesz ki; leányvállalata az olasz Seveso városára szórta a veszélyes dioxin nevű vegyszert, amelynek eltávolítása 10 éves kampány keretében 150 millió dollárba került. Fia özvegye, Maya Sacher, ma Paul Sacher felesége, aki zenész és a Bázeli Kamarazenekar karmestere. Hoffman felesége nevét, LaRoche-t is hozzáadta a családi vállalat nevéhez, ahogyan az Európában szokás; a Hoffmanok még mindig a szavazati joggal rendelkező részvények 75%-át birtokolják. A Sacher család a világ egyik legértékesebb műgyűjteményével rendelkezik, amely régi mesterek és modern festményekből áll.

1987-ben a Hoffman LaRoche megpróbálta felvásárolni a Sterling Drugot, ebben a vállalkozásban Lewis Preston, a J. P. Morgan Company elnöke segítette őket; ő véletlenül a Sterling bankára is volt. A következő felfordulásban Preston úgy döntött, hogy visszavonul. Az Eastman Kodak ezután megvásárolta a Sterlinget, a Rockefellerek támogatásával. A Hoffman LaRoche elnöke Fritz Gerber, egy 58 éves svájci ezredes. Egy asztalos fiaként ügyvéd lett, majd a Hoffman LaRoche elnöke. Gerber a Zurich Insurance igazgatója is; így kapcsolatban áll Svájc két legnagyobb vállalatával; évi 2,3 millió svájci frank fizetést kap, plusz egy 1,7 millió dolláros munkaszerződést a Glaxo Holdings-szel.

A Hoffman LaRoche 1988 áprilisában nagy nyilvánosságot kapott az akne elleni gyógyszere, az „Accutane" kapcsán felmerült kedvezőtlen tényeket követően, miután az Élelmiszer- és Gyógyszerügyi Hivatal (FDA) nyilvánosságra hozta azokat az adatokat, miszerint a gyógyszer 1000 spontán vetélést, 7000 egyéb vetélést, valamint egyéb mellékhatásokat, például ízületi fájdalmakat, a bőr és a nyálkahártyák kiszáradását, valamint hajhullást okozott. A Hoffman LaRoche-t az FDA azzal vádolta, hogy szándékosan kihagyta a nőket, és különösen a terhes nőket azokból a vizsgálatokból, amelyekre az Accutane jóváhagyási kérelmeit alapozta. A vállalat tudatában volt annak, hogy az Accutane súlyos hatásokat okoz, ha terhesség alatt szedik.

Az Accutane-nal kapcsolatos leleplezések nyomán a Hoffman LaRoche újra a Wall Street Journal címlapjára került, miután Ted Weiss kongresszusi képviselő 1988. május 6-án követelte, hogy indítsanak büntetőeljárást a 1986 óta nyilvántartásba vett negyven haláleset ügyében, amelyeket a Versed szedése okozott. A Versed a Hoffman LaRoche nyugtatója, amely kémiailag rokon a cég legkelendőbb gyógyszerével, a Valiummal.

A negyedik legnagyobb gyógyszeripari vállalat, a Smith Kline Beckman a Mellon Bank ügyfele. Elnöke, Robert F. Dee a General Foods, az Air Products and Chemical, valamint a Citibankkal szoros kapcsolatban álló védelmiipari vállalat, az United Technologies igazgatósági tagja. Az igazgatósági tagok: Samuel H. Ballam, Jr., a Pennsylvaniai Egyetem Kórházának elnöke, az American Water-Works, a Westmoreland Coal Company, a General Coal Company és az INA Investment Securities igazgatója, a CIGNA High Yield Fund elnöke, valamint a Geothermal Resources International elnöke; Francis P. Lucier, a Black & Decker elnöke; Donald P. McHenry, az Egyesült Államok korábbi ENSZ-nagykövete (1979–81), jelenleg a Külkapcsolatok Tanácsának nemzetközi tanácsadója, a Brookings

Institution, a Carnegie Endowment for International Peace, a Ford Foundation és a második világháború alatt W. Averell Harriman által létrehozott szupertitkos Ditchley Foundation kurátora; McHenry a Coca Cola és az International Paper igazgatósági tagja is; Carolyn K. Davis, aki 1973–75-ben a Michigan Egyetem ápolóképzőjének dékánja volt, 1981 óta az Egészségügyi és Szociális Szolgáltatások Minisztériumának vezetője; ő a Johns Hopkins igazgatósági tagja is.

A Smith Kline további igazgatói: Andrew L. Lewis, Jr., az Union Pacific elnöke, amely a Harriman-vagyon alapját képezi; ő a Ford Motor igazgatója, a csődbe ment Reading Company kurátora, Reagan átmeneti csapatának volt elnöke és a Republikánus Nemzeti Bizottság helyettes igazgatója; R. Gordon McGovern, a Campbell Soup elnöke; Ralph A. Pfeiffer, Jr., az IBM World Trade Corporation, az American International Far East Corporation és a Riggs National Bank elnöke, valamint az USA–Kína Kereskedelmi Bizottság elnöke; ő egyben a alelnöke is, amely a kulcsfontosságú külpolitikai szervezet, a Stratégiai és Nemzetközi Tanulmányok Központja (Center for Strategic and International Studies), amelyet Jeane Kirkpatrick férje, a CIA-s Evron Kirkpatrick alapított.

A világ 5. legnagyobb gyógyszergyártója, a svájci Ciba-Geigy évi egymilliárd dolláros forgalmat bonyolít le az Egyesült Államokban, és tíz gyógyszergyárat üzemeltet itt.

A Standard & Poor's szerint a világ hatodik legnagyobb gyógyszergyártója, a Pfizer éves forgalma 4 milliárd dollár; a vállalat a Rockefeller-család Chase Manhattan Bankjában vezeti számláit. A Pfizer elnöke, Edmund T. Pratt, Jr., 1949 és 1962 között az IBM pénzügyi igazgatója volt; jelenleg a Chase Manhattan Bank, a General Motors, az International Paper, a Business Council és a Business Roundtable – két establishment szervezet – igazgatósági tagja; emellett az Emergency Committee for American Trade elnöke is. A Pfizer elnöke Gerald Laubach, aki 1950-ben csatlakozott a Pfizerhez; a Rockefeller Egyetem tanácsának tagja, valamint a CIGNA, a Loctite és a General Insurance Corporation igazgatója; Barber Conable a Pfizer igazgatója; 1965 és 1985 között New Yorkot képviselő kongresszusi képviselő volt, ami szoros kapcsolatra utal a Rockefeller-családdal; Conable jelenleg a Világbank elnöke. A Pfizer további igazgatói: Joseph B. Flavin, az évi 2,5 milliárd dolláros forgalmú Singer Company vezérigazgatója. Flavin 1953 és 1967 között az IBM World Trade Corporationnál dolgozott, majd a Xerox elnöke volt; jelenleg a Gazdasági Fejlesztési Bizottság, a Stamford Kórház, a Rákkutatási Alapítvány és a Keresztények és Zsidók Nemzeti Tanácsának tagja; Howard C. Kauffman 1975 óta az EXXON elnöke; korábban az

EXXON latin-amerikai regionális koordinátora, majd az Esso Europe londoni elnöke volt; a Celanese és a Chase Manhattan Bank igazgatósági tagja is; irodája a One Rockefeller Plaza épületében található; James T. Lynn, aki 1969–1971 között az Egyesült Államok Kereskedelmi Minisztériumának főtanácsadója, 1971–1973 között külügyminiszter-helyettes, majd 1973–1975 között a Lakásügyi és Városfejlesztési Minisztérium (HUD) minisztere volt, George Romney utódjaként; Lynn a *Harvard Law Review* szerkesztője volt, majd 1960-ban csatlakozott a Jones, Day, Reavis and Pogue-hoz (egy nagy washingtoni lobbicéghez); Lynn 1972-ben elkísérte Peter Petersont, az akkori kereskedelmi minisztert, a Kuhn, Loeb Company korábbi elnökét Moszkvába, hogy kereskedelmi és -megállapodást kössenek a szovjetekkel; ezt a megállapodást 1972 októberében kötötték meg; John R. Opel, az IBM elnöke, a New York-i Federal Reserve Bank, a Time és az Institute for Advanced Study igazgatója; Walter B. Wriston, a Citicorp elnöke, a General Electric, a Chubb, a New York Hospital, a Rand Corporation és a J. C. Penney igazgatója.

A Pfizer további igazgatói: Grace J. Fippinger, az évi 10 milliárd dolláros forgalmú NYNEX Corporation titkára és pénztárosa; ő a Manufacturers Hanover és a Rothschild Bank tanácsadója, a Bear Stearns befektetési bank, a Gulf & Western Corporation és a Connecticut Mutual Life Insurance igazgatója, valamint az American Cancer Society igazgatótanácsának tiszteletbeli tagja; Stanley O. Ikenberry, az Illinoisi Egyetem rektora, a Harris Bankcorp és a Carnegie Foundation for the Advancement of Teaching igazgatósági tagja; William J. Kennedy, a North Carolina Mutual Life operatív igazgatója, a Quaker Oats igazgatója (Frank Carlucci mellett, aki jelenleg védelmi miniszter), a Mobil igazgatója (Alan Greenspan mellett, aki jelenleg a Federal Reserve System Board of Governors elnöke – Greenspan küldött volt a 1985. május 10–12-én Rye-ben, New Yorkban tartott Bilderberg-találkozón); Paul A. Marks, a Sloan Kettering Rákközpont vezetője 1980 óta; biológus, a Cornell Egyetem humángenetikai professzora, a Rockefeller Egyetem adjunktusa, valamint a Rockefeller Egyetemi Kórház vendégprofesszora; emellett a Nemzeti Egészségügyi Intézetnél és a Dreyfus Mutual Fundnál is dolgozik, a Nemzeti Rákkutató Intézet rákkezelési igazgatója, az Amerikai Rákkutatási Társaság igazgatója, 1976 és 1979 között az Elnöki Rákbizottság tagja volt, valamint a Three Mile Island-i balesettel foglalkozó elnöki bizottság tagja; ő a 100 millió dolláros Revson Alapítvány (kozmetikai vagyon) igazgatója Simon Rifkinddel és Benjamin Buttenweiserrel, akinek a felesége Alger Hiss ügyvédje volt, míg Buttenweiser a megszállt Nyugat-Németország helyettes főbiztosa volt.

A nagy gyógyszergyárak közül egyik sem mutat közvetlenebb kapcsolatot a Rockefeller-érdekekkel, mint a Pfizer, amely a Rockefeller-banknál, a Chase Manhattan-nél vezeti számláit, igazgatótanácsában pedig ott ül Howard Kaufmann, az Exxon elnöke, valamint Paul Marks, a Rockefeller által irányított Sloan Kettering Rákközpont és a Rockefeller Kórház képviselője. A legtöbb esetben egyetlen Rockefeller-kapcsolatra is elegendő a vállalat feletti ellenőrzés biztosításához.

A világ 7. legnagyobb gyógyszergyártója a német Hoechst A. G., az I. G. Farben leányvállalata, azaz a Rockefeller-Warburg-Rothschild-csoport ellenőrzése alatt áll. Számos gyárat üzemeltet az Egyesült Államokban, köztük az American Hoechst-et Somerville-ben, New Jersey-ben, és a Hoechst Fibers Company-t. A Hoechst gyártja a széles körben használt Trevira poliészter szálat, antibiotikumos élelmiszer-adalékanyagokat sertések és brojlercsirkék számára (Flavomycin), valamint egyéb, állattenyésztésben használt gyógyszereket.

A világranglistán a 8. helyen álló American Home Products a Rothschild Banknál és a Manufacturers Hanovernél vezeti számláit, és éves forgalma 3,8 milliárd dollár (a Standard & Poor's adatai szerint 4,93 milliárd dollár). A vállalat a közelmúltban még nagyobbá vált az A. H. Robins Drug Company (Richmond, Virginia) felvásárlásával. Az A. H. Robins csődbe ment, miután 2,5 milliárd dolláros kártérítést kellett fizetnie mintegy 200 000 nőnek, akiknek egészségügyi problémákat okozott a Dalkon Shield nevű méhen belüli eszköz. A nem megfelelően tesztelt hüvelyi szorító súlyos károsodást okozott sok nőnek. Egy francia cég, a Sanofi, megpróbálta felvásárolni a vállalatot, de alulmaradt, amikor az American Home úgy döntött, hogy prémium árat fizet a cég jól ismert márkanevéért, a Chapstickért és a Robitussinért. Az American Home vezérigazgatója John W. Culligan, aki 1937 óta dolgozik a cégnél; ő a Máltai Lovagrend tagja, a Mellon Bank, a Carnegie Mellon Egyetem, az American Standard és a Valley Hospital igazgatósági tagja; az American Home elnöke John R. Stafford, a Rothschild Bank és a Manufacturers Hanover igazgatósági tagja; korábban a harmadik legnagyobb gyógyszergyártó, a Hoffmann LaRoche jogi tanácsadója, valamint a befolyásos Steptoe and Johnson ügyvédi iroda partnere volt. Az igazgatósági tagok: K. R. Bergethon Norvégiából, jelenleg a Lafayette College elnöke; A. Richard Diebold; Paul R. Frohring, aki 1942 és 1946 között a Háborús Termelési Tanács gyógyszeripari részlegének vezetője volt; jelenleg a római John Cabot College kurátora, a Case Western Reserve Egyetem, a Mercy Kórház, a Navy League és a Biscayne Yacht Club felügyelője; William F. LaPorte, aki a Manufacturers Hanover Trust, az American Standard, a

B. F. Goodrich és a Dime Savings Bank igazgatója, valamint a Buck Hill Falls Company elnöke; John F. McGillicuddy, a Manufacturers Hanover Bank elnöke, aki nemrég váltotta le Lewis Prestont a J. P. Morgan Company-tól a New York-i Federal Reserve Bank igazgatói posztján (Prestont azért kritizálták, mert a Sterling Drug bankáraként részt vett a Hoffman LaRoche-val kötött üzlet előmozdításában); John F. Torell III, a Manufacturers Hanover Trust és a Manufacturers Hanover Corporation elnöke; H. W. Blades, aki korábban a Wyeth Labs elnöke volt, és jelenleg a Provident Mutual Life Insurance, a Wistar International, a Philadelphia National Bank és a Bryn Mawr Hospital igazgatója; Robin Chandler Duke, a dohányipari család tagja; Edwin A. Gee, az Air Products and Chemical, az International Paper és a Bell & Howell igazgatója; jelenleg az International Paper és a Canadian International Paper elnöke; Robert W. Sarnoff, David Sarnoff fia, aki megalapította az RCA birodalmat; valamint William Wrigley, a Wrigley Corporation elnöke, a Texaco és a Boulevard National Bank of Chicago igazgatója.

A világranglistán a 9. helyet az Eli Lilly Company foglalja el, amelynek elnöke, Richard D. Wood egyben az Indiana Standard Oil, a New York-i Chemical Bank, az Elizabeth Arden, az IVAC Corporation, a Cardiac Pacemakers Inc., az Elanco Products, a Dow Jones, a Lilly Endowment, a Physio-Control Corporation, valamint az American Enterprise Institute for Public Policy Research igazgatója is, amely egy állítólag jobboldali washingtoni agytröszt, ahol Jeane Kirkpatrick uralkodik. A Lilly igazgatói: Steven C. Beering, aki Németországban, Berlinben született, jelenleg a Purdue Egyetem elnöke; számos orvosi testületben, a Diabetes Associationben és az Endocrine Associationben is tag, valamint az Arvin Industries igazgatója; Randall H. Tobias, a Bretton Woods Committee igazgatója, 1964 óta a Bell Telephone Labs alkalmazottja, jelenleg az AT&T és a Home Insurance Corporation igazgatója; Robert C. Seamans, Jr., aki 1969 és 1973 között a légierő minisztere volt, jelenleg a Carnegie Intézet, a Smithsonian Múzeum és a National Geographic Society igazgatója (Laurance Rockefellerrel együtt); Emellett a Combustion Engineering igazgatója, amely számos üzletet kötött a Szovjetunióval, valamint a Putnams Funds, egy új-angliai nagyhatalmú befektetési cég igazgatója; a Lilly egyéb igazgatói között található J. Clayton LaForce, Fulbright-ösztöndíjas, jelenleg a Rockefeller által finanszírozott Nemzeti Gazdasági Kutatási Hivatal igazgatója, valamint a Kaliforniai Egyetem menedzsment posztgraduális iskolájának dékánja. LaForce a titkos Mont Pelerin Society befolyásos tagja, amely a bécsi közgazdasági iskolát képviseli, egy Rothschild által szponzorált vállalkozás, amelynek szószólója Milton Friedman – valójában ez egy William Buckley és a CIA által irányított áljobboldali agytröszt. LaForce egyben a Stanford Egyetem Hoover Intézetének, egy áljobboldali agytrösztnek is kurátora, amelyet a Rockefeller által finanszírozott Ipari Demokrácia Liga két igazgatója, Sidney Hook és Seymour Martin Lipset vezet, akik a vezető trockista agytröszt tagjai. A Lilly egyéb igazgatói: J. Paul Lyet II, a hatalmas védelmi vállalat, a Sperry Corporation elnöke – szerződéseinek kétharmada kormányzati ügynökségekkel kötött; Lyet az Eastman Kodak igazgatója is, amely nemrég vásárolta meg a Sterling Drugot; emellett az Armstrong World Industries, az NL Industries és a Continental Group igazgatója is; Alva Otis Way III, az American Express elnöke, a Schroder Bank and Trust igazgatója, korábban elnöke – egyben a Shearson Lehman igazgatója is, amely ma már magában foglalja a Kuhn, Loeb Company-t és a Lehman Brothers-t, valamint a Firemans Fund Insurance Company, az American International Banking Corporation és a Warnex Ampex Communications Corporation igazgatója; C. William Verity, Jr,, akinek apja alapította az Armco Steel-t; a Yale-en végzett Verity jelenleg az Armco elnöke; nemrég kinevezték kereskedelmi miniszterré, hogy helyettesítse a szintén Yale-en végzett Malcolm Baldrige-t, a Scovill Manufacturing védelmi cég igazgatóját – Baldrige leesett a lováról.

Verity a Chase Manhattan Bank, a Mead Corporation és a Taft Broadcasting igazgatója is. Verityt azért választották kereskedelmi miniszterré, mert régóta aktívan lobbizik a szupertitkos csoport, az USA–Szovjetunió Kereskedelmi és Gazdasági Tanács (USTC) nevében végzett hosszú távú agitációs tevékenysége miatt választották ki kereskedelmi miniszternek, amelynek iratai szigorúan titkosak – jelenleg több per is folyik, hogy az Információszabadság Törvénye alapján kényszerítsék a kormányt az USTC dokumentumainak nyilvánosságra hozatalára, de eddig a kormány ügyvédei minden kísérletet visszaverték, amelynek célja annak kiderítése volt, hogy mit is csinál ez a csoport. Az USTEC, amely állítólag egy jó szándékú amerikai üzletemberekből álló, barátságos csoport volt, akik mosolygós szovjet kollégáikkal találkoztak, egy magas rangú KGB-tiszt agyszüleménye volt, aki a 1973-as Nixon elnök és Brezsnyev főtitkár közötti csúcstalálkozón népszerűsítette. A közvetítő Donald Kendall volt a Pepsicolától, aki éppen akkor kötött jelentős kereskedelmi megállapodást Oroszországgal; az ár egy része az volt, hogy Kendall eladta az USTEC-et a Fehér Ház csapatának. Kendall nélkül az USTEC talán soha nem indult volna el. Az USTEC valódi célját H. Rowan Gaither, a Ford Alapítvány vezetője fogalmazta meg, amikor az alapítvány nyomozója, Norman Dodd interjút készített vele. Gaither panaszkodott a Ford Alapítványt ért rossz sajtóra, azt állítva, hogy az alaptalan. „Legtöbben közülünk" – kiáltotta fel önmentésképpen –

„valamikor aktívak voltunk az OSS-ben, a Külügyminisztériumban vagy az Európai Gazdasági Igazgatásban. Azokban az időkben kivétel nélkül a Fehér Ház utasításai alapján működöttünk, amelyek lényege az volt, hogy minden erőfeszítést meg kell tennünk az Egyesült Államok életének megváltoztatására, hogy lehetővé váljon a Szovjetunióval való zökkenőmentes egyesülés."

Az USTEC fontos lépés az egyesülési programban. Alva Way, az American Express elnöke C. William Verity mellett az Eli Lilly igazgatóságának tagja. Way munkatársa, James D. Robinson III, az American Express elnöke, az USTEC egyik fő mozgatórugója, akárcsak Robert Roosa, a Brown Brothers Harriman befektetési banki cég partnere, aki a Trilaterális Bizottság ügyvezetője. Az USTEC további fontos tagjai: Edgar Bronfman, a Cionista Világkongresszus vezetője, a Bronfman család cégének, a Seagramsnak az elnöke, aki a DuPont részvényeinek jelentős részét, 21%-át ellenőrzi; Maurice Greenberg, az American International Group elnöke; Dr. Armand Hammer, a Szovjetunió régóta barátja, valamint Dwayne Andreas, gabonamágnás, az Archer-Daniels-Midland Corporation vezetője. Andreas, aki finanszírozta a CREEP-et, azt a szervezetet, amely Richard Nixon lemondását eredményezte az Egyesült Államok elnöki posztjáról, igazgatótanácsában Robert Strauss, a Demokrata Nemzeti Bizottság volt elnöke, és Mrs. Nelson Rockefeller is helyet kapott.

1972-ben találkozót hívtak össze Washingtonban a rendkívül exkluzív F. Street Clubban, amely régóta a washingtoni nagykutyák és üzletemberek titkos találkozóhelye volt. Donald Kendall meghívta David Rockefellert, aki a Chase Manhatt -i fiókját nyitotta meg a moszkvai Vörös téren, Helmut Sonnenfeldtet a Külügyminisztériumból, aki állítólag Henry Kissinger „felügyelője" volt, amikor Kissinger kettős ügynökként érkezett az Egyesült Államokba Sonnenfeldt támogatásával, valamint Georgi Arbatovot, a jól ismert szovjet propagandistát az Egyesült Államokban. Arbatov elmondta a csoportnak, hogy a Szovjetunió kiket szeretne látni a leendő szervezet, az USTEC igazgatótanácsában. Dr. Armand Hammert, a General Electric-től Reginald Jonest, az IBM-től Frank Caryt és a DuPont vezetőjét, Irving Shapirót szerette volna ott látni. Az USTEC látszólagos célja az Egyesült Államok és Oroszország közötti kereskedelem előmozdítása volt; valódi célja azonban a megroggyant szovjet gazdaság megmentése és vezetőinek megóvása egy katasztrofális forradalomtól. Az Egyesült Államok csúcstechnológiát, gabonát és katonai árukat ajánlott fel; az oroszok pedig a kommunista rendszer fenntartását.

A világ tizedik legnagyobb gyógyszergyártója az Upjohn, amely jelentős mértékben foglalkozik olyan mezőgazdasági vegyszerek gyártásával, mint például az Asgrow.

Az Upjohn-t most felvásárolta a vezető védelmi vállalat, a Todd Shipyards, amelynek igazgatói között szerepel Harold Eckman, a W. R. Grace, a Bank of New York, a Centennial Life Insurance Company és a Home Life Insurance Company igazgatója – ő az Atlantic Mutual Insurance Company és a mexikói Union de Seguros elnöke; Raymond V. O'Brien, Jr., a New York-i Emigrant Savings Bank és az International Shipholding Corporation elnöke; R. T. Parfet, Jr., az Upjohn elnöke, a Michigan Bell Telephone igazgatója; Lawrence C. Hoff, a National Foundation for Infectious Diseases és az American Foundation for Pharmaceutical Education elnöke; a Sloan Kettering Cancer Institute igazgatótanácsának tagja, 1974–77 között a HEW egészségügyi alminisztere volt; a National Heart & Lung Institute és az U.S. Public Health Service Pharmacy Board igazgatója; P. H. Bullen, aki 1946 és 1971 között az IBM-nél dolgozott, jelenleg a Bullen Management Company-t vezeti; Donald F. Hornig, a Harvard Egyetem Közegészségügyi Karának professzora és az Interdisciplinary Progress in Health igazgatója; a Westinghouse Electric igazgatója, és a Los Alamos-i atomfegyver-fejlesztési program csoportvezetője volt; 1964 és 1969 között az Egyesült Államok Közegészségügyi Szolgálatának tudományos tanácsadója volt; Guggenheim- és Fulbright-ösztöndíjat kapott; Preston S. Parish, az Upjohn végrehajtó bizottságának elnöke, a Williams College és a Bronson Methodist Hospital kurátora, a W. E. Upjohn Unemployment Corporation kuratóriumi elnöke, a Kal-Aero és az American National Holding Company elnöke, valamint a Food and Drug Law Institute társelnöke; William D. Mulholland, a Bank of Montreal elnöke, amelyben a Bronfman családnak irányító részesedése van – Charles Bronfman igazgatósági tag. Mulholland emellett a skóciai Edinburgh-i Standard Life Assurance Company, a Kimberly-Clark, a Canadian Pacific Railroad, a Harris Bancorp, valamint a Bank of Montreal Bahama-szigeteki és karibi leányvállalatának igazgatósági tagja. Mulholland 1952-től 1969-ig a Morgan Stanley általános partnere volt, majd 1970-től 1974-ig a Brinco elnöke lett, amely egy Rothschild-holdingtársaság Kanadában.

Mulholland az Allgemeine Credit Anstalt igazgatója is Frankfurtban (a Rothschild család szülőhelyén). Az Upjohn igazgatója William N. Hubbard, Jr. is, aki a Johnson Controls és a Consumers Power Company – egy évi 3,5 milliárd dolláros forgalmú vállalat – igazgatója, az Upjohn korábbi elnöke, valamint a New York-i Egyetem orvostudományi karának dékánja.

A 11. legnagyobb gyógyszergyártó, az E. E. Squibb elnöke Richard E. Furlaud; ő a vezető lőszergyártó Olin Corporation igazgatósági tagja, és 1957-től 1966-ig az Olin jogi tanácsadója volt. Furlaud ügyvédként dolgozott a neves Wall Street-i ügyvédi irodánál, a Root, Ballantine, Harlan, Busby and Palmer-nél, amelyet Elihu Root, Wilson külügyminisztere alapított, aki 1917-ben 100 millió dollárt juttatott Wilson személyes háborús alapjából a szovjet Oroszországnak, hogy megmentse a megingó bolsevik rendszert. Furlaud a Rockefeller Egyetem és a Sloan Kettering Rákkutató Intézet kurátora, ami a Squibb és a Rockefeller-család közötti kapcsolatra utal. A Squibb igazgatói között található J. Richardson Dilworth, a Rockefeller-család összes tagjának hosszú ideje pénzügyi kurátora. Dilworth a gazdag Cushing családba nősült be, és 1946-tól 1958-ig a Kuhn, Loeb Company partnere volt, amikor partnere, Lewis Strauss (Kuhn, Loeb) visszavonult a Rockefeller-család pénzügyi tanácsadói posztjáról. Dilworth 1958-ban vette át a munkát teljes munkaidőben, és elfoglalta a Rockefeller Center teljes 56. emeletét, ahol 1981-ig a család minden tagjának minden számláját kezelte. Jelenleg a Rockefeller Center igazgatótanácsának elnöke, Nelson Rockefeller International Basic Economy Corporationjának, a Chryslernek, az R. H. Macynek, a Colonial Williamsburgnak (egy másik Rockefeller-családi vállalkozás) és a Rockefeller Egyetemnek az igazgatója. A Yale Corporation és a Metropolitan Museum kurátora, valamint a luxemburgi Selected Investments igazgatója. A Squibb többi igazgatója Louis V. Gerstner, az American Express elnöke, a Caterpillar Tractor igazgatója és a Sloan Kettering Cancer Institute hosszú ideje igazgatósági tagja; Charles G. Koch, a családi vállalkozás, a Koch Enterprises vezetője, amely Kansas Cityben évi 3 milliárd dolláros forgalmat bonyolít. Koch 500 millió dolláros vagyonnal rendelkezik, és személyesen finanszírozta az állítólag jobboldali szervezeteket, a Cato Institute-ot, a Mr. Pelerin Society-t és a Libertarian Party-t. A Koch Industries kizárólag a Morgan Guaranty Trustnál vezeti számláit, ami a J. P. Morgan Company befolyási körébe hozza.

A Squibb további igazgatói: Helen M. Ranney, aki 1973 óta a Kaliforniai Egyetem San Diego-i Orvostudományi Tanszékének elnöke; 1960 és 1964 között a New York-i Presbyterian Kórházban dolgozott, és az Amerikai Hematológiai Társaság tagja; Robert W. van Fossan, a Mutual Benefit Life Insurance elnöke, a Long Island Public Service Gas & Electric, az Amerada Hess és a Nova Pharmaceutical Corporation igazgatója; Sanford H. McDonnell, a védelmi vállalat, a McDonnell Douglas Aircraft Corporation elnöke; ő a Centerre Bancorp és a Navy League igazgatója; Robert H. Ebert, 1964 óta a Harvard Orvostudományi Karának dékánja; a Rockefeller Alapítvány és a

Népesedési Tanács kurátora, valamint a befolyásos Milbank Memorial Fund elnöke, továbbá a Johnson & Johnson gyógyszeripari vagyonból létrehozott Robert W. Johnson Alapítvány igazgatója; Ebert Rhodes-ösztöndíjas és Markle-ösztöndíjas volt; Burton E. Sobel, 1973 óta a Washingtoni Egyetem kardiológiai osztályának igazgatója, a Nemzeti Egészségügyi Intézet tagja, *a Clinical Cardiology, az American Journal of Cardiology és az American Journal of Physiology* szerkesztője, valamint számos más orvosi tisztséget is betölt; Rawleigh Warner, Jr., az óriási Mobil Corporation elnöke, valamint számos vállalat igazgatója, köztük az AT&T, az Allied Signal (az évi 9 milliárd dolláros forgalmú védelmi vállalat), az American Express és a Chemical Bank; (az Allied Signal igazgatótanácsában szintén ott volt John F. Connally, a korábbi pénzügyminiszter, és Carla Hills, a korábbi lakásügyi és városfejlesztési miniszter, akinek a férje a Securities and Exchange Commission elnöke volt); Eugene F. Williams, az Olin Corporation védelmi vállalat és az Emerson Electric igazgatója. A Squibb nemrég 20 millió dolláros adománnyal kutatóintézetet alapított az Oxfordi Egyetemen; emellett az Egyesült Államokban is fenntartja a Squibb Orvostudományi Kutatóintézetet. A család sarja Lowell Weicker szenátor, egy liberális, aki következetesen a Republikánus Párt ellen szavaz, amelynek tagja. Családi vagyona megóvja a pártfegyelemtől.

A világ gyógyszeripari cégeinek rangsorában a tizenkettedik helyet a Johnson & Johnson foglalja el; elnöke, James E. Burke, az IBM és a Prudential Insurance igazgatósági tagja is. A Johnson & Johnson elnöke David R. Clare; ő az MIT igazgatótanácsának tagja, valamint a Motorola és az Overlook Hospital igazgatósági tagja. Az igazgatósági tagok között van William O. Baker, aki 1939 és 1980 között kutatókémikusként dolgozott a Bell Tel laboratóriumokban. A polimer kutatás szakértőjeként Baker számos szervezet igazgatótanácsának tagja, és az Elnöki Hírszerzési Tanácsadó Testületben is szolgál. A Nemzetbiztonsági Ügynökség tanácsadója, 1959 óta a Védelmi Minisztérium tanácsadója, a Rockefeller Egyetem, a General Motors, a Rákkutatási Alapítvány és a Robert A. Welch Alapítvány kurátora; Thomas S. Murphy, a Capital Cities ABC médiakonglomerátum elnöke, a Texaco igazgatója; Clifton E. Garvin, az Exxon elnöke 1947 óta, a Rockefeller-vagyon csúcspontja; ő a Citicorp és a Citibank, a TRW védelmi cég, a J. C. Penney, a Pepsi Cola és a Sperry igazgatója is, a Sloan Kettering Rákközpont alelnöke, a Business Roundtable elnöke, valamint az Amerikai Tanári Nyugdíjszövetség kurátora.

A Johnson & Johnson igazgatótanácsának tagja még Irving M. London, az Albert Einstein Orvostudományi Egyetem elnöke 1970 óta, a Harvard és az MIT orvostudományi professzora, a Columbia Egyetem Rockefeller-ösztöndíjasa az orvostudomány területén, az Egyesült Államok sebész- -főorvosának tanácsadója; Paul J. Rizzo, az IBM és a Morgan Stanley Group alelnöke; valamint Joan Ganz Cooney, aki Peter Peterson, a Kuhn, Loeb Company volt elnökének felesége. A Children's TV Workshop elnöke, a Chase Manhattan Bank, a Chase Manhattan Group, a May áruházak és a Xerox igazgatója. 1954 óta az NBC sajtósa, amikor is kifejlesztette jövedelmező gyermek-televíziós műsorát.

Megkapta a Stephen S. Wise-díjat.

A világranglistán a tizenharmadik helyet a svájci Sandoz foglalja el.

A lizergsavat, a híres LSD-t 1943-ban a Sandoz laboratóriumában fejlesztette ki Dr. Albert Hofmann kémikus. A Sandoz éves üzleti bevétele 5 milliárd dollár, ebből 500 millió dollár az amerikai gyáraiban előállított mezőgazdasági vegyszerekből és festékanyagokból származik. A Sandoz tulajdonában van a Northrup King, a hatalmas hibrid vetőmag-gyártó vállalat, a Viking Brass és más cégek.

A világranglistán a tizennegyedik helyet a Bristol Myers foglalja el. Ügyvezető igazgatója Richard Gelb, aki korábban a családja által alapított Clairolnál dolgozott. Gelb a Rockefeller-család által irányított Sloan Kettering Rákközpont elnöke; igazgatósági tagja a New York-i Federal Reserve Banknak, a Cluett Peabody-nak, a New York Times-nak, a New York Life Insurance-nak, a Bankers Trust-nak, a Külkapcsolatok Tanácsának, az Üzleti Tanácsnak és az Üzleti Kerekasztalnak. A Bristol-Myers igazgatói között található Ray C. Adam, a J. P. Morgan Company partnere és a Morgan Guaranty Trust, a Metropolitan Life, a Cities Service igazgatója, valamint az évi 2 milliárd dolláros forgalmú NL Industries, egy kőolajipari szolgáltató vállalat elnöke; William M. Ellinghaus, aki 1940 óta a Bell Systemsnél dolgozik, a New York Telephone elnöke, a J. C. Penney és a Bankers Trust igazgatója, a New York-i Értéktőzsde alelnöke, az International Paper, az Armstrong World Industries, a New York Blood Center és a United Way igazgatósági tagja; ő a Jeruzsálemi Szent Sír Máltai Lovagrendjének lovagja, az AT&T elnöke, a Textron, a Revlon és a Pacific Tel & Tel igazgatósági tagja; John D. Macomber, a Celanese elnöke, a Chase Manhattan Bank, az RJR Industries és a Nabisco igazgatósági tagja; Martha R. Wallace, az Trilaterális Bizottság tagja, 1951–53 között a Külügyminisztérium vezetési tanácsadója, jelenleg az RCA, *a Fortune, a Time* és a Henry Luce Alapítvány igazgatósági tagja, 1983 óta pedig a Redfield Associates tanácsadó cégnél dolgozik. Ő a New York-i Rhodes-ösztöndíj-kiválasztó bizottság elnöke, az

American Can, az American Express, a Chemical Bank, a New York-i Értéktőzsde és a New York Telephone igazgatója, a Külkapcsolatok Tanácsának pénzügyi bizottságának elnöke, valamint a szupertitkos American Council on Germany tagja, amelyről azt mondják, hogy Nyugat-Németország háttérkormányzata; Robert E. Allen, aki az AT&T, a Pacific Northwest Bell, a Manufacturers Hanover és a Manufacturers Hanover Trust igazgatója; Henry H. Henley, Jr., a Cluett Peabody, a Clupak Corporation, a General Electric, a Home Life Insurance, a Manufacturers Hanover Bank és a Manufacturers Hanover Trust elnöke, valamint a New York-i Presbyterian Hospital kurátora; James D. Robinson III, az American Express elnöke, a Shearson Lehman Hutton, a Coca Cola, az Union Pacific és a Trust Company of Georgia igazgatója, a Rockefeller Memorial Hospital for Cancer and Allied Diseases elnöke, a Sloan Kettering Cancer Center igazgatótanácsának tagja, a Rockefeller Egyetem tanácsának tagja, az United Way, a Council on Foreign Relations Business Council és a Business Roundtable elnöke; Robinson, a New York-i establishment megtestesítője, 1961 és 1968 között a Morgan Guaranty Trustnál dolgozott a bank elnökének asszisztenseként; Andrew C. Sigler, a Champion Paper, a Chemical New York, a Cabot Corporation, a General Electric és az RCA igazgatósági tagja.

A Bristol-Myers az Egyesült Államok 44. legnagyobb hirdetője, éves kiadásai 344 millió dollárra rúgnak, melyet főként televíziós és nyomtatott hirdetésekre fordít; ez jelentős befolyást biztosít számukra a műsorok tartalmának meghatározásában. A Bristol-Myers jelenleg új nyugtatóját, a Buspart, és új koleszterinszint-csökkentő gyógyszerét, a Questrant népszerűsíti, amelyekből várhatóan évente legalább 100 millió dolláros bevételt ér el. A koleszterinszint-csökkentő gyógyszerek eddigi tapasztalatai néhány aggasztó mellékhatást tártak fel, például májkárosodást és egyéb „előre nem látható" következményeket.

A világ gyógyszeripari cégeinek rangsorában a 15. helyet az angol Beecham Group foglalja el, amely emberi és állatgyógyászati gyógyszerekre specializálódott. A Beecham elnöke Robert P. Bauman, aki egyben a Textron alelnöke, a McKesson – egy másik gyógyszeripari cég – igazgatója, valamint a Capital Cities ABC médiakonglomerátum igazgatója is. A Beecham elnöke Sir Graham Wilkins, a Thorn EMI TV igazgatója, a Hill Samuel befektetési bank igazgatója – amely az Angol Nemzeti Bank által engedélyezett „Magic Seventeen" kereskedelmi bankok egyike –, valamint a Rowntree Mackintosh édességgyártó cég és a Courtauld's, az óriási angol textilcég igazgatója, amely szoros kapcsolatban áll a Brit Titkosszolgálattal. A Beecham igazgatói között van Lord Keith of Castleacre, aki a Hill Samuel befektetési bank elnöke, a Rolls Royce, a British Airways és a *Times* Newspapers Ltd. igazgatója, valamint az Economic Planning Council elnöke, amely teljes hatalmat gyakorol az angliai vállalkozások felett. Lord Keith a külügyminisztérium hírszerzési igazgatója volt, mielőtt az üzleti életbe lépett. A Beecham másik igazgatója Lord McFadzean of Kelvinside, aki a Rothschild által irányított Shell Transport and Trading elnöke, valamint a British Airways, a Shell Petroleum és a Rolls Royce igazgatója. Ő az Orange Nassau-rend parancsnoka, amely egy szupertitkos szervezet, amelyet azért hoztak létre, hogy megünnepeljék Vilmos Orániai kinevezését Anglia királyává, valamint az ezt követő Bank of England alapítását. A Beecham amerikai leányvállalata évi 500 millió dolláros forgalmat bonyolít.

A világranglistán a tizenhatodik helyet a német Bayer A. G. foglalja el, amely a második világháború után az I. G. Farben kartellből kivált három vállalat egyike. A Bayer-t a szövetséges katonai kormányzat utasítására hozták létre, amelyet akkoriban William Draper tábornok, a Dillon Read befektetési bankár irányított, és ma már nagyobb, mint az eredeti I. G. Farben. 1977-ben a Bayer megvásárolta a Miles Laboratories-t és a Germaine Monteil Perfumes-t, 1981-ben az Agfa Gevaert-et, az amerikai I. G. Farben másik leányvállalatát, 1983-ban pedig a Cutter Laboratories-t, egy kaliforniai céget, amely arról volt híres, hogy a nagy polio-oltási háborúk idején a Rockefeller által ellenőrzött gyógyszergyárak védelmére hozták létre. Állítólag az összes hibás polio-oltóanyagot a Cutter gyártotta, így a Rockefeller-cégek mentesültek a peres eljárások veszélye alól. Az 1930-as években a Bayer az óriási I. G. Farben kartell leányvállalataként működtette az Egyesült Államokban a Sterling Drug és a Winthrop Chemical cégeket. A Winthrop Chemical elnöke George G. Klumpp volt, aki a J. P. Morgan családba nősült be. Klumpp 1935 és 1941 között a washingtoni Élelmiszer- és Gyógyszerügyi Hivatal gyógyszerügyi osztályának vezetője volt, amikor a Winthrop Chemical elnöke lett. Emellett a Yale Orvostudományi Egyetem professzora is volt. A Winthrop igazgatója, E. S. Rogers 1932 és 1934 között a Rockefeller Intézet orvosa volt, 1946 óta pedig a kaliforniai Berkeley-i Egyetem közegészségügyi karának dékánja; Rogers 1941 és 1945 között a hadügyminiszter tanácsadója volt. Laurance Rockefeller szintén a Winthrop Chemical igazgatója volt, ami jól mutatja a Rockefeller-család és az I. G. Farben közötti szoros kapcsolatot. Rockefeller emellett a McDonnell Aircraft, az Eastern Air Lines, a Chase Manhattan Bank, az International Nickel, az International Basic Economy Corporation, a Memorial Hospital és a Rockefeller Brothers Fund igazgatója is volt.

A világ 17. legnagyobb gyógyszeripari vállalata a Syntex, amely az agráriparban is jelentős szerepet játszik. Alapítója és elnöke, a budapesti George Rosencrantz jelenlegi címe: 1730 Parque Via Reforma, Mexico DF 10; az országot egy feleségét érintő bizarr emberrablási ügy után hagyta el. A Syntex elnöke és vezérigazgatója Albert Bowers, aki az angliai Manchesterben született, Fulbright-ösztöndíjas és a Rockefeller Egyetem tanácsának tagja; igazgatói között van Martin Carton, az Allen and Company ügyvezető alelnöke, egy Wall Street-i befektetési cégé, amelyről évek óta azt pletykálták, hogy Meyer Lansky maffia-tevékenységeiből származó ötszázmilliós vagyonának befektetési ágazata. Cartin a Fischbach Corporation pénzügyi bizottságának elnöke, a Rockcor Inc., a Barco of California, a Frank B. Hall & Company és a Williams Electronics igazgatója.

A Syntex további igazgatói között található Dana Leavitt, a Leavitt Management Corporation elnöke, a Pritchard Health Care, a Chicago Title & Trust, az United Artists és a Transamerica igazgatója, valamint az Occidental Life Insurance elnöke; Leonard Marks, a hawaii befektetési cég, a Castle & Cooke ügyvezető alelnöke, a Times Mirror Corporation, a Wells Fargo, a Homestake Mining Company, valamint a California and Hawaii Sugar Company igazgatója. Marks 1964 és 1968 között a légierő helyettes államtitkára volt. A Syntex igazgatótanácsának tagja egy másik banki nagyágyú, Anthony Solomon is, aki jelenleg az S. G. Warburg Mercury International elnöke. Solomon az OPA közgazdásza volt, amikor Richard Nixon ott kezdte kormányzati pályafutását. Solomon ezután Mexikóban megnyitotta a Rosa Blanca nevű konzervleves-gyárat, amelyet több millióért adott el. Ezután visszatért a kormányzati szolgálatba az AID tisztviselőjeként, 1969 és 1972 között a Jugoszláviai Nemzetközi Befektetési Társaság elnöke volt, majd 1977 és 1980 között a Pénzügyminisztérium monetáris ügyekért felelős alminiszterévé nevezték ki, 1977 és 1980 között, majd Paul Volcker utódjaként a kulcsfontosságú pénzpiaci bank, a New York-i Federal Reserve Bank elnöke lett, amikor David Rockefeller 1980-ban Volckert a Federal Reserve Board of Governors elnökévé nevezte ki.

Solomon a Banca Commerciale Italiane igazgatója is.

A Syntexről az emlékezetben az a hirtelen részvényárfolyam-emelkedés maradt meg, amikor a cég hatalmas mennyiségű, forgalomból kivont gyógyszert kezdett el eladni fejletlen tengerentúli országokban. Nyeresége az egekbe szökött, akárcsak a részvényeinek ára.

A világranglistán a tizennyolcadik helyet Elmer Bobst egykori birodalma, a Warner-Lambert foglalja el. Ez az Egyesült Államok tizenkilencedik legnagyobb hirdetője, évi 469 millió dollárt költve. A Warner-Lambert elnöke Joseph D. Williams, aki egyben a Warner-Lambert leányvállalatának, a Parke-Davisnek is igazgatója, amelynek felvásárlása csak azért ment végbe, mert Bobst biztosította az elnöki posztot barátjának, Richard Nixonnak. Williams az AT&T, a J. C. Penney, a Western Electric, az Excello és a Columbia Egyetem igazgatósági tagja is. A People to People Alapítvány elnöke. A Warner-Lambert elnöke a kanadai születésű Melvin R. Goodes, aki korábban a Ford Motor Companynál dolgozott. Goodes a Ford Alapítvány és a Sears Roebuck Alapítvány tagja volt.

A Warner-Lambert, amelyet a számos Bobst-felvásárlás révén gyógyszeripari birodalommá építettek ki, ma már a Listerine szájvízzel (26,9% alkoholtartalommal), a Bromo Seltzerrel, a Dentyne-nel, a Schick borotvákkal, a Sloan's Linament kenőccsel és a Prazepan nyugtatóval büszkélkedhet. Az igazgatóság tagjai: B. Charles Ames, az Acme Cleveland, az M. A. Hanna Corporation, a Diamond Shamrock és a Harris Graphics elnöke; Donald L. Clark, a Household International, a hatalmas pénzügyi cég, a Square D. Evanston Hospital és a Council on Foreign Relations elnöke; William R. Howell, a J. C. Penney elnöke, az Exxon és a Nynex igazgatója; Paul S. Morabito, a Burroughs, a Consumer Power és a Detroit Renaissance igazgatója, amely utóbbi egy „emberi rehabilitációra" irányuló, balszerencsés kísérlet volt, amely milliárdokat ölt egy detroiti pénzfelfaló vállalkozásba, és amelyből Henry Ford II undorában lemondott; Kenneth J. Whalen, az American Motors, a Combustion Engineering és a Whirlpool igazgatója, valamint az Union College kurátora; John F. Burdett, az ACF Industries és a General Public Utilities (amelynek éves forgalma 2,87 milliárd dollár) igazgatója. Az ACF elnöke a neves felvásárló, Carl Icahn, aki az IC Holding Company leányvállalat elnöke is. A Warner-Lambert igazgatói között van még Richard A. Cramer, Irving Kristol, a Jeane Kirkpatrick és a CIA köré szerveződő neokonzervatív mozgalom vezére; valamint Henry G. Parks, Jr., a szimbolikus fekete, aki Baltimore-ban alapította a Parks Sausage-t. Jelenleg a W. R. Grace Company és a Signal Company igazgatója.

A Warner-Lambert további igazgatói Paul S. Russell, a Harvard Orvostudományi Egyetem, a Columbia Orvos- és Sebészképző Főiskola, az Amerikai Haditengerészet és az Amerikai Közegészségügyi Szolgálat tagja, 1974 óta a Sloan Kettering Rákközpont igazgatója; valamint Edgar J. Sullivan, a Borden elnöke, a Bank of New York igazgatója, az F. W. Woolworth igazgatója, a St.

John's Egyetem professzora és kurátora. Sullivan a Máltai Lovagrend tagja, a Külkapcsolatok Tanácsának és az Atlanti Tanácsnak az igazgatója. A Sterling Drug, a Bayer aszpirinjának gyártója és az I. G. Farben kartellből kivált vállalat, egy másik fontos gyógyszergyártó cég. Elnöke, W. Clark Wescoe, a Tinker Alapítvány, a John Simon Guggenheim Alapítvány, a Phillips Petroleum és a Hallmark Cards igazgatója. Ő a New York-i Kínai Orvosi Tanács elnöke, amely régóta a médiamágnás Henry Luce kedvenc jótékonysági szervezete. Wescoe a Samuel H. Kress Alapítvány és a Columbia Egyetem kurátora is, és több milliárd dollárnyi alapítványi tőkét irányít. Az Amerikai Orvosi Szövetség, az Amerikai Orvosok Kollégiuma és a Családegészségügyi Tanács igazgatója. A Sterling elnöke John M. Pietruski, aki 1954 és 1967 között a Proctor and Gamble-nél dolgozott, jelenleg az Irving Bank igazgatója, az Associated Dry Goods (évi 2,6 milliárd dolláros forgalmú textilbirodalom) igazgatója; egy későbbi elnök, James G. Andress az Abbott Laboratoriesnál dolgozott; igazgatói Gordon T. Wallis, az Irving Bank és az Irving Trust elnöke, a New York-i Federal Reserve Bank, a Külkapcsolatok Tanácsának igazgatója, az F. W. Woolworth, a JWT Group, a General Telephone and Electronics, a Wing Hang Bank Ltd. és az International Commercial Bank Ltd.; William E. C. Dear-den, aki 1964 és 1985 között a Hershey Foods elnöke volt, jelenleg a Heritage Foundationnál dolgozik, a brit Fabian Society által működtetett áljobboldali agytrösztnél; és Martha T. Muse, a nagyon befolyásos Tinker Foundation (30 millió dollár) elnöke. Ő az Irving Bank, az American Council on Germany (Nyugat-Németországot irányító csoport), az Edmund A. Walsh School of Foreign Service és a Georgetown Center for Strategic and International Studies igazgatója is, amelyek mind a CIA veteránjai, Evron és Jeane Kirkpatrick fellegvárai. Emellett a Woodrow Wilson International Center és a Jeruzsálemi Szent János Rend igazgatója is. Így kiderül, hogy Martha T. Muse a CIA világszerte végzett szigorúan titkos műveleteinek valódi címjegyzéke.

A Tinker Alapítvány, akárcsak a Jacob Kaplan Alap, egyike azoknak a szupertitkos szervezeteknek, amelyek pénzt juttatnak a CIA-nak olyan titkos tevékenységekre, amelyek túl bizarrak ahhoz, hogy bármely kormányzati műveleti központ elé terjesszék őket. A Tinker Alapítvány titkára Raymond L. Brittenham, aki Moszkvában született, és a berlini Kaiser Wilhelm Intézetben tanult. Az ITT jogi tanácsadója volt, amelynek németországi tevékenységét Kurt von Schroder báró, Adolf Hitler személyes bankára vezette. Brittenham az ITT, a Bell Tel, a Belgian International és a Standard Electric jogi ügyekért felelős alelnöke, a Standard Lorenz alelnöke, a német Harvard Law School végzettje, valamint 1980 óta a Lazard Freres befektetési bankárok partnere volt. A Tinker Alapítvány igazgatója David Abshire, a Fehér Ház bizalmasa érzékeny hírszerzési ügyekben. Ő az American Enterprise Institute elnöke, egy Jeane Kirkpatrick által vezetett titkos politikai csoport, valamint a Stratégiai és Nemzetközi Tanulmányok Központjának elnöke. Abshire az Egyesült Államok brüsszeli NATO-nagykövete volt, amely a Rothschild-világrend világszékhelyeként és parancsnokságaként szolgál; Abshire vezette a Reagan-átmeneti csapatot Reagan Fehér Házba való megválasztása után; emellett vezette a Nemzeti Biztonsági Tanácsot, tagja a Haditengerészeti Hadiakadémia (Naval War College) igazgatótanácsának, az Elnöki Külföldi Hírszerzési Tanácsadó Testületnek (President's Foreign Intelligence Advisory Board) és a befolyásos Nemzetközi Stratégiai Tanulmányok Intézetének (International Institute of Strategic Studies).

A Tinker Alapítvány igazgatója John N. Irwin II is, aki az Oxfordi Egyetemen végzett, a Wall Street-i David Polk Wardwell ügyvédi iroda partnere volt, amíg át nem került a Patterson Belknaphoz. Irwin 1957 és 1961 között a védelmi minisztérium belbiztonsági helyettes államtitkára, 1970 és 1974 között pedig külügyminiszter-helyettes és franciaországi nagykövet volt. Irwin a Morgan Guaranty Trust, az IBM és a szupertitkos washingtoni 1925 F. Street Club igazgatója. A Tinker Alapítvány alelnöke Grayson Kirk, a Wisconsin Egyetem rektora, a Chicagói Egyetem emeritus rektora, az IBM tanácsadója, a Bullock Alap, az Ázsiai Alapítvány, a Francia Intézet és a Lycée Français igazgatója, valamint a Money Shares, a High Income Shares és a Hoover-fedő szervezet, a Belga-Amerikai Oktatási Alapítvány kurátora. Kirk a Brit Birodalom Rendjének, a Jeruzsálemi Szent János Rendjének kitüntetettje, valamint az Orange-Nassau Rend parancsnoka.

Amikor a Hoffman LaRoche 1987-ben komoly ajánlatot tett a Sterling Drugra, ügyét Lewis Preston, a J. P. Morgan-birodalom feje támogatta, aki egyben a Sterling Drug bankára is volt. A szerepéről szóló nyilvánosság miatt kénytelen volt nyugdíjba vonulni a J. P. Morgan Company-tól.

A Sterlinget ezután az Eastman Kodak vásárolta meg a Rockefeller-család finanszírozásával. A Kodak a Chase Lincoln First Banknál vezeti számláit, amely a Chase Manhattan Bank teljes tulajdonában van. A Kodak éves forgalma 10 milliárd dollár; elnöke C. Kay Whitmore, aki a Chase Manhattan Bank és a Chase Manhattan National Corporation igazgatósági tagja.

A Kodak igazgatói között van Roger E. Anderson, a Continental Illinois Bank korábbi elnöke, amíg a bankot a rossz vezetés miatt csőd fenyegette; jelenleg az Amsted Industriesnél dolgozik, egy 700 millió dolláros acélipari vállalatnál. Anderson a Külkapcsolatok Tanácsának chicagói fiókjának elnöke is. A Kodak további igazgatói: Charles T. Duncan, a Howard Egyetem jogi karának dékánja, a TRW védelmi vállalat, a Proctor- -and-Gamble és az NAACP Jogi Védelmi Alap igazgatója. Duncan, aki 32. fokozatú szabadkőműves, régóta aktív a feketék ügyeiben; 1953 és 1955 között a Legfelsőbb Bíróság előtt folyó iskolai deszegregációs ügyben Thurgood Marshall, a jelenlegi legfelsőbb bíró asszisztenseként szerepelt. Juanita Kreps a Kodak igazgatója is, Jimmy Carter elnök kereskedelmi minisztere volt; jelenleg az RJR Industries és a New York-i Értéktőzsde igazgatója; elnyerte a Stephen S. Wise-díjat. A Sterling igazgatótanácsában ül még John G. Smale, a Proctor and Gamble elnöke, a General Motors igazgatója; valamint Richard Mahoney, a Monsanto Chemical Company elnöke.

Mivel hasonló vegyi készítményekkel foglalkoznak, a vezető vegyipari cégek is szorosan összefonódnak a nagy gyógyszergyártó vállalatokkal. Richard Mahoney, a Sterling Drug igazgatója, a Monsanto Chemical elnöke, egy évi 7 milliárd dolláros forgalmú cég.

Mahoney azt állítja, hogy idén 20 százalékos saját tőke-hozamot céloz meg a Monsanto számára. Emellett a Metropolitan Life Insurance Company, a Centerre Bancorp és a G. D. Searle igazgatója is. A Monsanto elnöke Earle H. Harbison, Jr., aki 1949 és 1967 között a CIA-nál dolgozott. Harbison a G. D. Searle elnöke, a Mental Health Association elnöke, valamint a Bethesda General Hospital és a St. Louis Hospital igazgatója. A Monsanto igazgatói: Donald C. Carroll, a Wharton School of Business dékánja; Richard I. Fricke, aki 1957 és 1962 között a Ford Motor Company jogi tanácsadója volt, jelenleg a National Life Insurance Company elnöke és a Sentinel Group Funds elnöke; Howard A. Love, a National Intergroup (korábban National Steel) elnöke, a Transworld Corporation és a Hamilton Oil Corporation igazgatója; Buck Mickel, építőipari mágnás, az évi több mint 1 milliárd dolláros forgalmú Daniel International Corporation elnöke, az RSI elnöke és a Duke Power elnöke, a Fluor Corporation elnöke, a J. P. Stevens alelnöke, amely jelenleg felvásárlási ajánlat tárgyát képezi, valamint a Seaboard Coast Line vasúttársaság igazgatója.

A Monsanto igazgatótanácsának tagja William G. Ruckelshaus is, aki 1969–1970-ben az Egyesült Államok igazságügy-miniszterhelyettese, valamint az Igazságügyi Minisztérium polgári jogi osztályának helyettes vezetője volt, 1970 és 1973 között az EPA igazgatója, az FBI igazgatója, a Weyerhauser Corporation óriásvállalat jogi ügyekért felelős alelnöke, valamint az U.S. West és a Pacific Gas

Transmission igazgatója; Stansfield Turner, aki 1977 és 1981 között a CIA igazgatója volt, Rhodes-ösztöndíjas, a Haditengerészeti Hadiakadémia elnöke, a NATO és a Második Flotta főparancsnoka; C. Raymond Dahl, a Crown Zellerbach elnöke, a Bank America igazgatója; John W. Hanley, a Monsanto korábbi elnöke, jelenleg a Citibank, a Citicorp és az RJR Industries igazgatója; Jean Mayer, a Lazard Freres hosszú ideig hivatalban lévő elnöke, Andre Mayer fia. Jean Mayer Párizsban született, és számos népesedési tanulmányokkal foglalkozó szervezet igazgatója; 1969–1970 között az Egyesült Államok elnökének különleges tanácsadója volt, 1976 óta a Tufts Egyetem elnöke, az UNICEF és a WHO igazgatója; John S. Reed, a Citibank elnöke, a Philip Morris, az United Technologies, a Russell Sage Alapítvány és a Sloan Kettering Rákközpont igazgatója; John B. Slaughter, a General Dynamics, a San Diegó-i Naval Electronic Lab és az NSF Missile Spec igazgatója, 1982 óta a Marylandi Egyetem kancellárja; számos kisebbségi szervezetben aktív, az Urban League tagja, a Rensselaer Polytechnic Institute kurátora; Margaret Bush Wilson, ügyvéd St. Louisban, az NAACP kincstárnoka és a Washingtoni Egyetem kurátora.

A vegyipar és a kormányzati hírszerzés szoros kapcsolatát mutatja, hogy a Monsanto tisztségviselői és igazgatói között van egy húsz éve a CIA-nál dolgozó ügynök, egy másik volt CIA-igazgató, az EPA és az FBI volt igazgatója, valamint a General Dynamics, az ország vezető védelmi vállalatának mérnöke.

Bár a DDT-t ebben az országban betiltották, a Monsanto továbbra is jelentős nyereségre tesz szert azzal, hogy a terméket külföldre, különösen Latin-Amerika és Ázsia országaiba szállítja.

Az évi 11 milliárd dolláros forgalmú Dow Chemical Corporation igazgatói között található Carl Gerstacker, az Eaton Corporation igazgatója. (Cyrus Eaton John D. Rockefeller pártfogoltja volt, aki hosszú ideig részt vett szovjetbarát tevékenységekben, mint a KGB által irányított Pugwash-konferencia szervezője); Paul F. McCracken, a Minnesota-i Federal Reserve Bank közgazdásza 1943–48 között, 1948 óta a Michigan Egyetem közgazdaságtan-professzora; McCracken 1956–71 között a Gazdasági Tanácsadó Testület elnöke volt, 1981 óta pedig az Elnöki Gazdaságpolitikai Tanácsadó Testület tagja; Harold T. Shapiro, az Alfred P. Sloan Alapítvány igazgatója, amely a Rockefeller-család által dominált Sloan Kettering Központot finanszírozza, a Michigan Egyetem rektora, a Ford Motor, a Burroughs és a Kellogg igazgatója; Shapiro 1984 óta tagja a CIA szakértői testületének. Bár a Dow hosszú éveken át családi vállalkozás volt,

Willard Dow elnökletével és három Dow-taggal az igazgatótanácsban, ma már egyikük sem dolgozik ott.

A Mallinkrodt egy másik vegyipari vállalat volt, amelyet hosszú ideig egy család birtokolt; ma az International Minerals and Chemical leányvállalata; igazgatótanácsában nincs egyetlen Mallinkrodt sem. Az igazgatósági tagok: Jeremiah Milbank, egy nagyon befolyásos New York-i család tagja. Ő a Milbank Fund elnöke, amely meghatározó szerepet játszik az orvosi kutatásban; emellett a Robert A. Taft School of Government kincstárnoka, valamint a Boys Club of America alelnöke, amelyben J. Edgar Hoover is sok éven át szolgált; Warren L. Batts, a Dart Industries elnöke, a Mead Corporation, az First National Bank of Atlanta és a Dart & Kraft igazgatója, valamint Jeane Kirkpatrick mellett az American Enterprise Institute kurátora; Frank W. Considine, a National Can Corporation elnöke; Louis Fernandez, a chicagói Tribune Company, az Encyclopedia Britannica, az First Chicago National Bank, az Allis Chalmers és a Loyola University igazgatója; Paul R. Judy, a Warburg Paribas Becker társelnöke és a Robert Bosch of North America igazgatója; Rowland C. Frazee, a Royal Bank of Canada elnöke, a Power Corporation of Canada, a McGill University és a Portage Program for Drug Dependencies igazgatója; James W. Glanville, korábban a Lazard Freres-nél, jelenleg a Lehman Brothers-nél dolgozik, a Halliburton Corporation igazgatója; Thomas H. Roberts, Jr., a DeKalb Agsearch elnöke, a hibrid kukorica vezető termelője, a Continental Illinois bank, a Harvard Egyetem látogatói tanácsának tagja, a St. Lukes Kórház elnöke, a Rush Medical College alapítványának tagja; Morton Moskin, a Wall Street-i White and Case cég ügyvédje, a Crum & Forster igazgatója.

Évekig a Mallinkrodt kedvező megállapodást kötött a Memorial Hospital Sloan Ketteringgel. Az egyik, mára már elhunyt, árnyékos alak, aki jelentős befolyást gyakorolt a kulisszák mögött, az volt, aki ezt az üzletet hozta létre: M. Frederik Smith, a Mallinkrodt igazgatója, aki régóta a Rockefeller-család munkatársa volt. Smith, a fáradhatatlan PR-szakember a Young & Rubicamnál dolgozott, Bruce Burton kongresszusi kampányát irányította, és ő volt a Wilkie elnöki kampányának szellemi atyja. Smith az elnök asszisztenseként szolgált a Bretton Wood-i konferencián, 1924 és 1944 között pedig a pénzügyminiszter asszisztenseként, ahol a Rockefeller-család érdekeit képviselte. Emellett a Sloan Kettering Rákközpont PR-tevékenységét is irányította, az ABC és a Simon and Schuster igazgatója volt, a Book-of-the-Month Club PR-tevékenységét vezette, és megalapította az Egyesült Nemzetek Szabad Világ Szövetségét.

A DuPont egy másik olyan cég, amelyet évekig a DuPont család irányított; ma már csak kevés képviselőjük van a igazgatótanácsban.

Edgar Bronfman jelenleg 21%-os részesedéssel rendelkezik a vállalat részvényeiből. A DuPont egykori igazgatója Donaldson Brown volt, aki feleségül vette Greta DuPontot; ő volt a New York-i Federal Reserve Bank, a General Motors Acceptance Corporation és a Gulf Oil igazgatója. Ez az évi 14 milliárd dolláros forgalmú vállalat jelenleg Andrew Brimmert, a Federal Reserve Board egykori kormányzóját foglalkoztatja igazgatóként; ő 1966 és 1974 között töltötte be ezt a tisztséget.

A DuPont régóta fennálló riválisa az angol Imperial Chemical Industries. A céget Alfred Mond alapította, aki később Lord Melchett lett. Az 1920-as években megállapodásokat kötött az I. G. Farben-nel, amelyek lehetővé tették számára, hogy 1926-ban felvásárolja a British Dyestuffs-t és a Nobel Industries-t. Jelenlegi elnöke Sir John Henry Harvey-Jones, a Barclay's Bank igazgatója. Az ICI elnöke a 4. Lord Melchett, Peter Mond, aki a Greenpeace Environment Trustot finanszírozza. Az igazgatóság tagjai között van Sir Robin Ibbs, a Lloyd's Bank igazgatója, aki a miniszterelnök tanácsadójaként is működik. Tagja a Királyi Nemzetközi Ügyek Intézetének (Royal Institute of International Affairs) tanácsának, amely a mi Külkapcsolatok Tanácsunk (Council on Foreign Relations) anyaszervezete; Sir Alex A. Jarratt, aki 1949 és 1970 között számos kormányzati tisztséget töltött be, többek között energiaügyi miniszter és államtitkár volt; jelenleg a Midland Bank részlegének elnöke és a Thyssen-Bornemitza Csoport igazgatója; Sir Patrick Meaney, aki a Rank Organization elnöke, egy filmgyártó cégé, amelyet a Brit Titkosszolgálat hozott létre; ők hoztak be egy magyart, Rankot, hogy vezesse a céget, és készítsen németellenes filmeket a második világháború kezdetére készülve; Meaney a Midland Bank igazgatója is. Az ICI igazgatósági tagja Sir Jeremy Morse, a Lloyd's elnöke is; 1965 és 1972 között az Angol Nemzeti Bank igazgatója volt, jelenleg pedig a Brit Bankárok Szövetségének elnöke; az ICI igazgatósági tagja továbbá a médiamágnás, Lord Kenneth Thomson, a Thomson Organization elnöke, amely 93 újságot tulajdonol az Egyesült Államokban; a legtöbb amerikai soha nem hallott róla; ő az IBM Canada és az Abitibi-Price, az újságpapír-óriás igazgatója is. Donald C. Platten a Thomson Newspapers igazgatója is; korábban a Federal Reserve System Szövetségi Tanácsadó Testületének tagja volt; lánya feleségül ment Alfred Gwynne Vanderbilthez.

Egy másik vegyipari cég, a Stauffer Chemical, jelenleg a Cheseborough-Pond, egy Rockefeller-cég leányvállalata. Elnöke Ralph

E. Ward; ő a Chase Manhattan Bank és a Chase Manhattan Corporation igazgatója. A Rohm & Haas gyógyszeripari vállalat a Mellon Bank befolyási körébe tartozik, igazgatói között pedig neves philadelphiai pénzemberek találhatók. Köztük van G. Morris Dorrance, Jr., aki a Corestates Financial Corporation, az R. R. Donnelly Corporation, a Federal Reserve Bank of Philadelphia, a Provident Mutual Life Insurance, a párizsi Banque Worms et cie és a Verwaltungsrat John Berenberg, Gossler & Company elnöke. Dorrance a Pennsylvaniai Egyetem kurátora is; Paul L. Miller, Jr., a Miller, Anderson & Sherrod partnere; ő az Enterra Corporation, a Hewlett Packard, a Berwind Corporation és a Mead Corporation igazgatója, valamint a Ford Alapítvány kurátora. További igazgatók: Robert E. Naylor, Jr., aki 1956 és 1981 között a DuPont kutatási igazgatója volt; jelenleg az Advanced Genetic Societiesnél dolgozik. Egyéb gyógyszeripari vállalatok közé tartozik a Schering-Plough, amelynek elnöke, Richard J. Kogan korábban a Ciba-Geigy-nél dolgozott; jelenleg az Egyesült Államok National Westminister Bankjának igazgatója; az igazgatóság tagjai: Virginia A. Dwyer, az AT&T pénzügyi ügyekért felelős alelnöke; ő egyben a New York-i Federal Reserve Bank, a Borden és az Eaton igazgatósági tagja is ; Milton F. Rosenthal, aki a Hugo Stinnes kincstárnoka volt, jelenleg a vezető aranykereskedő, az Engelhard Corporation elnöke, valamint az European American Banking Corporation igazgatója. A Salomon Brothers, a Midatlantic Bank és a Ferro Corporation igazgatója; H. Guyford Spiver, az Egyesült Államok Légierő főtudósa, a Carnegie-Mellon Egyetem elnöke, a TRW (évi 5 milliárd dolláros védelmi beszállító) igazgatója, az Egyesült Államok elnökének tudományos tanácsadója, aki számos pozíciót és tisztséget tölt be a *Who's Who* listáján; W. David Dance, a General Electric tiszteletbeli igazgatója, az Acme Cleveland, az A&P és az Isek Corporation igazgatója; Harold D. McGraw, Jr., a hatalmas üzleti kiadó, a McGraw Hill elnöke, valamint a Standard & Poor's és a CPC International igazgatója; I. W. van Gorkum, a Trans Union Corporation elnöke, a Champion International, az IC Industries, a Zenith Radio és az Inland Steel igazgatója; ő a Bohemian Club tagja.

A Schering nevű német céget 1942-ben az Alien Property Custodian (Külföldi Vagyonkezelő) vette át; 1952. március 6-án az Alien Property Custodian árverésen eladta a céget egy konzorciumnak, amelyet a Merrill Lynch vezetett, és amelyben a Drexel & Company és a Kidder Peabody is részt vett.

Egy másik gyógyszergyártó cég, a Burroughs Wellcome az angliai Wellcome Trust tulajdonában van; igazgatója Lord Franks, a Rockefeller Alapítvány hosszú ideje megbízottja.

Mint korábban említettük, a chicagói Abbott Laboratories az ország legnevesebb sarlatánja, „Doc" Simmons ügyes kezelésének köszönhetően elnyerte az AMA elismerését termékeiért. Elnöke Robert Schoellhorn, a Pillsbury és az ITT igazgatója; igazgatói között található K. Frank Austen, aki 1960 óta a Harvard Orvostudományi Egyetem professzora, 1980 óta a Beth Israel Kórház főorvosa; számos szakmai szervezetben tevékenykedik, többek között az Arthritis Alapítványban és az Amerikai Allergia- és Immunológiai Tanácsban; Joseph V. Charyk, kanadai születésű, aki a Lockheed Aircraftnál dolgozott, 1959 és 1963 között űrprogram-igazgató és a légierő alminisztere volt; ő volt a kommunikációs műholdprogram igazgatója; az American Securities Corporation (Washington, D.C.), a Draper Laboratories és a General Space Corporation igazgatója, valamint a Communications Satellite Corporation és a COMSAT Corporation elnöke. David A. Jones, a Humana Corporation óriási kórházvállalat elnöke, egy 17 000 alkalmazottat foglalkoztató, évi 1,5 milliárd dolláros forgalmú vállalatot vezet; emellett az Abbott Laboratories igazgatója is. Az Abbott végrehajtó bizottságának elnöke Arthur E. Rasmussen, az Indiana Standard Oil igazgatója, a John D. Rockefeller adományából létrehozott Chicagói Egyetem kurátora, a Field Alapítvány és az International Rescue Committee kurátora, a Household International és az Adler Planetárium elnöke; emellett az Amoco igazgatója is. Az Abbott Laboratories igazgatósági tagja Philip de Zulueta is, aki hosszú évekig a Rothschild-család fő ügynöke volt a brit kormányban. De Zulueta szoros munkatársa Sir Mark Turnernek, aki a Rothschild-cég, a Rio Tino Zinc elnöke. De Zulueta a második világháború óta minden egyes brit miniszterelnök tanácsadója volt; Harold MacMillan miniszterelnök magánparlamenti titkára volt. De Zulueta évekig az angol Rothschildok és a kanadai Bronfmanok közötti magánküldöttként is szolgált, akik a féltekén a Rothschildok „közvetítői" vagy fedőemberei.

Egy másik fontos világméretű vegyipari cég az 1894-ben alapított Unilever; jelenleg Lord Hunt of Tanworth vezeti, aki 1946 és 1973 között számos fontos kormányzati tisztséget töltött be; ő egyben a Tablet Publishing Company elnöke, a szigorúan titkos Ditchley Alapítvány elnöke (amely az Egyesült Államok és Anglia kormányai közötti utasítások közvetítője), a Banque Nationale de Paris elnöke, valamint a Prudential Corporation és az IBM igazgatója; az Unilever alelnöke Kenneth Durham, aki a Woolworth Holdings, a Morgan Grenfell Holdings, a United Technologies, a Chase Manhattan Bank, az Air Products and Chemicals elnöke, a New York-i Értéktőzsde tanácsadója, a British Aerospace igazgatója, valamint a Center for World Development és a Leverhulme Trust elnöke. Az Unilever tulajdonában van az amerikai Lever Brothers; 1986-ban megvásárolta az Anderson Clayton Company-t, a Thomas Lipton Company-t és a Lawry's Foods-t.

A gyógyszergyárak lobbitevékenységeiken keresztül hatalmas befolyást gyakorolnak Washingtonban. A Gyógyszergyártók Szövetségének fő lobbistája Washington legbefolyásosabb lobbistája, Lloyd Cutler. Édesanyja Dorothy Glaser volt; nővére, Laurel feleségül ment Stan Bernsteinhez; jelenleg a McCann Erickson PR-cég és reklámóriás alelnöke.

Cutler 1962 óta a washingtoni Wilmer Cutler and Pickering ügyvédi iroda partnere. 1979 és 1981 között az elnök tanácsadója volt, és a tekintélyes Brookings Institution kurátora. A Kaiser Industries és az American Cyanamid igazgatójaként Cutler a Lend Lease Administrationnél dolgozott, 1983-ban a Stratégiai Erők Elnöki Bizottságának vezető tanácsadója volt, 1984-ben az Egyesült Államok Állandó Választottbírósági Csoportjának tagja Hágában, és a Yale Development Board, a Foreign Policy Association és a Council on Foreign Relations igazgatója. Tagja a londoni és a nassaui Lyford Cay-i exkluzív Buck's klubnak. A CFR magazin, *a Foreign Affairs* számára ír. „To Form A Government" (Kormányalakítás) című cikkében azt panaszolja, hogy „alkotmányunk felépítése megakadályozza, hogy lényegesen jobban teljesítsünk". Arra sürget, hogy javítsuk ki „ezt a strukturális hibát". A monopolisták és jól fizetett washingtoni lobbistáik gyakran úgy találják, hogy az alkotmány akadályozza terveiket; alig várják, hogy megszabaduljanak tőle, mert ez az egyetlen védelem, ami az Egyesült Államok polgárainak maradt.

A kórházi konzorciumok, akárcsak a gyógyszergyárak, nagy üzletté váltak, és szoros összefonódást mutatnak a nagy gyógyszergyártókkal: a Baxter Travenol, amelynek éves forgalma 1,5 milliárd dollár, összefonódik az American Hospital Supply Corporationnel, egy évi 2,34 milliárd dolláros forgalmú kórházi vállalkozással. Mindkét cégnek ugyanaz az elnöke, Karl D. Bays; ő az Indiana Standard Oil igazgatója, a mindenütt jelen lévő Rockefeller-kapcsolat. Bays a Northern Trust, a Delta Airlines, az IC Industries és az Amoco igazgatója is, valamint a Duke, a Northwestern University és a Lake Forest Hospital kurátora. Az American Hospital Supply elnöke Harold D. Bernthal, aki egyben a Bucyars Erie Company, a Butler Mfg. és a Bliss & Laughlin Industries igazgatója, valamint a Northwestern Universit jának és a Northwestern University Hospital kurátora. Az American Hospital Supply igazgatói: Blaine J. Yarrington, az Indiana Standard Oil ügyvezető alelnöke, a Continental Illinois Bank igazgatója és a Field Természettudományi Múzeum kurátora; Yarrington a Baxter Travenol igazgatója is. Az

American Hospital Supply további igazgatói: Harrington Drake, a Colgate Egyetem elnöke, a Corinthian Broadcasting System, az Irving Bank és az Irving Trust igazgatója; Fred Turner, a MacDonald's elnöke; Charles S. Munson, Jr., az Air Reduction Corporation, a Guaranty Trust, a Cuban Distilling Company, a National Carbide, a Canada Dry, a Reinsurance Corporation of New York, a North British és a Mercantile Insurance Company of London elnöke, a Taft School és a Presbyterian Hospital kurátora; ő a Vegyifegyver-szolgálatnál szolgált, és tagja volt a Hadsereg és Haditengerészet Lőszerügyi Tanácsának; a Baxter Travenol igazgatótanácsában szintén ott volt William Wood Prince, egy chicagói iparmágnás, az F. H. Prince Company elnöke, a Gaylord Freeman igazgatója, az Atlantic Richfield igazgatója, valamint az Aspen Institute of Humanistic Studies és a Northwestern University kurátora.

Egy másik óriási kórházi holdingtársaság, a beverly hills-i American Medical International bevételei öt év alatt a csupán évi 500 millió dollárról 2,66 milliárd dollárra emelkedtek; jelenleg 40 000 alkalmazottja van. Elnöke Royce Diener; elnöke Walter Weisman; a csoport alelnöke Jerome Weisman. Az igazgatók között van Henry Rosovsky, aki a németországi Danzigban született; 1975 óta az American Jewish Congress igazgatója. Rosovsky a Hebrew University-n, a College of Jerusalem-en és a Yeshiva University-n tanult; 1965 óta a Harvard professzora. Rosovsky a Harvard Corporation tagja, a Corning Glass és a Paine Webber befektetési bank igazgatója.

Az AMI igazgatótanácsának tagja Bernard Schriever is, aki a németországi Brémában született. Az Egyesült Államok Légierő tábornokaként Schriever 1954 és 1959 között az ICBM-program parancsnoka, 1959 és 1966 között pedig a Légierő Stratégiai Parancsnokságának parancsnoka volt. 1971 óta a Schriever-McGee nevű, Washingtonban számos kormányzati megbízást végző vállalkozás elnöke. Schriever a Control Data igazgatótanácsának tagja is, amely kiterjedt Medicare- és egyéb kormányzati szerződések keretében működik, valamint az Emerson Electric védelmi beszállító igazgatója. Üzleti ügyeinek nagy részét az exkluzív Burning Tree Country Club golfpályáján intézi, amely azóta a védelmi beszállítók történelmi törzshelye, amióta Eisenhower elnök kedvenc szabadidős helyévé tette.

Rocco Siciliano az AMI igazgatója is; 1953 és 1957 között a Nemzeti Munkaügyi Kapcsolatok Tanácsának tagja volt, 1957 és 1959 között Eisenhower elnök különleges tanácsadója, 1969 és 1971 között kereskedelmi miniszterhelyettesként, 1971 és 1984 között pedig a TICOR elnökeként, amely egy vezető kaliforniai ingatlanbiztosító cég, ma a Southern Pacific leányvállalata. Siciliano utódja a cég elnöki posztján Harold Geneen, az ITT korábbi elnöke lett. Siciliano a washingtoni lobbicég, a Jones, Day, Reavis and Pogue „tanácsadója"; emellett igazgatója a hatalmas J. Paul Getty Trustnak és a Johns Hopkins Egyetem Nemzetközi Tanulmányok Iskolájának, amelyet Owen Lattimore alapított (akit Joe McCarthy szenátor az Egyesült Államok vezető kommunista befolyásolójaként nevezett meg). Az AMI igazgatótanácsának tagja S. Jerome Tamkin is, egy neves los angelesi tőzsdeügynök, a Tamkin Securities és a Tamkin Consulting Company vezetője.

A gyógyszeripar története mindig is a csalások krónikája volt, amely a műveletlenek és a hiszékenyek félelmeit kihasználva, valamint a betegség és a halál általános félelmét kihasználva működött. Az összes csodaszer ősatyja a Goddard-csepp, egy csontdesztillátum, amelyet 1673-ban Angliában köszvény elleni gyógyszerként árultak. 1711-ben a Tuscarora rizst tuberkulózis elleni gyógyszerként árulták ott. A gyógyszeres kezelés mintegy négyezer éves története során sok „gyógymódról" kiderült, hogy rosszabb, mint maga a betegség. William Shakespeare figyelmeztetett: „Az orvostudományban méreg rejlik." Dr. R. R. Dracke, az atlantai neves vérspecialista szintén figyelmeztetett, hogy „a következő neves gyógyszerek mérgezhetik a csontvelőt, csökkenthetik a fehérvérsejtek termelését, halált okozhatnak, és csak egy neves orvos kifejezett utasítására szabad gyógyszerként szedni őket: amidopirin, dinitrofenol (fogyókúrás gyógyszer), novaldin, antipirin, szulfanilamid, szedormid és salvarsen."

Az orvosok arra figyelmeztettek, hogy egyetlen acetanilid sem biztonságos, mivel az összes kőszénkátrány-származék erős szívdepresszáns. A Rorer Pharmaceuticals gyártja az Ascriptint, és a televíziós reklámok arra buzdítják a férfiakat, hogy naponta szedjenek aszpirint vagy aszpirin-tartalmú terméket „a szívük védelme érdekében". Texas és New York állam főügyészei felszólították a gyógyszergyártókat, hogy hagyjanak fel azzal az állítással, miszerint az aszpirin megelőzheti a szívrohamot a férfiaknál; az aszpirin ugyanis csökkenti a lázat, és megnehezíti az orvosok számára a tüdőgyulladás helyes diagnosztizálását.

A William S. Merrell Company, amely egyesült a Vick Chemical céggel, a talidomidot „a jövő nyugtatójaként" forgalmazta. A gyógyszer garantálta a terhesség alatt jelentkező kellemetlen tünetek enyhítését.

Sajnos azoknak az anyáknak a gyermekei, akik szedték, karok és lábak nélkül születtek; néhányuknak uszonyai voltak a karjaik helyén. A 60 Minutes című műsor nemrég bemutatta a talidomid angol áldozatainak helyzetéről szóló, huszonöt évet átfogó riportot, gondosan elkerülve az amerikai áldozatok említését. A műsor bemutatta az áldozatok elképesztő bátorságát, akik megpróbálták folytatni a mindennapi életüket, miközben a riportereknek láthatóan nehezen sikerült visszatartaniuk a nevetést azoknak a furcsa lényeknek a láttán, akik emberi tojásként gurultak, és kétségbeesetten manővereztek, hogy egyenes helyzetben maradjanak. A CBS elkerülte a talidomid gyártóinak és forgalmazóinak nevének említését is, bár a „ellenséges újságírás" jellegzetes módszere az lett volna, ha mikrofont nyomnak a cég elnökének az arcába, és követelik, hogy mondja el, miért nem vették észre, hogy ez egy veszélyes gyógyszer. A CBS nagymértékben függ a gyógyszergyártók hirdetési bevételeitől, és nem áll szándékában megsérteni legjobb ügyfeleit.

William S. Merrell gyártotta a MER/29-et is, amelyet a koleszterinszint-csökkentő gyógyszerek terén elért áttörésként hirdettek. Hamarosan kiderült, hogy a MER/29 bőrgyulladást, a haj színének megváltozását, a nemi vágy csökkenését és az „aligátor bőr" néven ismert állapotot okozta. 1949-ben a Parke-Davis klórmicetinjét új csodaszerként ünnepelték. Több orvost is rábeszéltek, hogy adják be gyermekeiknek, akik aztán leukémiában haltak meg. A klóro-micetin adagolásából eredő aplasztikus anémia eseteinek 75%-a végzetes kimenetelű volt. Dr. H. A. Hooks El Pasóból elvesztette hét és fél éves fiát, miután a Parke-Davis képviselője biztosította róla, hogy a gyógyszer biztonságos. 1963 decemberében egy washingtoni esküdtszék vádat emelt Richard Merrell és William S. Merrell elnök ellen a MER/29-re vonatkozó adatok hamisítása miatt az FDA felé. „nem vitatom" vallomást tettek, és 1964. június 4-én a maximális bírságot, 80 000 dollárt szabták ki rájuk. A Parke-Davis védelmét Lawrence Walsh, egy 1957 és 1960 között szövetségi bíróként dolgozó ügyvéd látta el, aki manapság gyakran szerepel a hírekben, mint a „fehér lovag", aki homályos hivatali visszaélés vádakkal üldözi a politikai személyiségeket.

Miután kiderült, hogy egy orális fogamzásgátló tabletta súlyos mellékhatásokat okoz, az Amerikai Orvosszövetség nagy nyomást gyakorolt Dr. Roger Hegebergre, a HEW helyettes titkárára, valamint Finchre, a HEW titkárára, azt állítva, hogy „túlhangsúlyozzák a veszélyeket"; a tablettán szereplő figyelmeztetést ezután 600 szóról mindössze 96, sokkal enyhébb szóra rövidítették; ezt a figyelmeztetést 1970. április 7-én Finch miniszter maga bővítette 120 szóra, amelyet személyesen tett közzé. Később kiderült, hogy a tabletta halálos vérrögképződést, szívrohamot és rákot okozhat. Az AMA viselkedése ebben az esetben furcsa ellentétben állt azzal, hogy évekig hevesen támadta a „kuruzslókat", akikről azt állította, hogy ők jelentik a valódi veszélyt a közönségre nézve.

A Hoffman LaRoche forgalomba hozott egy intravénás gyógyszert, a Versedet, amelyet az FDA tanulmányai szerint két év alatt negyven halálesettel hoztak összefüggésbe. Richter meghatározó művében, a „Pills, Pesticides and Profits" című könyvben megjegyzi, hogy egy amerikai vállalat, a Velsicol hárommillió fontnyi Phosvel (leptophos) nevű növényvédő szert értékesített, amelyet az EPA soha nem hagyott jóvá. A Velsicol harminc országba exportálta. A szer súlyos károsodást okoz az idegrendszerben. Egyiptomban száz vízi bivalyt olt meg és több tucat gazdát mérgezett meg. A Velsicol a Northwest Industries leányvállalata, egy évi hárommilliárd dolláros forgalmú chicagói vállalat, amelynek elnöke a régóta vasúti mágnás Ben Heinemann, a Chicagói Egyetem és a First Chicago Corporation kurátora. A Northwest Industries igazgatói: James E. Dovitt, a Hart, Schaffner and Marx igazgatója, a Mutual of New York elnöke és a MONY igazgatója; ő a National Can igazgatója is. A Northwest további igazgatói: William B. Graham, a Baxter Travenol Drug Company elnöke, a Chicagói Egyetem kurátora, a Deere, a Field Enterprises, a Bell & Howell és a Borg- Warner igazgatója; az Amerikai-Kínai Kereskedelmi Tanács elnöke; Thomas S. Hyland, a Standard & Poor's alelnöke; Gaylord Freeman, a Baxter Travenol és az Atlantic Richfield igazgatója; James F. Bere, a Borg-Warner elnöke, az Abbott Laboratories, a Time, Inc., a Hughes Tool Company és a Continental Illinois Bank igazgatója.

Miután a TRIS-t, egy ruházati cikkekben használt égésgátló vegyszert, az Egyesült Államokban betiltották – miután évekig lelkesen hirdették, hogy évente több ezer gyermeket ment meg a tűz okozta haláltól –, az Egyesült Államok Fogyasztási Cikkek Biztonsági Bizottsága 1977-ben betiltotta. Ezt követően 2,4 millió TRIS-szel kezelt ruhadarabot exportáltak a harmadik világba. 1977-ben az FDA kivonta a piacról a dipirént. Kiderült, hogy súlyos vérképzési rendellenességeket okoz, zavarva a fehérvérsejtek működését; ezt követően figyelmeztetés nélkül széles körben értékesítették Latin-Amerikában.

A Ciba-Geigy által 1934-ben gyártott, amőbiás vérhas kezelésére használt Cloquinol (Batero Vioform és Mexon) idegrendszeri rendellenességeket okozott. 11 000 SMON (szubakut myelitis optica neuropathia) eset után 700 japán halt meg a szedése következtében. A Ciba-Geigy ezután kártérítést fizetett mintegy 1500 áldozatnak és túlélőnek. A Hoechst forgalmazott egy fájdalomcsillapítót, amelyről azt állították, hogy hasonló az aszpirinhoz, az aminopirénhez és a dipirénhez. Kiderült, hogy vérszegénységet okoz, és betiltották az Egyesült Államokban, de Latin-Amerikában és Ázsiában továbbra is forgalmazták. A klórfenikolt (klórmicetint) szintén még mindig forgalmazzák Latin-Amerikában és Ázsiában. Az utazókat figyelmeztetik, hogy vigyázzanak azokra a gyógyszerekre külföldön, amelyeket az Egyesült Államokban már régóta betiltottak.

Az aszpartám (Nutrasweet) nevű mesterséges édesítőszer mára elárasztotta az amerikai piacot. 1987-ben 750 millió dolláros bevételt hozott gyártóinak, bár agyi rohamok kiváltójaként támadások kereszttüzébe került. Az aszpartámról szóló vita már tizenhárom éve folyik; újabb kongresszusi meghallgatásokat tűztek ki. Eközben a Burroughs Wellcome reméli, hogy milliókat fog keresni új AIDS-gyógyszerével, az AZT-vel. Állítólag ez a gyógyszer hat hónapról két évre meghosszabbítja az AIDS-betegek életét. A cég a Wellcome Trust tulajdonában van, amelynek igazgatója Lord Franks, a Rockefeller Alapítvány igazgatója.

A nyugtatók továbbra is nagy üzletet jelentenek. A Roche Labs (Hoffman LaRoche) továbbra is nyomja a legkelendőbb termékét, a Valiumot, miközben népszerűsíti a többi termékét is: a Libriumot, a Limbitrolt, a Marplant, a Noludart, a Tractant, a Clonpint és a Dalmanet. A Roche gyártja a Matulane-t is, amelyet a rákkezelésben használnak. Ez a gyógyszer leukopéniát, vérszegénységet és thrombopéniát okoz, mellékhatásai pedig hányinger, hányás, szájgyulladás, nyelési nehézség, hasmenés, fájdalom, hidegrázás, láz, izzadás, álmosság, tachycardia, vérzés és leukémia. Ha egy alternatív gyógyász merészelne ilyen gyógyszert felajánlani a nyilvánosságnak, életfogytiglanra ítélnék. Mindannyian tudjuk, milyen veszélyesek az „kuruzslók" az egészségünkre nézve. A Roche orvosi igazgatója, Dr. Bruce Medd, ezeket a gyógyszereket az emberiség áldásaként üdvözli. Hallgassuk meg lelkes beszédét: „A kuruzslói gyógymódokkal ellentétben, amelyek sem teszteltek, sem tudományosan bizonyítottak, a Roche termékei a minőséget és a hatékonyságot képviselik. Mi, a Roche-nál csatlakozunk a kuruzslóság és az egészségügyi csalás elleni küzdelemhez." Dr. Medd biztosítékai ellenére az Egyesült Államok kormányának Technológiai Értékelési Hivatala kijelenti, hogy a piacon lévő gyógyszerek 95%-ának hatékonysága nem bizonyított. Valóban, a szerző még soha nem hallott olyan „kuruzsló" gyógyszerről, amelynek káros mellékhatásai akár csak töredékét is elérnék azoknak, amelyeket a fentiekben felsoroltunk, és amelyeket a Dr. Medd büszkesége és öröme, a Matulane okoz.

Egy másik, „bizonyítottan hatékony" gyógyszereket kínáló cég a Smith, Kline Beckman, amely kezdeti millióit a „speed" néven ismert gyógyszer, a hírhedt Dexedrine és Dexamil orvosi rendelvényeken történő terjesztésével szerezte. A Smith, Kline Beckman vezetői bűnösnek vallották magukat 34 vádpontban, amelyek 36 haláleset és súlyos veseelégtelenség eltitkolására vonatkoztak a Selocrin nevű gyógyszerüket szedő betegek esetében; a gyógyszert végül kivonták a forgalomból. Dr. Sidney M. Wolfe 1986. júliusi Health Letter című kiadványában megjegyezte, hogy az indianai Eli Lilly és a philadelphiai Smith Kline Corporation bűnösnek vallotta magát abban a bűncselekményben, hogy nem értesítette haladéktalanul az FDA-t a gyógyszereiket szedő emberek haláleseteiről és súlyos sérüléseiről. A Lilly Oraflex nevű ízületi gyulladás elleni gyógyszere három hónapig volt forgalomban, és 600 000 amerikai használta, mielőtt mellékhatásai miatt kivonták a forgalomból. A Smith Kline magas vérnyomás elleni gyógyszere, a Selacryn, nyolc hónap alatt 300 000 receptet értékesített.

A Pfizer eltitkolta az FDA elől a Feldene-re (piroxikám, ízületi gyulladás elleni gyógyszer) vonatkozó információkat, annak ellenére, hogy más országokban halálesetek és káros mellékhatások fordultak elő. A McNeil Suprol nevű, 1985-ben orális fájdalomcsillapítóként jóváhagyott gyógyszeréről kiderült, hogy vesekárosodást okoz. A Wyeth ízületi gyulladás elleni gyógyszere, az Orudis (jetoprofen) növelte a fekélyek előfordulását. A Hoechst által gyártott Merital (nomigensine) nevű antidepresszánst az FDA 1984 decemberében hagyta jóvá, de 1986 januárjában le kellett venni a piacról, mert halálos reakciókat, többek között hemolitikus anémiát okozott. A Wellbutrin (buproprion) esetében kiderült, hogy görcsöket okoz nőknél, ezért 1986 márciusában kivonták a forgalomból

A vastagbélrák kezelésére hivatalosan jóváhagyott „standard terápiás" gyógyszer egy rendkívül mérgező vegyi anyag, az 5-FU alkalmazásán alapul, annak ellenére, hogy tekintélyes orvosi folyóiratokban megjelent cikkek szerint ez a szer nem hatékony. A gyógyszer továbbra is széles körben használatos, talán azért, mert az Amerikai Rák Társaság a 5-F-U 50%-ának tulajdonosa. A svájci Ciba-Geigy gyógyszergyár egyre növekvő piacot talált az amerikai állami iskolarendszerben a Ritalin nevű gyógyszerének, amely valamilyen alkímiai folyamat révén mára a „hiperaktív" (vagyis egészséges) iskolás gyerekek szabályozásának fő eszközévé vált. A szociális munkások kitaláltak egy új kifejezést, az ADD-t (figyelemzavar), amelyet 20 mg-os, tartós hatást biztosító kapszulákban adagolt Ritalinnal lehet „szabályozni". Az oktatási intézményrendszer támogatásával, amely hajlamos bármilyen gyógyszer vagy vegyi anyag bevezetésére az oktatási folyamatba, a Ritalin használata 1985 óta 97%-kal nőtt. A diákokat kényszerítik a gyógyszer szedésére, vagy azonnali kizárással kell szembenézniük. A *Wall Street Journal* 1988. január 15-i száma megjegyezte, hogy számos pert indítottak az iskolák ellen aggódó szülők a Ritalin kényszerű használata miatt. A Georgia Board of Medical Examiners jelenleg vizsgálja a Ritalin használatának robbanásszerű növekedését az atlantai jómódú külvárosok iskoláiban. Egy gyilkosság miatt jelenleg bíróság előtt álló diák azzal védekezett, hogy Ritalint szedett.

A peszticidek továbbra is veszélyesebbek, mint a rovarok.

A Lindane (Gammelin 20), amelyet a Rockefeller-családhoz kapcsolódó Hooker Chemical gyárt, szédülést, agyi betegségeket, görcsöket, izomgörcsöket és leukémiát okoz. Évekig az FDA harcot folytatott a Shell Oil lindánt tartalmazó peszticidszalagjai ellen. Ezek a szalagok és más párologtatók folyamatosan bocsátanak ki lindánt, és széles körben használják őket éttermekben, annak ellenére, hogy megállapítást nyert, hogy a lindán nemcsak az élelmiszereket szennyezi, hanem minden nem fémből készült élelmiszer-tárolót is. Bár ezek a vizsgálatok 1953-ban lezárultak, a peszticidszabályozó hatóság további tizenhat évig engedélyezte használatukat! Az FDA jelentései kimutatták, hogy a Shell Chemical Company No Pest Strips termékei folyamatosan bocsátanak ki Vapone 3-at, a lindán készítményt. A Mezőgazdasági Minisztérium szigorúan megtiltotta azok használatát a húsfeldolgozó üzemekben, de a vállalkozó szellemű gyártó ezután éttermeknek kezdte el árusítani őket. 1965 és 1970 között az Egyesült Államok Közegészségügyi Szolgálata figyelmeztetéseket adott ki, miszerint a Shell No Pest Strips használata veszélyes az idősek vagy kisgyermekek hálószobáiban. Dr. Roy T. Hansberry, a Shell Developmentet támogató Shell Chemical vezetője, a Mezőgazdasági Minisztérium hét tagú különleges munkacsoportjának tagja volt, amely a peszticid-regisztrációs eljárásokat tanulmányozta. A Shell 250 peszticidterméket regisztrált. Hansberry személyes engedélyén, amely feljogosította a munkacsoportban való részvételre, egy aláírás nélküli megjegyzés szerepelt: „A Mezőgazdasági Regisztrációs Szolgálatnak nincs, és nem is tud róla, hogy bármilyen hivatalos ügye lenne azokkal a személyekkel, cégekkel vagy intézményekkel, amelyekkel Dr. Hansberrynek más pénzügyi érdekeltsége van, és amelyek összeférhetetlenséget okozhatnak vagy összeférhetetlenséget jelentenek."

Dr. Mitchell A. Zaron, az egészségügyi biztos helyettese szintén a Shell Chemical tanácsadójaként működött, és a Shell Oil részvényeinek tulajdonosa volt. Olyan jelentéseket adott ki, amelyek állítólag azt mutatták, hogy a Vapona annyira biztonságos, hogy csecsemők, idősek vagy betegek számára sem szükséges figyelmeztetést tenni. A Közegészségügyi Szolgálat egyik ülésén támogatta a Vapona csíkok használatát. John S. Leary, Jr., a farmakológiai kutatási osztály vezetője, 1963-ban elutasította a minisztérium kifogását a Vapona eredeti Shell-regisztrációja ellen, és továbbra is támogatta a Vapona használatát, egészen 1966-ig, amikor lemondott, hogy csatlakozzon a Shell Oil Company-hoz. Becslések szerint évente több ezer áldozat szenvedett a Shell No Pest csíkoknak való kitettségtől.

Egy másik peszticid, a paration, amelyet a Monsanto és a Bayer A. G. gyártott, szintén káros mellékhatásokkal járt. A malation nevű peszticid, amelyet 1976-ban Pakisztánban használtak, 2500 embert mérgezett meg, akik közül sokan meghaltak. A DDT pedig, amint már megjegyeztük, az Egyesült Államokban történt betiltása után hosszú ideig továbbra is könnyen eladható volt külföldön, ami nagy hasznot hozott a gyártó Monsanto számára.

1975-ben a nyomozók megállapították, hogy a G. D. Searle Company által gyártott két széles körben felírt gyógyszer, az Adactone és a Flagyl rákot okozott a kísérleti állatokban. Éves forgalmuk 17,3 millió dollár volt. A cég hamis adatokat adott át az FDA-nak, és megsemmisítette az e gyógyszerek által egerekben okozott daganatokra vonatkozó feljegyzéseket.

Egy 1962. március 15-én Washingtonból kiadott fogyasztóvédelmi közlemény megjegyezte, hogy 1938 óta a gyártóknak be kell bizonyítaniuk a gyógyszer hatékonyságát a kormánynak, mielőtt forgalomba hoznák. A szabályozás azonban tartalmazott egy jelentős kiskaput: nem volt kifejezett követelmény a hatékonyság bizonyítására, vagy arra, hogy bizonyítékot nyújtsanak be arról, hogy a gyógyszer „megfelel a címkén szereplő állításoknak". A közlemény kijelentette: „Nincs mód arra, hogy megmérjük a felesleges szenvedést, a vétlenül elpazarolt pénzt és a betegségek elhúzódását, amelyek az ilyen hatástalan gyógyszerek használatából származnak." 1962-ben a Kongresszus elfogadta a Kefauver–Harris-módosításokat, amelyek előírták a hatékonyság bizonyítását. A bizonyítékokat az Élelmiszer- és Gyógyszerügyi Hivatal Orvosi Osztályának kellett volna elbírálnia, de az osztály vezetői posztja betöltetlen volt, mert Bois-feuillet Jones, a HEW orvosi ügyekért felelős különleges tanácsadója megakadályozta Dr. Charles D. May kinevezését, aki egy neves orvos volt, és a Kefauver-meghallgatásokon tanúskodott a gyógyszergyártók vényköteles gyógyszerek népszerűsítésére alkalmazott módszereiről. Dr. May tanúvallomása szerint a kenőpénzek és egyéb promóciós költségek összege három és félszerese volt az orvostudományi egyetemeink összes oktatási programjának költségének. *A Drug Research Reports* 1964. júniusi szám*ában megjelent* cikk szerint Jones „megnyerte a gyógyszeripar bizalmát azzal, hogy megakadályozta Dr. May kinevezését". Dr. May helyett Jones Dr. Joseph F. Sadusk, Jr.-t választotta, aki a Szenátus Kormányzati Műveletek Bizottsága előtt tett tanúvallomás szerint mindent megtett, hogy megakadályozza a hatékonysági törvényhozást. Sadusk később a Parke-Davis alelnöke lett. Sadusk megakadályozta a Parke-Davis Chloramphenicol nevű antibiotikumának visszahívását, amely vérmérgezést és leukopéniát okozott, mielőtt felajánlották neki a Parke-Davis alelnöki posztját. Az FDA orvosi igazgatójaként Dr. Joseph M. Pisani követte őt az Orvosi Hivatalban. Pisani távozott, hogy a Gyógyszergyártók Szakmai Szövetségénél dolgozzon. Az Orvosi Hivatal következő vezetője később a Hoffman LaRoche egyik vezető tisztségviselője lett. Dr. Howard Cohn, az FDA orvosi értékelő bizottságának korábbi vezetője állásajánlatot kapott a Ciba-Geigy-től, amelyet elfogadott. Dr. Harold Anderson, az FDA gyógyszerügyi osztályának vezetője állást kapott a Winthrop Drug Company-nál. Morris Yakowitz rájött, hogy az FDA-nál szerzett tapasztalatai alkalmassá teszik őt egy állásra a Smith Kline and French gyógyszergyárnál. Allan E. Rayfield, aki korábban a szabályozási megfelelésért felelős igazgató volt, elfogadta a Richardson-Merrell, Inc. ajánlatát.

Így láthatjuk, hogy a „forgóajtó-jelenség" már régóta jellemzője a gyógyszeripar kormányzati szabályozásának. Leonard Scheele közegészségügyi főtisztviselő a Warner-Lambert Research Labs elnöke lett; Charles C. Edwards, az FDA biztosa pedig jelenleg a Becton Dickinson, egy nagy orvosi eszközgyártó cég vezető alelnökeként szerepel. Bár ez a név aligha közismert, a cég évi egymilliárd dolláros forgalmat bonyolít le az orvosi területen. Elnöke, Wesley Howe, a Health Industry Manufacturers Association alapító elnöke. James L. Goddard, az FDA biztosa az Ormont Drug and Chemical Company igazgatótanácsának elnöke lett, amelynek elnöke George Goldenberg. A korábban említett Joseph Sadusk, az FDA vezető orvosa, miután elfogadta a Parke-Davis alelnöki posztját, később a cég elnökévé nevezték ki.

Gondolhatnánk, hogy ezek az urak csak azért hagyták el az FDA-t, hogy kellemesebb munkakörülményeket találjanak, mivel az FDA-nál a légkör rendkívül lehangoló volt. Dr. Richard Crout, az FDA Gyógyszerügyi Hivatalának tesztigazgatója 1976-ban a Gyógyszergyártók Szövetségének tartott beszédében a következőket mondta: „Több alkalmazott hónapokig nyíltan részegeskedett. Megbénított minket az, amit egyesek a kormányzat legrosszabb személyzetének neveztek. Belső megfélemlítés folyt, az emberek a sarokban kuncogtak, papírgalacsinokat dobáltak; orvosokról beszélek, olyan emberekről, akik összehúzódtak a székben, nem válaszoltak a kérdésekre, nyögdécseltek és sóhajtoztak, miközben nagy gesztusokat tettek." (New England *Journal of Medicine,* 1976. május 27.)

Felmerülhet a kérdés, hogy egy olyan kormányzati szerv, amely szakmailag képzett tudósokból és orvosokból áll, miért tűri ilyen munkakörülményeket. A válasz az, hogy az orvosi monopólium éppen ezeket a körülményeket akarta, és gondoskodott arról, hogy azok uralkodjanak az FDA-nál, hogy elriassza azokat a becsületes, elkötelezett kormányzati alkalmazottakat, akik csak a munkájukat akarták végezni, és a közönséget akarták megvédeni a veszélyes gyógyszerektől. Úgy tűnik, hogy a legveszélyesebb gyógyszerek egyben a legjövedelmezőbbek is, mert drámai, könnyen látható eredményeket hoznak. Sajnos azonban hajlamosak olyan drámai mellékhatásokat is okozni, mint a vese- és agykárosodás, vagy a hirtelen halál.

A gyógyszergyártók ügyesen szerveznek befolyásos lobbicsoportokat Washingtonban, amelyekről a közvélemény nem tud. Körülbelül kilencvenhat vállalat, köztük a Dow, a Monsanto, a Hoffman LaRoche és sok más, évente fejenként ötezer dollárt adományoz a Mezőgazdasági Tudományos és Technológiai Tanács és az Élelmiszertechnológiai Intézet támogatására, amelyek szisztematikusan félrevezetik a közvéleményt a rákot okozó élelmiszer-adalékanyagok veszélyeiről. Képesek minimalizálni és gyengíteni a kongresszusi képviselők gyakori kísérleteit, amelyek célja ezen adalékanyagok veszélyeinek feltárása. Mindez a PR-játék része.

Az 1950-es években Estes Kefauver szenátor az ország egyik legbefolyásosabb politikusa volt. Biztosnak tűnt, hogy a Fehér Házba fog kerülni. Azonban a választói részéről érkező panaszok áradata miatt, amelyek a gyógyszeripar idős embereket kizsákmányoló gyakorlatára és veszélyes gyógyszerek gyártására vonatkoztak, Kefauver átfogó meghallgatásokat szervezett a Szenátus előtt az orvosi monopólium által elkövetett széles körű visszaélésekről. Még a bizottságát is „Szenátusi Antimonopólium Bizottságnak" nevezte el. Ezek a 1959 és 1960 között tartott meghallgatások feltárták, hogy a Schering 1118%-os felárat számított fel a prednizon nevű gyógyszerére, és hogy más gyógyszergyártók is rendszeresen 10 000–20 000%-os nyereséget realizáltak gyógyszereiken. Ezeknek a meghallgatásoknak az eredménye az volt, hogy a kormány ajánlásokat fogalmazott meg a „generikus", vagyis olcsóbb, nem márkás gyógyszerek népszerűsítésére, hogy ugyanazokat a gyógyszereket olcsóbb áron lehessen tömegesen értékesíteni. Látszólag ez a lépés a gyógyszergyárak túlzott nyereségének visszaszorítását célozta, de a végeredmény az volt, hogy ezek a vállalatok hatalmas növekedést mutattak az eladási volumenükben, ami a nyereségük megfelelő növekedésével járt. Egy tragikusabb eredmény az volt, hogy ezek a meghallgatások Kefauver szenátor politikai Waterloo-jának bizonyultak. A meghallgatások nyomán kialakult nyilvánosság és a kritika hatására a gyógyszeripari monopólium – amelyről már bemutattuk, hogy nem csupán a nyilvánosság előtt megjelenő tisztségviselőkből és alkalmazottakból áll, hanem a háttérben működő árnyékfigurákból is (akik közül sokan külföldiek, akik „street names" gyakorlatával, hatalmukat elrejtve, millióknyi részvényt irányítanak ezekben a vállalatokban) – azt a hírt terjesztette, hogy „Kefauvernek vége". Amikor elindította elnöki kampányát, kiderült, hogy a pénzeszközök rejtélyes módon elapadtak. Pénz nélkül jelöltsége kudarcra volt ítélve. Kétségbeesetten feladta a Fehér Házért folytatott kampányát, és később meghalt – egyesek szerint összetört szívvel. A politikai szereplők megértették az üzenetet; a gyógyszeripar visszaéléseiről szóló Kefauver-meghallgatások nem ismétlődtek meg. Egyes termékek, mint például a jelenlegi aszpartám-felhajtás, kerülhetnek a Kongresszus vizsgálat alá, de a Gyógyszerkartell általános működése továbbra is védett a kongresszusi vizsgálatokkal szemben.

Eközben a gyógyszergyárak hatalmas forgalommal és rekordnyereséggel rohannak előre új gyógyszereikkel. A Squibb Capoten nevű magas vérnyomás elleni gyógyszere idén elérheti a 900 millió dolláros forgalmat, szinte egymilliárd dollárt egyetlen termékből! A Merck arra számít, hogy a Vesoten, egy másik magas vérnyomás elleni gyógyszer, idén eléri a 720 millió dolláros forgalmat. 1987-ben a Mercknek nyolc terápiás osztályban tizenhárom terméke volt, amelyek mindegyike meghaladta a 100 millió dolláros forgalmat. Ezen nagy volumen miatt a gyártási költségek folyamatosan csökkentek a nagy gyógyszergyáraknál, 1980 óta átlagosan 15%-kal. Ez gyakorlatilag 15%-os nyereségnövekedést jelentett pusztán ebből az egy tényezőből.

1987-ben a Syntex arról számolt be, hogy 1,1 milliárd dolláros forgalmának 53%-a csupán két termékből, a Noprosynból és az Ahaproxból származott.

A Business Week 1988. január 11-i száma „újabb aranybányát" jósol az amerikai gyógyszergyártóknak. Ez az aranybánya azonban nem lenne más, mint egy újabb kiszáradt akna, ha az amerikai orvosok nem írnák fel egyre gyakrabban ezeket a gyógyszereket a betegeiknek. Az orvosi monopólium gyenge pontja, hogy szinte teljes mértékben az orvosoktól és a kórházi személyzettől függ a jövedelmező termékeinek népszerűsítése. Az a 18–20 millió dolláros kiadás, amely egy új gyógyszer háromtól tizenkét évig tartó tesztelési időszakának leküzdéséhez szükséges, nem a közönség védelmét szolgálja a „veszélyes" új gyógyszerekkel szemben. Arra szolgál, hogy a gyógyszeripari trösztöt a lehető leghosszabb ideig megvédje, biztosítva számukra a szükséges időt ahhoz, hogy a jelenlegi gyógyszereikből a lehető legtöbb bevételt szedjék ki, mielőtt azokat újabb, versenyképes gyógyszerek váltanák fel. Az üzleti világban ezt „piaci részesedés védelmének" nevezik. Ez a trösztellenes törvények megsértésének minősülne, ha a gyógyszergyárak nem élveznének mentességet az e törvények alapján történő büntetőeljárás alól.

Ahogy a tőzsde lassan felépült a jól megtervezett és kivitelezett Fekete Hétfőből, az 1987. október 19-i tőzsdei összeomlásból, a gyógyszergyárak több mint tartják magukat, megjutalmazva azokat az éles eszű monopolistákat, akik a piac mélypontján vásároltak be.

A biztosítótársaságok befektetési politikájára jellemző az Equitable Life példája, amely 1987-ben vagyonának 7,8%-át gyógyszergyártók részvényeibe fektette, ebből 13 millió dollárt a Marion Labs-ba, 4 milliót a Merck-be, 7 milliót a Syntex-be és 4 milliót az Upjohn-ba. Befektetéseinek további 5,8%-a a rendkívül nyereséges kórházi ellátó cégek részvényeibe került.

A világ jelentős gyógyszeripari vállalatainak története nem lenne teljes anélkül, hogy kitérnénk a gyógyszeripari cégek és a „Dope, Inc." néven ismert globális kábítószer-kereskedelmi hálózat közötti kapcsolatra. Mindez egy londoni székhelyű, nemzetközi pénzemberekből álló kis csoporttal kezdődött, akik a második világháború alatt egy „amerikai" hírszerző szolgálat létrehozásában játszottak vezető szerepet, amelyet kezdetben Stratégiai Szolgálatok Hivatalának (Office of Strategic Services, OSS) neveztek. Ezt a szervezetet a Brit Titkosszolgálat szoros felügyelete alatt hozták létre, majd később Truman elnök, aki erősen gyanakodott a tevékenységére, feloszlatta. Az OSS ezután a Külügyminisztériumban „kutatócsoportként" folytatta tevékenységét, „viselkedéselméleti" kutatásokkal foglalkozva. Vezetője Evron Kirkpatrick volt, akinek a felesége, Jeane Kirkpatrick, a Rockefeller által finanszírozott trockista csoport, az Ipari Demokrácia Ligája igazgatója, és akit gyakran „nagy antikommunistaként" emlegetnek, azzal a csellel, hogy minden jó trockista hevesen ellenzi a Kommunista Párt moszkvai ágát. Még mindig gyászolják vezetőjük, Leon Trotsky halálát, akit 1940-ben Mexikóvárosban gyilkolt meg egy sztálinista ügynök. A Kirkpatrickcsoport ezután „Központi Hírszerző Ügynökség" néven tűnt fel újra, élén Allen Dulles-szel, a Schroder Bank társtulajdonosával, amely bank kezelte Adolf Hitler személyes bankszámláját. Dulles testvére, John Foster Dulles, akkor Eisenhower elnök külügyminisztere volt.

Bármi érdekeltsége is volt a CIA-nak a „hírszerzésben", hamar kiderült, hogy elsődleges érdeke a nemzetközi kábítószer-kereskedelemben elérhető hatalmas nyereség realizálása volt.

Mivel a 19. század elején a brit vagyonok ezen a kereskedelmen alapultak, logikus volt, hogy az SIS ügynökeit, akik létrehozták az OSS-t, később a CIA-t, arra programozták, hogy belépjenek ebbe az üzletbe. Később belső becenevén „a Társaság" néven vált ismertté, ami természetesen egy olyan vállalkozást jelentett, amelyben az ember profitért vállalt részt. Az üzletbe való belépés igazolására felhozott kifogás az volt, hogy a „zsugori" Kongresszus nem volt hajlandó elegendő pénzt előlegezni a CIA-nak a titkos műveleteinek finanszírozására; ezért egy lojális CIA-ügynök mindent megtenne, hogy segítsen „a Társaságnak" a munkához szükséges források előteremtésében. Valójában néhány legaktívabb ügynöke, például Edwin Wilson, hirtelen hatmillió dolláros birtokokkal rendelkezett a Washington Beltway melletti fejlődő területen, ami egyértelműen arra utal, hogy valóban rengeteg pénz érkezett valahonnan. Mekkora jelenleg a CIA világméretű kábítószer-üzletágának nagyságrendje? Bo Gritz alezredes, aki harminc évig szolgált az Egyesült Államok Hadseregének különleges erői között, a Képviselőház Külügyi Bizottságának Nemzetközi Kábítószer-ellenes Munkacsoportja előtt tanúskodott, hogy 1987-ben 900 tonna heroin és ópium jut be a szabad világba, forrásuk pedig Délkelet-Ázsia és az Arany Háromszög. Gritz alezredes többször járt Ázsiában, hogy tárgyaljon Ázsia egyik legnagyobb kábítószer-termelőjével, Khun Sa-val. Khun Sa ezután egyértelműen néhány jól ismert CIA-ügynököt okolt a világméretű kábítószer-kereskedelemért, köztük Theodore Shackleyt, aki 1965 és 1975 között a CIA laoszi állomásvezetője volt. Khun Sa kijelentette, hogy Shackley szorosan együttműködött Mao Se Hunggal, aki akkor Délkelet-Ázsia vezető kábítószer-csempésze volt. Shackley másik kollégája egy Santos Trafficante nevű „civil" volt. Trafficante régóta vezető szerepet töltött be a maffiában, és a Kongresszus elé idézték, hogy tanúskodjon egy esetleges merényletről Castro ellen Kubában. Amikor a kommunista rezsim átvette a hatalmat, a maffia elvesztette a szerencsejáték- és prostitúciós birodalmát Havannában és más városokban. Bosszút akartak állni. Trafficante-t Meyer Lansky, a szindikátus pénzeszsákja bízta meg azzal, hogy szabaduljon meg Castrótól. Hogy a kísérlet kudarcot vallott-e, vagy – ami valószínűbb –

a maffia megegyezett Castróval a kábítószer-kereskedelemről, az még nem ismert. Trafficante ezután erőteljesen bekapcsolódott a csendes-óceáni térség kábítószer-kereskedelmébe, és közvetítővé vált a Nugan Hand-művelet, az ausztráliai kábítószer-bank és az Arany Háromszög között.

Egy másik, Khun Sa és mások által a kábítószer-kereskedelemben aktívnak azonosított prominens személyiség Richard Armitage volt, akinek kábítószer-üzletei a vietnami háború idején kezdődtek. Később a bangkoki amerikai nagykövetségre költözött. Tanúk szerint 1975 és 1979 között nagykövetségi pozícióját felhasználva folytatta kábítószer-üzleteit. Ezután elhagyta ezt a posztot, és Bangkokban megalapította a Far East Trading Corporationt. Armitage-t később Reagan elnök kinevezte a nemzetközi biztonsági ügyekért felelős védelmi miniszterhelyettessé, aki közvetlenül Casper Weinberger védelmi miniszternek tartozott beszámolási kötelezettséggel. Az üzleti mágnás Ross Perot ekkor tudomást szerzett Armitage múltjáról. A Fehér Házba ment, és Armitage elbocsátását követelte. Beszélt George Bush-sal, a CIA korábbi vezetőjével, aki elhárította a kérdést azzal, hogy az FBI igazgatójához, William Websterhez küldte (röviddel ezután Webster-t csendben kinevezték a CIA élére). Webster nem volt hajlandó intézkedni Perot panaszai alapján, ami megnyitotta az utat a CIA-posztra való kinevezése előtt. Eközben Weinberger, attól tartva, hogy a kábítószer-botrányban a Védelmi Minisztérium szerepe hamarosan napvilágra kerül, sietve lemondott. Utódja Frank Carlucci lett, aki akkor nemzetbiztonsági tanácsadóként szolgált, és aki jól ismerte az egész műveletet. Carlucci személyesen utasította Perotot, hogy hagyjon fel Armitage elleni keresztes hadjáratával. Mivel Perot vagyona hatalmas kormányzati szerződéseken alapult, nem volt más választása, mint visszavonulni. A botrányban érintett személyiségek között volt Richard Secord tábornok is, aki az iráni-kontra-ügyben is felbukkant, és azzal dicsekedett, hogy repülőgépekkel szállította az aranyat Délkelet-Ázsiába, hogy kifizesse a kábítószer-csempészeket.

Az „Irán-Contra-ügy" néven ismert nappali szappanopera mintha a CIA titkos ügynökei számára lett volna kitalálva. Ők nagy örömmel vezették a tompa agyú kongresszusi képviselőket egyik hiábavaló nyomozásról a másikra, miközben a valódi történet rejtve maradt. Ez egy séf meglepetése volt, egy kulináris élvezet, amelyben szerepet játszottak a kábítószerek, a fegyverek eladása a háborúzó feleknek és a pénz, mindezt jól fűszerezve politikai szósszal, keverve a vezető washingtoni politikusok Izrael állam iránti különféle elkötelezettségeivel, és tetejére egy csábító svájci bankszámla. Valójában az iráni-kontra-ügy a Rockefeller-érdekek és a Drug Trust hosszú távú részvételének logikus csúcspontja volt a kommunista-párti tevékenységekben. Maga John D. Rockefeller is 10 000 dollár készpénzt csúsztatott Leon Trotsky zsebébe, mielőtt elbúcsúzott tőle, hogy elindítsa a bolsevik forradalmat Oroszországban. A Trotszkij-i Szocialista Munkáspárt, amelyet az Egyesült Államok aláásására hagytak hátra, a Szocialista Munkáspárt néven működött. Ezután a League for Industrial Democracy fedőnevet kapta. Így a Drug Trust, miközben fenntartotta a sztálini kommunista kormányt Oroszországban, egyidejűleg fenntartott egy kommunista tartalékrezsimet az Egyesült Államokban, a trotszkijista mozgalmat, arra az esetre, ha a sztálini rezsim bukna.

Ezt a versenyt észrevehetően bosszantónak találva Sztálin ügynököt küldött Mexikóba, hogy likvidálja korábban száműzött riválisát, rájönve, hogy Trockij még mindig túl népszerű Oroszországban ahhoz, hogy ott meggyilkolhassák.

A trockista szervezetnek így meglett a politikai mártírja. Az 1950-es években csendben helyezte el tagjait a hatalomban a médiában, az egyetemeken és a kormányban, legtöbb esetben a hivatalban lévő sztálinista keményvonalasokat váltva fel. A washingtoni sztálinistákat, akik Rooseveltet és Trumant vették körül, fokozatosan felváltották a „neokonzervatívok", azaz a keményvonalas, Moszkva-ellenes ideológusok, akik később további, lenyűgöző *álnevekkel* egészítették ki álcájukat, mint például „a kemény jobboldal", „az új jobboldal", „a vallásos jobboldal", vagy egyes esetekben egyszerűen csak „konzervatívok". Nem más, mint a hollywoodi fehér lovon érkező Ronald Reagan lovagolt hatalomra 1980-ban a „neokonzervativizmus" hullámán. Fő támogatói a CIA voltak, amely addigra már csupán a neokonzervatívok szócsöve volt, valamint annak házlapja, a *National Review*, amelynek szerkesztője, William Buckley azzal dicsekedett, hogy az egyetlen állása, amit valaha is betöltött, a CIA-nál volt. Jeane Kirkpatrick, a Rockefeller által finanszírozott Ipari Demokrácia Liga (LID) tagja lett az új politika szószólója, míg Reagan egész csapatát a Hoover Intézet uralta, amelynek két vezető munkatársa, Sydney Hook és Seymour Martin Lipset, a LID igazgatótanácsának tagjai voltak. Így David Rockefeller szoros kapcsolatot tartott fenn a moszkvai sztálinista kommunistákkal, míg más Rockefeller-érdekek irányították a Reagan-rezsim „antikommunista" álláspontját. Ez egy klasszikus hegeli tézis-antitézis művelet volt, amelynek még megoldatlan szintézise még hátra volt. A LID hatalma a CIA feletti uralmában és az Izrael Állam iránti teljes elkötelezettségében rejlett, mint a trockista kommunista mozgalom világszékhelyében. Így Elliott Abrams, az izraeli propagandista Norman Podhoretz veje, aki az Amerikai Zsidó Bizottság orgánumának, *a Commentarynek* a szerkesztője volt, Reagan kinevezte a nicaraguai Contra-művelet irányítására, amely klasszikus patthelyzet volt a managuai sztálinista rezsim és a hegyekben rejtőző trockista irányítású lázadók között.

A kábítószer-kereskedelemnek ebben a műveletben játszott szerepe senkit sem lephetett meg, mivel a Rockefeller-érdekek, miután létrehozták az American Drug Trustot, már régóta aktívak voltak nemcsak az etikus, hanem az etikátlan kábítószerek terén is. A Contra-ügy nemcsak azzal fenyegetett, hogy leleplezi az iráni kapcsolatot, hanem veszélybe sodorta az izraeli, a svájci és a Rockefeller-kapcsolatot is. A veszélyt a szelíd kongresszusi képviselők ravasz manőverei és a média ügyes manipulálása hárította el, amelynek célja az volt, hogy a figyelmet Oliver North ezredesre és Poindexter admirálisra összpontosítsa, kizárva azok irányítóit. Így a „kommunizmus elleni keresztes hadjárat", az a nemes erőfeszítés, amely George Kennan szellemében a kommunisták visszaszorítására irányult, és amelyet a kábítószer-eladásból származó „piszkos" pénzből finanszíroztak, végül kiderült, hogy ugyanaz a régi CIA-ügynökökből álló csapat volt, akik kábítószert árultak és a pénzét mosták tisztára a világ különböző részein. (A jelen író jelenleg egy könyvet kutat, amely dokumentálni fogja ezeket a műveleteket.)

A CIA kábítószer-kapcsolata nemcsak a könnyű profit iránti vágyban gyökerezett, hanem abban a párhuzamos tervben is, hogy a Drug Trust urai teljes ellenőrzést szerezzenek a világ népei felett. Így Bowart kijelenti: „A kriptokrácia egy olyan testvériség, amely az ősi titkos társaságokra emlékeztet, beavatási rítusokkal és indoktrinációs programokkal, hogy hűséges tagjaiban kialakítsa a titkai iránti különleges megértést. Titkos kódokkal és hallgatási eskükkel rendelkezik, amelyek megerősítik a szigorú hűség fenntartásához szükséges elitizmus érzését." A jelen író ezek közül a titkos rítusok közül néhányat leírt a „The Curse of Canaan" című művében.

A gyógyszerekre és a kísérletezésre helyezett hangsúly, amely a német allopátiás orvostudományi iskolából eredt, és amelyet olyan Illuminátus-beavatottak hoztak át erre a féltekére, mint Daniel Coit Gilman, az első lépés volt az Egyesült Államok teljes orvosi gyakorlatának átalakításában: a betegközpontú gyógyítási folyamatból egy teljesen más megközelítésbe, amelyben a beteg manipulálható eszközzé vált különböző más programok, főként a kísérleti tudomány javára. Ezt jellemezte Dr. J. Marion Sims, az „őrült orvos", aki felelős volt a ma Rockefeller által irányított New York-i Memorial Hospital Sloan Kettering Cancer Center létrehozásáért. Ez a teljes elkötelezettség a „tudomány" iránt irányította és inspirálta a CIA kábítószer-programjait is, a Bluebird, Artichoke, MK Ultra és MK Delta projekteket, amelyekben mintegy 139 kábítószert használtak gyanútlan áldozatokon; a visszaélésszerűen alkalmazott anyagok között volt a kannabisz, az LSD, a skopolamin, a nátrium-amital, a klorál-hidrát (a vadnyugat kiütőcseppjei), az ergot, a kokain, a morfin és a heroin.

A CIA kábítószer-története 1943-ban kezdődik, amikor a szervezetet még OSS néven ismerték. Egy bizonyos Dr. Albert Hoffmann a svájci Sandoz Laboratóriumokban végzett kísérleteket (a Sandozot akkoriban a Warburg család irányította). Bár a Sandoz már 1938 óta gyártotta az LSD-ként, vagyis lizergsavként ismert anyagot, azt addig csak majmokon végzett kísérletekben használták. Ennek az anyagnak egy későbbi változata, az LSD-25, elképesztő pszichotróp hatásokat váltott ki, amint azt Dr. Hoffmann véletlenül felfedezte, amikor munkája közben kis mennyiségű rozsgombát, a kábítószer alapanyagát, magába szívta. Ez 1943 augusztusában történt, a második világháború csúcspontján. Dr. Hoffmann később így számolt be: „Fantasztikus képek áradata öntött el, rendkívüli plaszticitással és élénkséggel, melyeket intenzív, kaleidoszkópszerű színjáték kísért... Azt hittem, meghalok vagy megőrülök." Ez volt az első „trip", a kábítószer-kultusz híveinek milliói által átélt hasonló élmények előfutára. 1958-ra Dr. Hoffmann érdeklődése kiterjedt a mexikói gombákra és a meszkalinra is, amelyek mindkettő nagyon népszerűvé váltak a vezető new york-i bankárok és a hollywoodi prominensek körében.

Az LSD felfedezésének idején Allen Dulles Svájcban szolgált, mintha előre látta volna a jövőt. Az ő vezetése alatt alakult át a CIA a Dope, Inc. legfontosabb műveleti szervezetévé. Akkoriban különféle tevékenységeket folytatott a náci rezsim tisztviselőivel. A mai napig senki sem tudta megállapítani, hogy a Hitler-rezsim megőrzésére vagy annak megdöntésére törekedett-e. A legvalószínűbb feltételezés az, hogy egyrészt megpróbálta fenntartani azt, nehogy a háború túl korán véget érjen a profitra éhes fegyvergyártók számára, másrészt pedig megakadályozni akarta, hogy náci társai bármiféle győztes befejezést érjenek el. A Götterdämmerung hangjai már megszólaltak. Dulles kapcsolata a Hitler-rezsimmel egy 1933-as, kölni sorsdöntő találkozóra nyúlik vissza, amikor ő és testvére, John Foster Dulles biztosították Hitlert arról, hogy a pénz rendelkezésre áll majd, garantálva céljainak megvalósítását, ahogyan azokat a „Mein Kampf"-ban megfogalmazta. Allen Dulles később a Schroder Bank igazgatója lett, amely Hitler személyes bankszámláját kezelte. Érdekes módon senkinek sem sikerült nyomon követnie Hitler jelentős személyes vagyonának egyetlen centjét sem, amelyet könyveinek eladásából és egyéb bevételeiből szerzett. Ellentétben ellenfelével, Franklin D. Roosevelttel, Hitlernek nem volt anyjától származó vagyonkezelői alapja (a kínai ópiumkereskedelemből származó bevételek).

Dulles, mint nemzetközi kémfőnök, valószínűleg tisztában volt Dr. Hoffmann kísérleteivel. Miután visszatért az Egyesült Államokba és az újonnan létrehozott CIA igazgatója lett, Dulles 10 kg LSD-t rendelt a Sandoz-tól (, az állítólagos cél „állatokon és embereken végzett kábítószer-kísérletekhez". Mivel egy grammból körülbelül 10 000 adag nyerhető, ez azt jelentette, hogy Dulles százmillió adag LSD-t rendelt. Eközben a Nemzeti Egészségügyi Intézet (NIH) felvette Dr. Timothy Learyt, hogy pszichedelikus szerekkel, köztük LSD-vel kísérletezzen. Learyt már korábban kénytelen volt lemondani a West Point-i állásáról, majd később a Harvard egyetemi tanári karából is elbocsátották – talán ő volt az egyetlen, aki ezt elmondhatta. Leary NIH-tanulmányát a New York-i Uris Alapítvány támogatásával finanszírozták. A kutatás 1953-tól 1956-ig folyt, amikor átkerült az Egyesült Államok Közegészségügyi Szolgálatához, ahol a kísérletek 1958-ig folytak, valamint 1956-tól 1963-ig a HEW-nél is. Egy 1963. november 1-jei CIA-memo dicsérő beszámolót tartalmazott Dr. Leary és munkatársa, Dr. Richard Alpert (akit később szintén elbocsátottak a Harvardról) munkájáról. Ők találták ki a „turn on, tune in, drop out" (kapcsolj be, hangolódj rá, lépj ki) mozgalmat, amely egy egész generációra tehetetlenné tette Amerika ifjúságát. A mozgalom, amelyben a CIA mindig is saját érdekeltséggel rendelkezett, akadémiai státuszt kapott, amikor Leary és csoportja elindította a Harvard borostyánnal borított termeiből. Miután kénytelenek voltak elhagyni a Harvardot, a gazdag Mellon-örökös, Tommy Hitchcock egy millió dolláros birtokon helyezte el őket New Yorkban. Mozgalmuk elsöpört az amerikai egyetemek campusain, és tönkretette több ezer amerikai fiatal oktatási lehetőségeit.

A CIA-t később vizsgáló kormányzati bizottság – amelyet természetesen Nelson Rockefeller vezetett – a CIA tevékenységéről szóló, az elnöknek címzett Rockefeller-jelentésben a következő megjegyzést tette: „Az 1940-es évek végétől a CIA elkezdte tanulmányozni bizonyos viselkedésbefolyásoló szerek tulajdonságait... 1973-ban elrendelték a programmal kapcsolatos összes irat megsemmisítését, beleértve összesen 152 különálló aktát. A CIA szerződést kötött az akkori Kábítószer-ellenes Hivatallal is, hogy tudatmódosító szerekkel kezeljék a tudtukon kívül álló alanyokat »normális életkörülmények között«."

A fenti szöveg több szerencsétlen esetre utalt, amelyekben a CIA alkalmazottai, akik tudtukon kívül LSD-adagokat kaptak, a szer káros hatása alatt öngyilkosságot követtek el. Ezen áldozatok családtagjai sok évvel később tudták meg az „öngyilkosságok" valódi körülményeit, és sikeresen perelték a kormányt, hogy anyagi kártérítést kapjanak.

A különféle CIA-projektek közül a leghírhedtebb az MK Ultra volt. Ezeket a programokat a „őrült doktor" egy másik prototípusa, Dr. Sidney Gottlieb felügyelte. A tevékenysége által okozott pusztítás ellenére Dr. Gottlieb soha nem állt bíróság elé. Sőt, a CIA akkori igazgatója, Richard Helms gondoskodott arról, hogy az MK Ultra-művelet összes iratát megsemmisítsék hivatali idejének utolsó napjaiban, így Dr. Gottlieb büntetőjogi felelősségre vonás alól mentes maradt.

Dr. Gottlieb, akit a megfigyelők „gyógyszerész Dr. Strangelove-ként" írtak le, azt tervezte, hogy egész népességeket adagol be hallucinogén szerekkel. A CIA-kísérleteinek hatására az amerikai hadsereg fontolóra vette egy olyan programot, amelynek célja az volt, hogy ezekkel a szerekkel egész népességeket őrületbe kergessen. Az 1960-as évek közepén a Hadsereg Vegyészeti Hadtestének kísérletei során mintegy 1500 katonát adtak be LSD-vel. Sokan közülük súlyos pszichológiai károsodást szenvedtek, a legfélelmetesebb tünetek évekkel később jelentkeztek. A hadsereg ezután egy erősebb kémiai hallucinogén, a B.Z. nevű szer tesztelésére tért át. Ezt a szert 1959 és 1975 között az Edgewood Arsenalban tesztelték. Körülbelül 2800 katona került kapcsolatba a B.Z.-vel. Közülük néhányan azóta panaszt tettek, hogy a kísérlet következtében helyrehozhatatlan károsodást szenvedtek.

A CIA kábítószer-programjának egyik mellékhatása John F. Kennedy elnök meggyilkolása volt, amelyért később különféle csoportokat, a CIA-t, a maffiát, a kubai kommunistákat és másokat vádoltak. Ezeknek a vádaknak az alapja az volt, hogy mindannyian mélyen benne voltak az ügyben. A nyomok eltüntetése érdekében később mintegy negyven ember halt meg erőszakos halált. Közülük néhányan médiaszereplők voltak, a legismertebb közülük a néhai Dorothy Kilgallen, egy széles körben ismert újságíró. 1965-ben kapcsolatait felhasználva engedélyt kapott arra, hogy Jack Ruby-t interjúzza meg a börtöncellájában. Később barátainak elmondta, hogy olyan bizonyítékokat szerzett, amelyek „felrobbantják a J. F. Kennedy-ügyet". Röviddel ezután holtan találták a lakásában, a halál okát később barbiturátok és alkohol „túladagolásaként" diagnosztizálták. A lakás romokban hevert, és az összes jegyzet, amelyet a Rubyval folytatott beszélgetéseiről készített, eltűnt. A mai napig senki sem ismerte el, hogy látta volna őket. Az orvosi monopólium ezután Kilgallen halálát ürügyként használta fel, hogy jámbor figyelmeztetést adjon ki „a barbiturátok és az alkohol keverésének veszélyeiről”, de egy szót sem ejtett Jack Ruby látogatásának veszélyeiről. 1967 elején Ruby többször is panaszkodott, hogy megmérgezik. Ekkor rákot diagnosztizáltak nála, de „stroke”-ban halt meg, akárcsak egyik bűntársa, David Ferrie.

Dr. Sidney Gottlieb, a CIA „őrült tudósa” megjelenését elhomályosítja Dr. D. Ewen Cameron életrajza, aki megtestesítette a hollywoodi változatot az őrült orvosról, aki tehetetlen embereken kísérletezik. A Skóciában született Dr. Cameron az Egyesült Államokba költözött, ahol állampolgár lett. Bár orvosi munkájának nagy részét Kanadában végezte, New York állambeli Lake Placidban lakott. A két országban folytatott tevékenység alapja valószínűleg az volt, hogy el akarták kerülni a peres eljárásokat. 1943-ban Dr. Cameron támogatást kapott a Rockefeller Alapítványtól egy új pszichiátriai intézet, az Allen Memorial Institute létrehozására, amely a montreali McGill Egyetem oktatókórházának, a Royal Victorian Hospitalnak a részlege lett. Ez a Rockefeller-kapcsolat később oda vezetett, hogy az MK Ultra projekt részeként mintegy 10 millió dollárnyi CIA-pénz jutott Cameronhoz Dr. Gottlieb közvetítésével. Ezt a pénzt 1953-tól kezdve utalták át Dr. Cameronnak, mivel ő már bizonyította elkötelezettségét az elme-megváltoztató kísérletek iránt. A CIA-pénzeket ezért elmeirányításra szánták.

Dr. Cameron a Rockefeller-érdekek kedvező figyelmét azután keltette fel, hogy feltalálta a valaha ismert legfélelmetesebb „pszichiátriai” technikák néhányát. Feltalálta a „depatterning” nevű eljárást, valamint egy későbbi technikát, a „psychic driving”-et, amelyek mindegyike méltó lett volna bármely kommunista agymosási szakértőhöz. A „depatterning” nagy adag gyógyszerekkel kezdődött, elektrosokk-kezeléssel kombinálva, az akkor népszerű elektrokonvulzív terápiával, vagy ECT-vel, ahogyan általában ismerték. Később évekre hiteltelenné vált a betegeknek okozott károsodások miatt, de hihetetlenül, most újraéledt, és egyes körökben folyamatosan alkalmazzák. Az ECT-t áldozatai a legfélelmetesebb megpróbáltatásként írták le, amit el lehet képzelni. Alapvetően ez egyszerűen egy áramütéses eljárás volt, amelyet éppen azelőtt állították le, hogy halálos lett volna. A beteget egy székhez kötözték, és naponta két-három alkalommal áramütésnek vetették alá.

Kezdetben a viselkedésminták eltörlése 15–30 napos időszakra korlátozódott, nagy dózisú gyógyszerek adagolásával; a program ezen részét „alvási terápiának” nevezték. A „alvási koktél”, amely önmagában is méltó volt Dr. Frankenstein fantáziájához, 100 mg

Thorazine-ból, 100 mg Nembutal-ból, 100 mg Seconal-ból, 150 mg Vernonal-ból és 100 mg Phenergan-ból állt, amelyek bármelyike elegendő lett volna bármely beteg elaltatásához. Az alvási koktélt naponta háromszor adták be a betegnek. Az alvási terápia későbbi szakaszában a beteget naponta két-három alkalommal felébresztették, hogy elektrosokk-kezelést kapjon. Dr. Cameron figyelmen kívül hagyta az elektrosokk-kezelésekre ajánlott feszültséget, és húsz-negyvenszeresére emelte azt, mint bármelyik másik orvos valaha is merte volna. Elégedetten nézte, ahogy a tehetetlen betegek folyamatosan sikoltoztak az elektrosokk-„terápia" alatt. Meggyőződése volt, hogy a sikolyok is a kezelés elengedhetetlen részét képezik, bár valószínűbb, hogy ez csupán személyes kielégülését szolgálta.

A depatterning következő lépése, amely szintén Cameron egyik furcsább találmánya volt, az „érzékszervi elszigetelés" volt, amelynek során a beteget egy nagy dobozba helyezték, a szemét bekötötték, a fülét pedig bedugózták. Körülbelül harminc napnyi Cameron-féle depatterning kezelés után a beteg tehetetlen zombivá vált. Miután meggyőződött arról, hogy a páciensből minden korábbi képet és gondolatot kiirtott, Dr. Cameron a következő fázisba lépett, amelyet „pszichés hajtásnak" nevezett. Ez abból állt, hogy a pácienst arra kényszerítették, hogy hallgassa a magnóra rögzített üzeneteket, amelyeket több ezer alkalommal ismételtek. Ezt a „kezelést" párnahangszórókon vagy fejhallgatókon keresztül végezték. A világ minden hírszerző ügynöksége zöld volt az irigységtől, amikor hallottak az új Cameron-technikákról. Szerencsére a CIA volt az első a helyszínen, és bőséges forrásokat biztosított neki őrült megszállottságaihoz.

Az 1901-ben Glasgow közelében született Cameron a Londoni Egyetemen tanult, ahol valószínűleg felvette néhány furcsa ötletét. Valószínű az is, hogy Londonban csatlakozott egy szektához, amely ilyen szörnyű ötleteket hirdetett. Végül is Mary Shelley éppen abban a közegben írta a Frankensteint.

Kanadai tevékenysége során a CIA Műszaki Szolgálata és a Kémiai Osztály lelkesen finanszírozta munkáját.

A „forradalmi" technikáiról terjedő hírek nyomán elismerések áradata zúdult rá. A Kanadai Pszichiátriai Társaság elnöke, az Amerikai Pszichiátriai Társaság elnöke, valamint a Világ Pszichiátriai Társaság alapító elnöke lett.

Dr. Cameron 1967-ben bekövetkezett halála után a CIA-t az áldozatainak néhány túlélője ostromolta meg. Az MK Ultra program legkésőbbi szakaszában mintegy 53 emberen végzett kísérleteket. Ebbe a csoportba néhány jeles kanadai személyiség is tartozott. Végül Harry Weinstein indított pert, akinek apja, Louis, Montreal egyik vezető üzletembere volt. Egy másik áldozat Velma Orlikon volt, a kanadai parlament egyik demokrata képviselőjének felesége. Ezen előkelő származásuk ellenére az áldozatok falba ütköztek. A *Washington Post* 1988 januárjában megjegyezte, hogy a CIA még mindig harcol az 1950-es években kábítószerezett kilenc idős kanadai perével szemben, akik fejenként 175 000 dollár kártérítést követeltek, amit később fejenként 1 000 000 dollárra emeltek. Az ügyet végül tárgyalásra utalták, miután a CIA kilenc éven át halogató taktikát alkalmazott, de senki sem jósol gyors megoldást.

A Cameron-korszakban a CIA folytatta saját kísérleteit az Egyesült Államokban. Felvették egy kábítószer-kereskedő, George Hunter White szolgálatait, és berendezték neki egy lakást Greenwich Village-ben. Fedőidentitást kapott, mint művész és tengerész, aki partikon vagy bárokban ismerkedett meg emberekkel, és csábította őket vissza a lakásba. A CIA pénze a lepukkant lakást kémközponttá alakította, kétirányú tükrökkel, megfigyelő- és rögzítőberendezésekkel, valamint egyéb eszközökkel felszerelve. White LSD-vel itatta meg látogatóit, miközben a CIA berendezései aprólékosan rögzítették reakcióikat. Ezek gyakran „rossz utazások" voltak, amelyek során az áldozatok ideiglenesen megőrültek, öngyilkosságot vagy gyilkosságot kíséreltek meg, és egyéb bizonyítékokat szolgáltattak a CIA által megismerni kívánt „elmeirányításra".

Hogy elkerüljék a panaszosok által okozott leleplezést, a CIA áthelyezte White-ot San Franciscóba, ahol két további CIA-lakást kapott a rendelkezésére. Ezután elindította a Midnight Climax műveletet. Kábítószerfüggő prostituáltakat fizettek azért, hogy férfiakat szedjenek fel a helyi bárokban, és vigyék őket vissza egy orgiára, ahol erősen LSD-vel kevert italokat szolgáltak fel. A következő eseményeket minden részletében rögzítették és lefényképezték, bár az eredményeket valószínűleg nem teszik közzé a Kongresszusi Könyvtárban.

Annak ellenére, hogy olyan orvosok, mint Dr. Cameron és Dr. Sims, tudományos lelkesedésükben túlzásokba estek, ugyanolyan zavarba ejtő horror történetek származnak az etikus gyógyszergyárak által végzett klinikai kísérletekből is. Mivel minden új gyógyszerkészítményre több száz millió dollárnyi potenciális nyereség vár, az orvosi monopóliumnak be kell tartania azokat a szabályokat, amelyeket maguk fogalmaztak meg és vezettek be. A szabályozás célja, hogy megvédje egy új csodaszer piaci részesedését, amíg azt egy újabb csodaszer nem váltja fel. Ahogy egy alternatív gyógyász, akit gyógyteák értékesítése miatt börtönbe zártak, megjegyezte: „A csodaszer olyan gyógyszer, amit beveszel, és aztán csodálkozol, hogy vajon mit fog veled tenni."

Az új gyógyszerekre vonatkozó korlátozásokat általában betartják, ha a gyártó úgy véli, hogy az adott gyógyszer nagy bevételt hozhat. Nem fog új gyógyszert piacra dobni, sikerre vinni, majd kénytelen lesz visszahívni, mert nem tartotta be az összes szabályozást. 1948 és 1958 között a gyógyszergyárak 4829 új terméket, 3686 új vegyületet és 1143 új adagolási formát vezettek be. Mindezeknek a termékeknek át kellett esniük a folyamaton.

Az új gyógyszerek esetében a végső FDA-jóváhagyás megszerzése átlagosan hét-tíz évig tart, ez a folyamat tíz-tizenkét millió dollárba kerül, gyakran akár tizennyolc-húsz millióba is. A klinikai vizsgálatok három egyértelműen meghatározott fázison mennek keresztül. Az I. fázisban az új gyógyszert kis számú egészséges emberen tesztelik. A II. fázisban önkéntesek szedik a gyógyszert egy kétéves próbaidőszak alatt. A III. fázisban három éven át, ezer-háromezer betegen végeznek sokrétűbb klinikai vizsgálatokat. Ez azt jelenti, hogy az orvosok és a kórházak csak azért adják be a gyógyszert, mert a II. fázisú vizsgálatok már megállapították annak toxicitását és egyéb lehetséges mellékhatásait. Ezek általában olyan betegek, akik perelhetnek vagy kedvezőtlen nyilvánosságot generálhatnak, ha a gyógyszer veszélyesnek bizonyul, ami azt jelenti, hogy azok, akik felírják a gyógyszert, a II. fázisú vizsgálatokra támaszkodnak, amikor megbízhatónak ajánlják azt.

A II. fázis, amelyben a gyógyszert embereken tesztelik, általában fogságban lévő populációt igényel. A gyógyszereket néha titokban tesztelik iskolákban, kórházakban és pszichiátriai intézetekben, de a gyógyszergyártók általában sokkal biztonságosabb tesztpopulációra támaszkodnak, a börtönökben fogva tartottakra, mert ők valószínűleg nem fognak panaszkodni. Még a pszichiátriai intézetek lakói is panaszkodtak már szabadulásuk után, hogy illegális gyógyszervizsgálatoknak vetették alá őket. A bűncselekményekért elítélt foglyok kevésbé hajlamosak panaszkodni. A századforduló óta az Egyesült Államok vezeti a világot a börtönökben végzett orvosi kísérletek számát illetően.

A törvénytisztelő polgár talán úgy gondolja, hogy rendben van, ha orvosi kísérleteket végeznek foglyokon, annak ellenére, hogy számos német orvost éppen ilyen bűncselekmény miatt végeztek ki. A gyógyszervizsgálat lehetne egy módja annak, hogy a fogoly visszafizesse adósságát a társadalomnak. A mai helyzet valósága azonban az, hogy bár sok bűnöző van bezárva a börtöneinkben, egyre több amerikai kerül börtönbe politikai bűncselekmények miatt. Ezek a politikai foglyok ugyanolyan kockázatnak vannak kitéve az orvosi kísérletek során, mint a legmegrögzöttebb bűnözők. Évente egyre több ítéletet hoznak az amerikai bíróságok banki, jelzálog- vagy adóproblémák miatti büntetésként.

Mivel az orvosi monopólium ellenőrzi a médiát, a foglyok orvosi kísérletekben való felhasználása ritkán kerül az amerikaiak figyelmébe. A magazinok indexeinek 1900-tól napjainkig tartó kimerítő átkutatása csupán néhány ilyen történetet tár fel, amelyek egyöntetűen kedvezően álltak a kísérletekhez. Maguk a foglyok alig jutnak hozzá a médiához, hacsak nem lázadnak fel, és nem vonzzák oda a kamerásokat, akik teljes címlapszerepet szentelnek az eseménynek.

Az Amerikai Orvosi Szövetség (AMA) továbbra is a foglyok gyógyszervizsgálatokhoz való felhasználásának vezető szószólója. Pertinax rovatvezető a *British Medical Journal* 1963. januári számában így kommentálta: „Zavar, hogy a Világ Orvosi Szövetség most kitér a bűnözők kísérleti alanyként való felhasználásáról szóló záradék elől. Az AMA befolyása hatott a felfüggesztésére. A tizedik ülésen az amerikai tudósok viccelődtek erről. Az egyik legkedvesebb amerikai tudós, akit ismerek, azt mondta: »A börtönökben lévő bűnözők kiváló kísérleti alanyok – és sokkal olcsóbbak, mint a csimpánzok.«"

A tudós nem rossz viccet mondott – a csimpánzok ára egyenként akár 4500 dollár is lehet, míg az amerikai foglyokat napi egy dollárért is meg lehet szerezni. Pertinax a Világ Orvosi Szövetség 1961-ben tett és elfogadásra javasolt javaslatát kommentálta, miszerint „a foglyokat, mint fogságban élő csoportokat nem szabad kísérleti alanyként felhasználni". A javaslatot az Amerikai Orvosi Szövetség küldöttei hevesen ellenezték, és végül elnapolták.

Ha ez kissé a „náci orvosok" bűneire és a foglyokon végzett kísérleteikre emlékeztet, a véletlen egybeesés nem véletlen. A vádlott orvosok saját védelmükben tanúskodtak, hogy csupán az Egyesült Államokban régóta bevett gyakorlatot követték. Egy 1947-es perben 515 német orvost állítottak bíróság elé Nürnbergben azzal a váddal, hogy kísérleteket végeztek foglyokon. Védelmükben bizonyítékként hozták fel, hogy 1906-ban amerikai orvosok Philadelphiában elítélteket használtak fel orvosi kísérletekhez, és pestis- és beriberi-baktériumokat injekcióztak beléjük; 1915-ben Massachusettsben pellagrát injekcióztak elítéltekbe; 1944-ben az Egyesült Államokban több száz foglyot maláriával fertőztek meg a háborús szükségesség ürügyével, hogy segítsék katonáinkat a Csendes-óceánon. E védekezés ellenére a német orvosokat elítélték, és közülük néhányat kivégeztek.

A téma Robert Jay Lufton „Nazi Doctors" című könyvének nemrégiben történt megjelenésével ismét napirendre került; ez a mű a sorozat egyik darabja, amely a nácikról szól, és amely az amerikai kiadókból egyre növekvő áradatban ömlik, hűen ahhoz a mondáshoz, hogy az Egyesült Államokban bármi eladható, ha a borítóján egy horogkereszt díszeleg. A könyv heves vitát váltott ki a *New York Times Sunday Book Review* levelek rovatában. Bruno Bettelheim eredetileg recenziót írt a könyvről, amelyben azt állította, hogy a náci orvosok megértésére irányuló erőfeszítés helytelen, „mert mindig fennáll annak a veszélye, hogy a teljes megértés közel kerülhet a megbocsátáshoz". A keresztények természetesen a megbocsátást alapvető vallási elvként hirdetik. Paul Ramsey levelében egy hirdetés kivonatát is közölte: „McCance professzor és az Orvostudományi Kutatási Osztály tagjai szeretnének értesítést kapni, ha szülészeti otthonokban vagy kórházak nőgyógyászati osztályain olyan gyermekek születnek, akik meningocele-ben vagy hasonló rendellenességekben szenvednek, ami miatt valószínűtlen, hogy a gyermekek hosszabb ideig élnének. McCance professzor és tanszéke kísérleteket szeretne végezni ezeken a gyermekeken, amelyek semmiféle fájdalmat nem okoznak nekik, de úgy érzik, hogy nincs joguk ilyen kísérleteket végezni normális, egészséges gyermekeken.

Amint ezeknek a gyermekeknek a születéséről tudomást szereznek, McCance professzort azonnal telefonon értesíteni kell."

Ramsey úr megjegyezte, hogy ez a hirdetés 1946-ban jelent meg egy amerikai kiadványban, miközben a német orvosok perben álltak. Telford Taylor, a nürnbergi per amerikai vádlója, levelet írt *a Times-nak*, hogy kijavítsa a már megjelent hibákat, köztük azt az állítást, hogy az egyik elítélt „Edwin Katzenellenbogen volt, aki egykor a Harvard Orvostudományi Egyetem oktatója volt". Taylor kijelentette, hogy soha senkit sem állítottak bíróság elé Nürnbergben, akinek a neve Kazenellenbogen lett volna.

Valóban, úgy tűnik, hogy a nevet egy kifinomult tréfa részeként szerepeltették, mivel a név már korábbi tréfákban is felbukkant. A *Times* nem kért bocsánatot. Telford Taylor továbbá rámutatott, hogy a említett esetben húsz orvost állítottak bíróság elé Nürnbergben, nem pedig tizenkilencet, ahogyan a beszámolóban állt, és hogy négyet felakasztottak, ötöt életfogytiglani börtönbüntetésre ítéltek, három enyhébb büntetést kapott, hét pedig minden vádpont alól felmentést nyert."

A nagyszabású orvosi kísérletek, hasonlóan azokhoz, amelyeket Nürnbergben bűncselekményként ítéltek el, miközben az amerikai börtönökben még mindig folytatták őket, indokolatlanul kihasználják az „önkénteseket". Néhányan írástudatlanok; a legtöbbjük fiatal és egészséges, és soha nem volt komoly betegségük. Alig van fogalmuk arról, milyen lehet, ha kísérleti gyógyszerek beadása következtében súlyos betegségben szenvednek, vagy milyen élethosszig tartó szövődményekkel járhat ez.

1963-ban *a Time* magazin leleplezte azokat a nagyszabású programokat, amelyeket a szövetségi kormány tisztviselői hoztak létre a börtöneinkben. Ezeket a hatalmas kísérleti programokat a „rák elleni háború" részeként indokolták, amelyet Bobst és a Laskerek indítottak el a Fehér Házból. Az orvosok élő ráksejteket és leukémiában szenvedő emberek vérét injekciózták a foglyokba. Oklahomában több orvos is évi háromszázezer dollárt keresett a gyógyszergyártóktól ezekkel az üzletekkel; ezek az orvosok rendszeresen vettek vért a foglyoktól, literenként 7 dollárt fizetve nekik; a vért aztán 15 dollárért adták el.

Az 1940-es években, amikor az első hírek a foglyok orvosi kísérletekben való felhasználásáról kezdtek terjedni, az Amerikai Orvosi Szövetség (AMA) felkérte Dwight illinoisi kormányzót, hogy fojtsa el a híreket. Ő tisztára mosta a kísérleteket azzal, hogy Morris Fishbeint és más AMA-vezetőket nevezett ki egy bizottságba, amely ünnepélyesen „vizsgálta" a programokat, és dicsérő jelentésekkel tért vissza. Fishbein maga is visszatért a Stateville-i Börtönből, és a foglyokon végzett kísérleteket „ideálisnak" minősítette, „mivel azok megfeleltek az etikai szabályoknak". Fishbein lelkesedését azzal indokolta, hogy a program valódi szolgáltatást nyújtott az egész társadalomnak, mivel „a orvosi kísérletek alanyaként való részvételnek reformáló értéke van". Elvárható lett volna, hogy Fishbein megjelenjen Nürnbergben, és ugyanazzal az érvvel védje a német orvosokat, miszerint ők is ugyanazt a „reformáló értéket" nyújtották a koncentrációs táborok foglyainak. A Wyeth Laboratories PR-szóvivőjét meglepte az egyes körökben tapasztalható felháborodás, ezért kiadott egy nyilatkozatot, amelyben kijelentette: „A II. fázisú tesztjeink szinte mindegyike foglyokon történik."

Valójában heves és folyamatos verseny folyt a nagy gyógyszergyárak között azoknak a foglyoknak a toborzása érdekében, akiket „alanyként" lehetett felhasználni orvosi kísérletekben. Az Upjohn és a Parke-Davis a monopólium bevett elveit követte, amikor „kizárólagos jogokat" szerzett a mississippi-i Jackson Állami Börtön foglyaira. Ezek a cégek később a börtön 4000 elítéltjéből 1200-at tudtak bevonni a kísérleti programba. *A Business Week* némileg kritikus megjegyzést fűzött a programhoz, rámutatva, hogy „a börtönben végzett tesztek elsősorban a gyógyszer toxicitásának, nem pedig hatékonyságának mérésére szolgálnak. Az adagokat fokozatosan emelik addig a pontig, amíg mellékhatások nem jelentkeznek." Egyszerűbben fogalmazva: az adagot addig emelték, amíg a fogvatartott meg nem betegedett, vagy súlyos károsodást nem szenvedett. Az eredmények gyakran rokkantságot vagy halált okoztak.

A foglyok azonban napi harminc centet kaptak azért, hogy alávetették magukat ezeknek a kísérleteknek. *A Business Week* kitért arra a tényre, hogy pontosan a II. fázisú tesztelés életveszélyes jellege miatt volt szükség a foglyokra. A gyógyszergyártóknak tudniuk kellett, hogy hány embert érhet kár a gyógyszer, illetve hány perre számíthatnak a dühös ügyfelek részéről.

A kábítószer-ellenőrzési programokat örömmel fogadták a börtönvezetők, akik a foglyok elszállásolására a polgárháború idejéből származó, elavult épületeket tartottak fenn, miközben maguknak monumentális új igazgatási irodákat és a szakma egyéb juttatásait építették ki. 1971-ben a New York-i állami börtönrendszer évente 5500 dollárt költött a rendszerben lévő minden fogolyra, ebből napi 72 centet élelmiszerre, napi 15 centet pedig ruházatra és egyéb kényelmi cikkekre fordítottak. A fogvatartottakra szánt napi 17 dolláros költségvetésből kevesebb mint egy dollár jutott a fizikai ellátásukra. Ez a Boss Tweed által létrehozott börtönrendszer elengedhetetlen része volt, amely még mindig számos aranybányát kínált azoknak, akik éberek voltak.

A háború utáni években csak néhány történet szivárgott ki a nyilvánosság elé. A börtönök zárt rendszerek, és a nyomozó újságírókat ritkán fogadják szívesen. Az egyik legborzalmasabb történet, amely a című könyvben szereplő bármelyik náci orvost is megszégyenítette volna, a kaliforniai Vacaville Állami Börtönből származott. Itt évek óta kiterjedt kísérleti programokat folytattak. Néhány fogvatartott havi 15 dollárt kapott, de a legtöbbjük naponta csak egy dollárt kapott. Az áldozatok riasztó tünetekről számoltak be, mint például szívkárosodás, hajhullás, ízületi fájdalmak, a lábak duzzanata, légszomj és bőrvérzések. Egy kísérleti szervezet, a Solano Institute for Medical and Physical Research néven, valójában a börtönben tudta felállítani a központját. A kaliforniai jótékonysági törvény alapján nonprofit társaságként létrehozott „intézet" 1500 fogvatartottat vetett alá különféle injekcióknak. Egy fogvatartott, akit „kezelésre" küldtek Vacaville-be, később beperelte az orvost, egy vezető bőrgyógyászt, aki szakmai szövetségének elnöke volt. A fogvatartottat kényszerítették, hogy Lederle Caridase nevű gyógyszerét izomba injekciózzák. Ez a gyógyszer fibrinolitikus enzimeket tartalmazott, amelyeket gyulladáscsökkentő szerként szántak. A beteg tanúvallomása szerint a börtönőrök megragadták és fogva tartották, miközben erőszakkal mindkét karjába injekciót adtak be. Ezt követően életveszélyes izombetegség és krónikus gyomorfekély alakult ki nála, súlya pedig 140 fontról mindössze 75 fontra esett vissza. Négy dollár kártérítést kapott.

A börtönkísérletek királya egy bizonyos Dr. Austin Stough volt. Ő kötött szerződéseket az ország legnagyobb gyógyszergyártóival, hogy gyógyszervizsgálatokat végezzenek számos börtönben három déli államban, Alabamában, Arkansasban és Oklahomában. A vérplazma tesztelésére irányuló program csúcspontján, 1963 és 1970 között 137 börtön vett részt, és 37 gyógyszergyártó cég finanszírozta, köztük olyan vezető cégek, mint az Upjohn, a Wyeth, a Lederle, a Squibb és a Merck. Bár a pénzügyi haszon lenyűgöző volt, a program eredményei nem bizonyultak meggyőzőnek. A programot később azzal kritizálták, hogy „durva vezetési hibák, hanyag kezelés és a minták szennyeződése" jellemezte, és ez a kritika vetett véget a programnak. Több száz fogvatartott szenvedett évekig a következményeitől. Stough börtönmonopóliumot hozott létre, amely jó hozamot hozott, amíg módszereit értéktelennek nem bizonyultak.

A gyógyszervizsgálatokkal kapcsolatos történetek drámai következményei ellenére a nemzeti média „érzékeny lelkei" viharos csenddel fogadták őket, talán azért, mert ezeknek a programoknak a nyilvánosságra hozatala felvethette volna a kérdést, hogy miért végezték ki a német orvosokat ugyanazokért a gyakorlatokért. A *Readers Guide*, az Egyesült Államokban megjelent magazin cikkek indexének felmérése kimutatta, hogy 1945 és 1970 között, a börtönökben végzett kísérleti programok csúcspontján, az egész időszak alatt mindössze három cikk jelent meg erről. Az első, egy megható cikk *a Coronet* 1950. novemberi szám*ában*, „A börtönhősök legyőzik a maláriát" címmel jelent meg, amely dicsérő beszámolót adott az illinoisi Joliet-i állami börtönben végzett kísérletekről, ahol maga Dr. Fishbein is el volt ragadtatva a gyógyszervizsgálati program „etikus" jellegétől. A második cikk a *Saturday Evening Post* 1963. március 2-i számában jelent meg „Convict Volunteers" (Önkéntes elítéltek) címmel. Ez is kritika nélküli beszámoló volt a gyógyszerkísérletekről, amely a foglyokat „emberi kísérleti nyulaknak" nevezte. Az újságíró idézett egy elítéltet, akinek szándékosan megégették mindkét karját: „Elég erős volt a fájdalom", és említett más foglyokat is, akiknek élő ráksejteket injekcióztak be. Annak ellenére, hogy ez a cikk, amely az ohioi Columbusban található állami börtön foglyairól szólt, megemlítette, hogy ezek a foglyok nem kaptak semmilyen fizetést azért, hogy alávetették magukat ezeknek a kísérleteknek (az ohioi törvények szigorúan tiltják az ilyen kifizetéseket, ami még több pénzt takarít meg a gyógyszergyáraknak), a szerző a cikket a program dicsőítésével zárja, rámutatva, hogy az „önbecsülést ébresztett az önkéntesekben”.

A harmadik cikk, amely *a Business Week* 1964. június 27-i számában jelent meg, megjegyezte, hogy a gyógyszergyárak több millió dollárt tudtak megtakarítani azzal, hogy a foglyokat használták fel gyógyszerkísérletekhez.

10. FEJEZET

A ROCKEFELLER-SZINDIKÁTUS

Sok amerikai konzervatív szilárd meggyőződéssel hiszi, hogy a Rockefellerek és a Külkapcsolatok Tanácsa abszolút ellenőrzést gyakorol az Egyesült Államok kormánya és népe felett. Ez a tézis elfogadható munkahipotézisnek, ha szem előtt tartjuk a nagyobb összefüggéseket. Két író, akiket a jelen szerző nagy tisztelettel övez, Dr. Emanuel Josephson és Morris Bealle, ragaszkodott ahhoz, hogy a Rockefeller családra összpontosítsanak, és kizárjanak minden más szempontot a világrenddel kapcsolatban. Ez jelentősen korlátozta az egyébként úttörő munkájuk hatását az orvosi monopóliumra.

A jelen szerző ellentétes nézetet fogalmazott meg „*The World Order*” ([3]) című művében, amelyben a Rothschild-család monetáris hatalmára, amely 1885-re elérte a világuralmat, és annak londoni politikai csoportjára, a Királyi Nemzetközi Ügyek Intézetére (RIIA) helyezte a hangsúlyt, mint azokra a politikai döntéshozókra, akik lényegében 1900 óta egy újjáalakított gyarmati kormányt irányítanak az Egyesült Államokban. A gyarmati, vagy megszálló kormány elsősorban a Külkapcsolatok Tanácsán (Council on Foreign Relations) keresztül működik, de csak a RIIA leányvállalataként, valamint a Rockefeller Alapítványon keresztül, amely ellenőrzi a kormányzati funkciókat, az oktatási intézményeket, a médiát, a vallásokat és az állami törvényhozó testületeket.

Igaz, hogy az amerikai gyarmatosoknak vannak „szabad választásaik”, amelyeken abszolút joguk van szavazni két egymással szemben álló jelölt egyikére, akiket mindkettőt a Rockefeller-szindikátus választott ki és finanszíroz. Ez a megható „demokrácia” bizonyítéka arra szolgál, hogy a legtöbb amerikait meggyőzze arról, hogy mi, valóban szabad nép vagyunk. Még egy repedt Szabadságharangunk is van Philadelphiában, hogy ezt bizonyítsa.

Az amerikai fiatalok 1900 óta szabadon vonulhatnak el, hogy meghaljanak a hegeli háborúkban, amelyekben mindkét harcoló fél

[3] Kiadja az Omnia Veritas Ltd. www.omnia-veritas.com.

utasításait a Világrendtől kapja. Szabadon befektethetünk egy olyan tőzsdére, ahol a pénzegység napi mennyiségét, árát és értékét a Federal Reserve System manipulálja és ellenőrzi, amely kizárólag az Angol Nemzeti Banknak tartozik felelősséggel. Megőrizte a kormányzati ellenőrzés alól való dicső „függetlenségét”, de ez az egyetlen függetlenség, amellyel valaha is rendelkezett.

Az a felismerés, hogy valóban a „Rockefeller-szindikátus” diktátuma alatt élünk, jó kiindulópont lehet az amerikai függetlenségért folytatott valódi küzdelem hosszú útján. Amikor „a Rockefellereket” egy külföldi hatalom ügynökeiként leplezzük le, amely nem csupán egy külföldi hatalom, hanem egy valódi világkormány, akkor fel kell ismernünk, hogy ez nem csupán egy pénzkeresésre szakosodott csoport, hanem egy olyan csoport, amely elkötelezett az amerikai nép feletti gyarmati kormányzati forma hatalmának fenntartása mellett. Így az a régi rágalom, miszerint John D. Rockefeller a kapzsiságtól megszállott ember volt (egy kategória, amelyben bőven van társasága), elhomályosítja azt a tényt, hogy attól a naptól kezdve, amikor a Rothschildok a clevelandi National City Bank kincstárából elkezdték finanszírozni az Egyesült Államokban a teljes olajmonopólium felé vezető útját, Rockefeller soha nem volt független hatalom, és a Rockefeller-szindikátus egyetlen részlege sem működik független hatalomként. Tudjuk, hogy a Cosa Nostra, vagyis a maffia, amellyel a Szindikátus szoros szövetségben áll, bizonyos mértékű autonóm hatalommal rendelkezik azokban a régiókban, amelyeket a nemzeti igazgatók annak a bizonyos „családnak” rendeltek hozzá, de ez mindig azt jelenti, hogy az a család teljes ellenőrzés alatt áll, és felelős mindenért, ami a területén történik.

Hasonlóképpen, a Rockefeller-szindikátus is egyértelműen meghatározott befolyási övezetekben működik. A „jótékonysági” szervezetek, az üzleti vállalatok és a politikai csoportok mindig egy működő rendszerbe olvadnak össze, és a szindikátus egyetlen részlege sem léphet ki önállóan, sem alakíthat ki független politikát, függetlenül attól, hogy mi lehet az indoklása.

A Rockefeller-szindikátus a világ pénzügyi struktúrájának ellenőrzése alatt működik, ami azt jelenti, hogy bármelyik napon ügyes pénzügyi manipulációval az összes vagyonát szinte értéktelenné tehetik. Ez a végső ellenőrzés, amely biztosítja, hogy senki ne tudjon kilépni a szervezetből. Nemcsak minden vagyonától megfosztanák, hanem azonnali meggyilkolására is szerződést kötnének. Az Igazságügyi Minisztériumunk jól tudja, hogy az Egyesült Államokban működő egyetlen „terrorista” a Világrend ügynökei, de óvatosan elkerülik ennek a ténynek az említését.

A világ pénzügyi struktúrája messze nem ismeretlen vagy rejtett szervezet, hanem valójában jól ismert és jól meghatározott. A következőkből áll: a nagy svájci bankok; a régi velencei-genovai banki tengely túlélői; a világ gabonakereskedelmének „nagy ötöse"; a brit kartell, amelynek központja a Bank of England és annak engedélyezett kereskedelmi bankjai, és amely a Rothschildok és az Oppenheimerek révén működik, és a Royal Bank of Canada és a Bank of Montreal révén abszolút ellenőrzést gyakorol kanadai gyarmatuk felett, kanadai helytartóik pedig a Bronfmanok, a Belzbergek, a Reichmannok és más pénzügyi szereplők; valamint az Egyesült Államok gyarmati bankrendszere, amelyet a Bank of England a Federal Reserve Systemen keresztül irányít; a bostoni brahmin családok, akik az ópiumkereskedelemből szereztek vagyont, beleértve a Delanókat és másokat, valamint a Rockefeller-szindikátus, amely a Rockefeller Bankban, a Chase Manhattan Bankban és az American Expressben székhellyel rendelkező Kissinger-hálózatból áll, az Egyesült Államokban a régi Rothschild-képviselők jelenlegi formájából, amely magában foglalja a Kuhn, Loeb Company-t és a Lehman Brothers-t. Érdemes megjegyezni, hogy a Rockefeller-szindikátus messze lemarad a világ pénzügyi struktúrájának listáján. Miért is olyan fontos akkor? Bár nem ez a döntő tényező a nyugati féltekén a pénzügyi döntésekben, mégis ez az amerikai gyarmat tényleges működési irányító mechanizmusa. Maga a Rockefeller-család, akárcsak a Morganok, a Schiffek és a Warburgok, jelentéktelenné vált, de a nevükben létrehozott mechanizmus teljes erővel dübörög, és továbbra is fenntartja mindazokat a funkciókat, amelyekre létrehozták. A Trilaterális Bizottság létrehozása óta David Rockefeller a (Új Világrend) egyfajta nemzetközi futárjaként működik, elsősorban azzal foglalkozik, hogy munkavégzési utasításokat juttasson el a kommunista blokknak, akár közvetlenül, New Yorkból, akár a térségbe utazva.

Laurance Rockefeller aktívan részt vesz az orvosi monopólium működtetésében, de fő érdekeltségei a trópusi területeken található különböző üdülőfürdők üzemeltetése. Ők a „Szerencsés Ötös" két túlélője, John D. Rockefeller Jr. és Abby Aldrich öt fia. John D. Rockefeller Jr. egy arizonai, Tucsonban található intézetben halt meg, és sietve elhamvasztották. John D. Rockefeller III egy rejtélyes balesetben halt meg egy New York-i parkwayen, otthonának közelében. Nelson Rockefeller, akit nagyapjáról neveztek el, egy tévés újságíró karjaiban halt meg; később kiderült, hogy ugyanakkor egy másik tévés újságíró karjaiban is volt; a halálesetet sok órán át elhallgatták. Általánosan elfogadott nézet, hogy összeütközésbe került kolumbiai drogkapcsolataival, és a nézeteltérés aligha volt jelentéktelen; több milliárd dollárnyi, nem megfelelően felosztott drognyereségről volt szó. Winthrop Rockefeller alkoholistaként halt meg fekete barátja karjaiban. Harry Reasoner televíziós interjút készített vele, hogy magyarázatot adjon New Yorkból Arkansasba való hirtelen költözésére. Winthrop gúnyosan megjegyezte, hogy fekete barátja, egy hadseregőrmester, aki nyilvánvalóan megtanította neki a gyakorlatozás rejtelmeit, nem volt hajlandó New Yorkban élni. E szövetség megünneplésére Winthrop Rockefeller nagylelkűen támogatta a feketék ügyeit, többek között a New York-i East 48th Streeten álló Urban League épületét. A második emeleten egy emléktábla jelzi, hogy az ő ajándéka volt; akár azt is írhatta volna: „Hadrianus Anti-nous-nak".

Nem akarjuk sugallni, hogy a Rockefeller családnak már nincs befolyása, hanem azt, hogy a Rockefeller-szindikátus főbb politikai irányelveit más vezetők határozzák meg, akik között ők továbbra is látható erőként jelennek meg. David Rockefeller személyén keresztül a családot néha „a Szovjetunió első családjának" nevezik. Csak ő és Dr. Armand Hammer, az USTEC mozgatórugója rendelkezik állandó engedéllyel arra, hogy magánrepülőgépeikkel a moszkvai repülőtéren landoljanak. Mások a KAL 007-es járat sorsára jutnának.

David Rockefeller legjelentősebb szovjetunióbeli útja talán az a sorsdöntő nap volt, amikor Moszkvába érkezett, miután -tól azt az utasítást kapta, hogy közölje Hruscsovval: „vége". Az oroszok nagyon odafigyelnek az egészségükre, és egy tudós tájékoztatta Hruscsovot arról, hogy a műtrágyák használata a Szovjetunióban veszélyt jelent a lakosságra nézve. Hruscsov ezután bejelentette a szovjet agrárpolitika jelentős változását, amelynek középpontjában a vegyszerek használatának csökkentése állt. Ez felháborította a világ műtrágya-trösztjének vezetőjét, David Rockefellert, aki egy szűkszavú, egyetlen szóból álló parancsra reagált: „Ki".

Mind a Rockefeller-család vagyona, mind a Rockefeller-szindikátus alapítványainak jelentős része hatékonyan védve van mindenféle kormányzati ellenőrzés ellen.

A *Fortune* magazin 1986. augusztus 4-i számában megjegyezte, hogy John D. Rockefeller Jr. 1934-ben alapított trösztöket, amelyek értéke mára mintegy 2,3 milliárd dollárra rúgott; további 200 millió dollárt különítettek el az Abby Rockefeller ág számára. Az öt fiú trösztjei 1986-ban 2,1 milliárd dollárt tettek ki. Ezek a trösztök eredetileg mindössze 50 millió dollárt tettek ki, ami jól mutatja vagyonuk növekedését, valamint az elmúlt fél évszázad inflációját. *A Fortune* a Rockefeller-család 1986-os teljes vagyonát 3,5 milliárd dollárra becsülte, amelyből 900 millió dollár értékpapírokban és ingatlanokban volt. A Time Life Building 45%-a az övék volt; Nelson Rockefeller International Basic Economy Corporation nevű vállalatát 1980-ban eladták egy brit cégnek. Évekig a Rockefeller-család szándékosan alacsonyan tartotta a bérleti díjakat fő befektetésében, a Rockefeller Centerben, amely egy 1,6 milliárd dolláros befektetés volt, évi 1%-os hozammal. Ez adózási szempontból kényelmes manőver volt. A Rockefeller Center nemrég tőzsdére lépett, részvényeket bocsátott ki, amelyeket nyilvános vásárlóknak adtak el. A pletykák szerint a Rockefellerek felszámolják befektetéseiket a New York-i térségben, és újra befektetnek a Nyugaton, különösen az arizonai Phoenix környékén. Lehetséges, hogy tudnak valamit, amit mi nem.

Bár a Rockefeller-vagyon nagy része az öreg John D. kapzsiságának és könyörtelenségének tulajdonítható, eredete kétségtelenül a clevelandi National City Bank által nyújtott kezdeti finanszírozásban gyökerezik, amelyet a kongresszusi jelentések az Egyesült Államok három Rothschild-bankjának egyikeként azonosítottak, valamint abban, hogy később elfogadta Jacob Schiff, a Kuhn, Loeb Company-tól, aki a frankfurti Rothschild-házban született, és akkoriban a Rothschild-család fő képviselője volt (bár a nyilvánosság előtt nem volt ismert) az Egyesült Államokban.

A clevelandi National City Bank kezdőtőkéjével az idős John D. Rockefeller hamarosan magáénak vallotta a „legkegyetlenebb amerikai" címet. Több mint valószínű, hogy éppen ez a tulajdonsága győzte meg a Rothschildokat arról, hogy támogassák őt. Rockefeller már a játék elején rájött, hogy az olajfinomító-üzletág, amely rövid idő alatt hatalmas nyereséget ígért, egyben a féktelen verseny kiszolgáltatottja is volt. A megoldása egyszerű volt: minden versenyt ki kellett iktatni. A híres Rockefeller-féle elkötelezettség a teljes monopólium iránt egyszerűen csak üzleti döntés volt. Rockefeller kampányba kezdett, hogy minden versenytárs olajfinomítót kényszerítsen ki az üzletből.

Több fronton is támadott, ami tanulságos lehet minden leendő vállalkozó számára. Először egy olyan beosztottját küldte, akiről nem tudták, hogy Rockefellernek dolgozik, azzal az ajánlattal, hogy alacsony áron, de készpénzben megvásárolja a versenytárs finomítót. Ha az ajánlatot elutasították, a versenytárs egy másik finomító támadásának lett kitéve, amely jelentősen alákínált az árához. Előfordulhatott az is, hogy finomítóját hirtelen sztrájk érte, ami kényszerítette a bezárásra. A munkaerő szakszervezeteken keresztüli ellenőrzése mindig is alapvető Rockefeller-technika volt. A Szovjetunióhoz hasonlóan ritkán voltak munkaügyi problémáik. Ha ezek a technikák kudarcot vallottak, Rockefeller szomorúan hozott meg egy vonakodó döntést az erőszak alkalmazásáról: megverték a rivális munkásokat, amikor azok munkába mentek vagy onnan jöttek, vagy felgyújtották vagy felrobbantották a versenytárs finomítót.

Ezek a technikák meggyőzték a Rothschildokat arról, hogy megtalálták a megfelelő embert. Személyes képviselőjüket, Jacob Schiffet küldték Clevelandbe, hogy segítsen Rockefellernek a további terjeszkedés tervezésében. Ekkor a Rothschildok az Egyesült Államok összes vasúti hálózatának 95%-át irányították a J. P. Morgan Company és a Kuhn Loeb Company révén, a Kereskedelmi Minisztérium 1895-ös hivatalos adatai szerint. J. P. Morgan a *Who's* Who-ban szereplő bejegyzésében megemlíti, hogy 50 000 mérföldnyi amerikai vasútvonalat irányított. Schiff egy álcég, a South Improvement Company révén bonyolult visszatérítési megállapodást dolgozott ki Rockefeller számára. Ezek a visszatérítések biztosították, hogy egyetlen más olajcég sem tudjon fennmaradni a Rockefeller-céggel való versenyben. A tervet később leleplezték, de addigra Rockefeller már gyakorlatilag monopolhelyzetet ért el az Egyesült Államok olajiparában. Az egyik áldozatának, Ida Tarbellnek a lánya, akinek apját Rockefeller bűnözői tevékenysége tönkretette, írta az első jelentős leleplező cikket a Standard Oil Trustról.

Őt azonnal „szennylapírónak" bélyegezte az álszent Theodore Roosevelt, aki azt állította magáról, hogy „trösztellenes". Valójában ő biztosította a Standard Oil Trust és más óriási trösztök dominanciáját.

Az elkövetkező fél évszázad során John D. Rockefellert a szocialista propagandisták rendszeresen a könyörtelen kapitalista megtestesítőjeként ábrázolták. Ugyanakkor ő volt a világ kommunista mozgalmának fő finanszírozója egy American International Company nevű cég révén. Annak ellenére, hogy a Rothschild-ház már elérte a világ feletti uralmat, a zaj és a felháborodás kizárólag két fő képviselője, John D. Rockefeller és J. P. Morgan ellen irányult. A tényleges helyzetről szóló kevés felfedés egyike a *Truth* magazin 1912. december 16-i számában jelent meg, amely rámutatott, hogy „Schiff úr a Kuhn, Loeb Company nagy magánbankház vezetője, amely az Atlanti-óceán ezen oldalán képviseli a Rothschild-érdekeket. Pénzügyi stratégaként írják le, és évek óta a Standard Oil néven ismert nagy, személytelen hatalom pénzügyminisztere." Érdemes megjegyezni, hogy a szerkesztő még Rockefeller nevét sem említette.

Ezeknek a rejtett tényezőknek köszönhetően az amerikai közvélemény számára viszonylag egyszerű volt elfogadni azt a „tényt", hogy a Rockefellerek voltak a legfőbb hatalom ebben az országban. Ezt a mítoszt valójában a hatalom köntösébe öltöztették: a Rockefeller Oil

Trust lett a „katonai-ipari komplexum", amely átvette a nemzet politikai irányítását; a Rockefeller Medical Monopoly megszerezte az irányítást a nemzet egészségügyi ellátása felett, a Rockefeller Foundation pedig – amely adómentes szervezetek hálózata – hatékonyan irányította a nemzet vallási és oktatási életét. A mítosznak sikerült elérnie célját, hogy elrejtse a háttérből irányítókat, a Rothschildokat.

Miután a jelen sorok írója már mintegy huszonöt éve leleplezte ezt a színjátékot, az amerikai konzervatív körökben új mítosz kezdett terjedni, amelyet aktív kettős ügynökök hatékonyan terjesztettek. Ez a mítosz rengeteg lelkes hívet talált magának, mert a világ összes népét elnyomó monolitikus hatalom egyre növekvő repedését jósolta. Ez az új „leleplezés" arról szólt, hogy a Rockefeller és a Rothschild családok között halálos küzdelem alakult ki a világhatalomért. E megdöbbentő fejlemény szerint – attól függően, hogy melyik ügynököt hallgattuk – az egyik vagy a másik frakció szerezte meg az irányítást a Szovjetunió felett, és hatalmát arra fogja felhasználni, hogy megdöntse a másik frakciót. A Rockefeller-család több tagjának hirtelen halálát „bizonyítékként" hozták fel arra, hogy ilyen küzdelem folyik, bár nem ismert, hogy bármelyik Rothschild is áldozatul esett volna ennek a „háborúnak". Ez figyelmen kívül hagyta azt az általános megítélést, hogy Nelson Rockefellert azért „távolították el", mert elvesztette a kolumbiai kartelltől származó, több milliárd dollár értékű kábítószerre vonatkozó betéti bizonylatokat, illetve hogy a többi Rockefeller-halálesetben nem volt nyoma „Rothschild-kapcsolatnak".

Mivel több évtizede kiterjedt aktákat vezetett erről a helyzetről, a jelen író nem tudta elhinni, hogy bárki is annyira félreinformált lehet, hogy azt gondolja, „a Rockefellerék" most megpróbálják átvenni a hatalmat a Rothschildoktól, egy olyan időben, amikor a Rockefeller-család tagjainak befolyása már jelentősen hanyatlott, családi pénzügyeiket J. Richardson Dilworth, jogi ügyeiket pedig John J. McCloy és más hűséges szolgák intézték; Ezen szolgák közül senki sem lett volna hajlandó valódi hatalmi harcba bocsátkozni, mivel ők névtelen menedzserek voltak, akik csak a heti fizetésükért éltek. Nem voltak saját ambícióik. Mindazonáltal sok reménykedő amerikai kapaszkodott abba a kísérteties elképzelésbe, hogy a Rockefellerék most már „jó amerikaiak", akik hajlandóak mindent kockára tenni a Rothschildok megdöntése érdekében. Elképesztő módon ez a káros történet csaknem egy évtizedig fennmaradt, mielőtt a történelem érdekességei közé sorolták volna.

Akárcsak J. P. Morgan, aki kereskedelmi karrierjét azzal kezdte, hogy hibás fegyvereket adott el az amerikai hadseregnek – ez volt a híres Hall-karabély-ügy –, John D. Rockefeller is háborús haszonszerző volt a polgárháború idején; nagy haszonnal adott el bélyegzetlen Harkness-szeszesitalt a szövetségi csapatoknak, és így szerezte meg a kezdőtőkét, amellyel megkezdhette monopóliumra törekvését. Érdeklődése az olajipar iránt természetes volt; apja, William Rockefeller évek óta „az olajban" utazott. William Rockefeller olajipari vállalkozó lett, miután 1842-ben kiderült, hogy a Pittsburgh közelében fekvő Tarentumban található sókutakból olaj folyik. A kutak tulajdonosa, Samuel L. Kier, elkezdte palackozni az olajat, és gyógyászati célokra árulta. Az egyik legkorábbi nagykereskedője William Rockefeller volt. A „gyógyszert" eredetileg „Kier's Magic Oil" néven címkézték. Rockefeller saját címkéket nyomtatott, amelyeken a „Rock Oil" vagy a „Seneca Oil" felirat szerepelt, utóbbi egy jól ismert indián törzs nevére utalva. Rockefeller legnagyobb hírnevét és legnagyobb nyereségét azzal érte el, hogy „William Rockefeller, a híres rákgyógyász" néven hirdette magát. Érthető, hogy unokái a világ leghíresebb rákkezelő központjának háttérbeli irányító erejévé váltak, és a kormányzati forrásokat és jótékonysági adományokat olyan területekre irányították, amelyek kizárólag az orvosi monopóliumnak kedveztek. William Rockefeller semmilyen állítást nem kímélt látványos karrierje során. Garantálta, hogy „minden rákos eset gyógyítható, hacsak nem túl előrehaladott". Olyan gyógyító erőket tulajdonított mágikus rákgyógyszerének, hogy egy üveget 25 dollárért tudott eladni, ami akkoriban két havi bérnek felelt meg. A „gyógyszer" néhány jól ismert, vízzel hígított vizelethajtóból állt. Ez a vándorgyógyász aligha tudta volna elképzelni, hogy leszármazottai a történelem legnagyobb és legjövedelmezőbb orvosi monopóliumát fogják irányítani.

Vándorló „karneváli árusként" William Rockefeller olyan pályát választott, amely megakadályozta a stabil családi élet kialakítását. Fia, John, ritkán látta őt, ami arra késztette néhány pszichológiai elemzőt, hogy feltételezzék: az apafigura vagy a szülői szeretet hiánya hozzájárulhatott ahhoz, hogy John D. Rockefeller később pénzéhes zsarnokká váljon, aki csaknem egy évszázadon át monopóliumai keretében milliók megcsonkítását, megmérgezését és meggyilkolását tervezte, és akinek a sírból is kiterjedő befolyása továbbra is az amerikai élet legszörnyűbb és legrosszindulatúbb jelenléte. Lehet, hogy ez is közrejátszott – azonban az is lehetséges, hogy ő egyszerűen gonosz volt. Aligha vitatható, hogy ő valószínűleg az amerikai történelem legszatánibb alakja.

Régóta közhely, hogy bármelyik jeles amerikai családban találhatunk egy-két lótolvajt. A Rockefeller család esetében ez több volt, mint közhely. Úgy tűnik, William egész pályafutása során hűen követte a Kánaáni Akarat tanításait: „szeresd a rablást, szeresd a kéjvágyat". Számos lólopás vádja elől menekült, végül teljesen eltűnt William Rockefeller néven, és Dr. William Levingston néven bukkant fel újra Philadelphiában, ezt a nevet pedig élete végéig megtartotta. Joseph Pulitzer New York World című lapjának egyik oknyomozó riportere kapott egy tippet, amelyet továbbvizsgált. A World ezután közölte, hogy William Avery Rockefeller 1906. május 11-én halt meg Freeportban, Illinoisban, ahol Dr. William Levingston néven temették el egy jelöletlen sírba. William Rockefeller gyógyító hivatása nagyban megkönnyítette kedvenc foglalkozását, a lólopást. Mivel reggelre már a szomszéd megyében akart lenni, egyszerű dolog volt egy szép csődört a szekere hátsó részéhez kötni, és elindulni a nyílt úton. Ez nagy szerepet játszott a nőfaló hivatásában is; úgy írták le, hogy „nőmániás" volt. Nemcsak több bigám házasságot kötött, de úgy tűnik, hogy féktelen szenvedélyei is voltak. 1849. június 28-án vádat emeltek ellene egy cselédlány megerőszakolása miatt Cayugában, New Yorkban; később kiderült, hogy Oswegóban, New Yorkban lakik, és ismét kénytelen volt ismeretlen helyre távozni. Nincs gondja a nőcsábászati szenvedélyeinek finanszírozásával, hiszen csodás rákgyógyszerének eladásából és egy másik termékéből, a „Wonder Working Liniment"-ből szerez bevételt, amelyet mindössze két dollárért kínál egy üvegért. Ez nyers kőolajból állt, amelyből a könnyebb olajokat elpárologtatták, így egy paraffinból, kenőolajból és kátrányból álló sűrű oldat maradt, amely a „kenőcsöt" alkotta. William Rockefeller eredeti csodás olaja egészen a közelmúltig fennmaradt Nujol néven, amely főként kőolajból állt, és hashajtóként árulták. Közismert volt, hogy a Nujol csupán egy reklámfogás volt, amely a („új olaj") jelentését hordozta, nyilvánvalóan ellentétben az „old oil" („régi olaj") kifejezéssel. Szekrekedés elleni szerként árulták, de valójában megfosztotta a testet a zsírban oldódó vitaminoktól, mivel jól ismert orvosi tény volt, hogy a ásványi olaj bevonja a beleket, és megakadályozza számos szükséges vitamin és egyéb tápanyag felszívódását. A gyártók karotint adtak hozzá, hogy megnyugtassák az egészségtudatos fogyasztókat, de ez aligha volt érdemes a fáradságra. A Nujolt a Standard Oil of New Jersey egyik leányvállalata, a Stanco gyártotta, amelynek egyetlen másik, ugyanazon a telephelyen gyártott terméke a híres rovarirtó szer, a Flit volt.

A Nujolt évekig árulták a washingtoni szenátusi irodaházból, amikor az „érdekütközés" fogalmát még liberálisabban értelmezték. Ebben az esetben aligha volt szó érdekütközésről, mert a tekintélyes árus, Royal S. Copeland szenátor soha nem volt más érdeke, mint a Rockefeller-család szolgálata. Orvos volt, akit Rockefeller nevezett ki a New York-i Egészségügyi Minisztérium élére, majd később finanszírozta szenátusi kampányát. Copeland nyílt kereskedelmi tevékenysége még a legelcsigázottabb washingtoni újságírókat is megdöbbentette. Szenátori karrierjét a Nujol napi reklámozásának szentelte. Minden reggel mikrofont állítottak fel a szenátusi irodájában, és az első napirendi pont a Nujol-program volt, amiért évi 75 000 dollárt kapott, ami az 1930-as években hatalmas fizetés volt, és meghaladta az Egyesült Államok elnökének fizetését. Copeland szenátor tettei számos becenevet hoztak neki a Capitol Hillen. Gyakran az Amerikai Orvosszövetség szenátorának nevezték, mivel lelkesen támogatta az AMA és Morris Fishbein által indított programokat. Reálisabban nézve azonban általában „a Standard Oil szenátorának" nevezték. Bármely, a Rockefeller-monopólium nagyobb profitját szolgáló törvényjavaslatot biztosan támogatott. Az 1938-as élelmiszer- és gyógyszerügyi törvényről szóló kongresszusi vita során Leonor Sullivan képviselőnő bírálta, aki azzal vádolta Copeland szenátort – aki orvosként kezelte a törvényjavaslatot a szenátusban –, hogy a vita során nyíltan elismerte: a szappan mentesül a törvény alól, mert a szappangyártók, akik az ország legnagyobb hirdetői voltak, ellenkező esetben más nagyipari ágazatokkal összefogva harcolnának a törvényjavaslat ellen. Sullivan képviselő panaszkodott az oldalon: „A törvényben hivatalosan kijelentették, hogy a szappan nem kozmetikum. A hajfestékgyártók engedélyt kaptak arra, hogy ismert veszélyes termékeket forgalmazzanak, feltéve, hogy külön figyelmeztetést helyeznek el a címkén – de melyik nő látja meg valaha a szépségszalonban azt a címkét a nagy kiszerelésű tartályon, amelyben a hajfestéket szállítják?"

Ahogyan az idősebb Rockefeller egész életét személyes megszállottságának, a nőknek szentelte, úgy fia, John is ugyanolyan megszállott volt, csak nem a nők, hanem a pénz iránt, és teljes mértékben elkötelezte magát a folyamatosan növekvő vagyon és hatalom megszerzése mellett.

Azonban a Rockefeller-család hatalomra törésének fő eredményei – a monopóliumra irányuló visszatérítési rendszer, az alapítványok létrehozása az amerikai polgárok feletti hatalom megszerzése érdekében, a központi bank, a Federal Reserve System létrehozása, a világkommunista forradalom támogatása és az orvosi monopólium létrehozása – mind a Rothschildoktól vagy európai alkalmazottaiktól származtak. John D. Rockefeller iratai között nem találunk arra utalást, hogy ő indította volna el ezeket a programokat. Az adómentes jótékonysági alapítvány koncepciója a Rothschildok szolgájától, George Peabodytól származik, 1865-ből. A Peabody Oktatási

Alapítvány később a Rockefeller Alapítvány lett. Nem valószínű, hogy még John D. Rockefeller ördögi elméje is kitalálhatta volna ezt a fondorlatos csavart. Egy társadalomtörténész a 19. század végének egyik legfontosabb fejleményét, amikor a jótékonysági alapítványok és a világkommunizmus jelentős mozgalmakká váltak, a történelem egyik legérdekesebb aspektusaként írta le, amely talán a kerék felfedezésével egyenértékű. Ez az új felfedezés az a koncepció volt, amelyet a patkányok dolgoztak ki – akiknek végül is meglehetősen fejlett intelligenciájuk van –, miszerint apró sajtdarabokkal csaléteket helyezve csapdába ejthetik az embereket. Azóta az emberiség története arról szól, hogy a patkányok csapdáikba ejtik az embereket. A szocializmus – sőt, bármely kormányzati program – egyszerűen csak az, hogy a patkány egy kis sajtdarabbal csalit tesz a csapdába, és így fog el magának egy embert.

Wright Putman képviselő, a Képviselőház Bank- és Valutaügyi Bizottságának elnöke a Kongresszusban megjegyezte, hogy a Rockefeller Alapítvány létrehozása gyakorlatilag megvédte a Standard Oil-t a versenytől. A többségi részesedést kivonták a piaci manipuláció vagy a versenytársak általi esetleges felvásárlások hatálya alól. Ez egyúttal mentesítette a Standard Oil-t a legtöbb adó alól, ami aztán hatalmas többletterhet rótt az egyes amerikai adófizetőkre. Bár Nelson Aldrich szenátor, a szenátus republikánus többségi vezetője, aki házasság révén a Rockefeller család tagja volt, keresztülvitte a Kongresszuson az Általános Oktatási Tanács alapító okiratát, a Rockefeller Alapítvány alapító okiratának elfogadása nehezebbnek bizonyult.

Rockefeller monopóliumra irányuló gyakorlatát széles körű bírálat övezte, és az adóztatás vagy felvásárlás elől való nyereségvédő törekvéseit mindenki átlátta. A chartát végül 1913-ban fogadták el (a szabadkőművesek számára jelentős 13-as szám – 1913 volt a progresszív jövedelemadó és a Federal Reserve Act (Szövetségi Tartalék Törvény) életbe lépésének éve is). Robert F. Wagner new yorki szenátor, a Standard Oil másik szenátora (akikből jó néhány volt), erőteljesen szorgalmazta a charta kongresszusi jóváhagyását. Az alapító okiratot ezután aláírta John D. Rockefeller, John D. Rockefeller Jr., Henry Pratt Judson, a Rockefeller által alapított Chicagói Egyetem rektora, Simon Flexner, a Rockefeller Intézet igazgatója, Starr Jameson, akit *a Who's Who* „John D. Rockefeller jótékonysági tevékenységének személyes tanácsadójaként" írt le, valamint Charles W. Eliot, a Harvard Egyetem rektora.

A Rockefeller-olajmonopólium ma már 125 éves, pedig 1911-ben a Legfelsőbb Bíróság, engedve a közfelháborodásnak, úgy döntött, hogy fel kell számolni. Az ebből létrejövő vállalatok azonban nem jelentettek problémát a Rockefeller-érdekek számára. A család mindegyik „új" vállalatban megtartotta 2%-os részesedését, míg a Rockefeller-alapítványok 3%-os részesedést szereztek mindegyikben.

Ezzel 5 százalékos részesedést szereztek mindegyik társaságban; egy vállalatnál általában elegendő 1 százalékos részesedés a működési irányítás fenntartásához.

A Rockefellerek részvétele a világkommunista forradalom előmozdításában szintén üzleti érdekeikből fakadt. Soha nem volt elkötelezettségük a marxista ideológia iránt; mint minden más, ez is csak felhasználásra szolgált. A századfordulón a Standard Oil heves versenyt folytatott a Royal Dutch Shell-lel a jövedelmező európai piac feletti ellenőrzésért. A kongresszusi tanúvallomásokból kiderült, hogy Rockefeller nagy összegeket küldött Leninnek és Trockijnak az 1905-ös kommunista forradalom szítására. Bankára, Jacob Schiff korábban finanszírozta a japánokat az Oroszország elleni háborúban, és személyes követét, George Kennant küldte Oroszországba, hogy mintegy húsz éven át a cár elleni forradalmi tevékenységet támogassa. Amikor az 1905-ös forradalom kudarcot vallott, Lenint 1917-ig „tárolták" Svájcban. Trockijt az Egyesült Államokba vitték, ahol bérmentesen lakott a Standard Oil new jersey-i Bayonne-i telkén, a cég tartályparkjában. Amikor a cár lemondott, Trockijt háromszáz kommunista forradalmárral együtt hajóra tették New York Lower East Side-járól. Rockefeller különleges útlevelet szerzett Trockijnak Woodrow Wilsontól, és Lincoln Steffenset küldte vele, hogy biztosítsa, biztonságban visszatérjen Oroszországba. Az utazási költségekre Rockefeller 10 000 dollárral teli pénztárcát tett Trockij zsebébe.

1917. április 13-án, amikor a hajó Halifaxban megállt, a kanadai titkosszolgálat tisztjei azonnal letartóztatták Trockijt, és Új-Skóciában internálták. Az ügy nemzetközi *botránnyá* vált, mivel több ország vezető kormánytisztviselői hevesen követelték Trockij szabadon bocsátását. A titkosszolgálat értesülést kapott arról, hogy Trockij úton van, hogy kivonja Oroszországot a háborúból, így több német hadsereg szabadulna fel a nyugati fronton a kanadai csapatok megtámadására. Lloyd George miniszterelnök sietve táviratot küldött Londonból a kanadai titkosszolgálatnak, hogy azonnal engedjék szabadon Trockijt – ők azonban figyelmen kívül hagyták. Trotszkijt végül Rockefeller egyik leghűségesebb bábja, a kanadai miniszter Mackenzie King közbelépése szabadította ki, aki régóta a Rockefellerek „munkaügyi szakértője" volt. King személyesen elérte Trockij szabadon bocsátását, és a Rockefeller-család követeiként útjára küldte, azzal a megbízatással, hogy megnyerje a bolsevik forradalmat. Így Dr. Armand

Hammer, aki hangosan hirdeti oroszországi befolyását Lenin barátjaként, jelentéktelen szerepet játszik a Rockefeller-család világkommunizmus támogatásában betöltött szerepéhez képest. Bár a kommunizmus, más „izmusokhoz" hasonlóan, Marx és a Rothschild-ház kapcsolatából eredt, John D. Rockefeller tiszteletteljes támogatását élvezte, mert ő a kommunizmust annak látta, ami valójában: a végső monopóliumnak, amely nemcsak a kormányt, a monetáris rendszert és az összes vagyont ellenőrzi, hanem olyan monopóliumnak is, amely – az általa utánozott vállalatokhoz hasonlóan – önfenntartó és örök. Ez volt a logikus továbbfejlődése a Standard Oil monopóliumának.

A világmonopólium felé vezető úton fontos lépés volt a Rothschildok által kitalált, a legmesszebb ható vállalat. Ez volt a nemzetközi gyógyszer- és vegyipari kartell, az I. G. Farben. „Állam az államban" néven emlegették, 1925-ben hozták létre Interessen Gemeinschaft Farbeindustrie Aktien gesellschaft néven, általában I. G. Farben néven ismerték, ami egyszerűen „A Kartell"-t jelentette. A kartell 1904-ben jött létre, amikor Németország hat legnagyobb vegyipari vállalata tárgyalásokat kezdett a végső kartell létrehozásáról, egyesítve a Badische Anilin, a Bayer, az Agfa, a Hoechst, a Weiler-ter-Meer és a Greisheim-Electron vállalatokat. A vezető szellem, valamint a finanszírozás a Rothschildoktól származott, akiket német bankáruk, Max Warburg képviselt, az M. M. Warburg Company-tól, Hamburgból. Később az első világháború alatt a német titkosszolgálat élére állt, és a császár személyes pénzügyi tanácsadója volt. Amikor a császárt a háború elvesztése után megdöntötték, Max Warburgot nem száműzték vele együtt Hollandiába; ehelyett az új kormány pénzügyi tanácsadója lett. A monarchiák jönnek és mennek, de a valódi hatalom a bankárok kezében marad. Miközben Németországot képviselte a párizsi békekonferencián, Max Warburg kellemes órákat töltött azzal, hogy megújította a családi kötelékeket testvérével, Paul Warburggal, aki a Jekyl-szigeten megfogalmazott Federal Reserve Act (Szövetségi Tartalék Törvény) után a háború alatt az amerikai bankrendszer élén állt. Párizsban Woodrow Wilson pénzügyi tanácsadójaként tartózkodott.

Az I. G. Farben nettó vagyona hamarosan elérte a hatmilliárd márkát, és mintegy ötszáz vállalatot irányított. Első elnöke Carl Bosch professzor volt. A Weimari Köztársaság idején az I. G. vezetői, látva a közelgő változásokat, szoros együttműködésbe léptek Adolf Hitlerrel, biztosítva számára a szükséges anyagi forrásokat és politikai befolyást. Az I. G. Farben kartell sikere felkeltette más iparmágnások érdeklődését is. Henry Ford kedvező benyomást kapott, és létrehozta a Ford Motor Company német leányvállalatát. A részvények negyven százalékát az I. G. Farben vásárolta meg. Az I. G. Farben ezután amerikai leányvállalatot alapított, az American I. G. név -t, a New Jersey-i Standard Oil-lal együttműködésben. Igazgatói között volt Walter Teagle, a Standard Oil elnöke, Paul Warburg a Kuhn, Loeb Company-tól, valamint Edsel Ford, aki a Ford érdekeit képviselte. John Foster Dulles, a Sullivan and Cromwell ügyvédi iroda képviseletében, az I. G. ügyvédje lett, és kartellügyekben gyakran utazott New York és Berlin között. Ügyvédtársa, Arthur Dean, jelenleg a 40 millió dolláros Teagle Alapítvány igazgatója, amelyet Teagle halála előtt hoztak létre. Más vagyonokhoz hasonlóan ez is a hálózat részévé vált. John Foster Dulleshez hasonlóan Arthur Dean is sok éven át az American Banknote igazgatója volt; ez az a cég, amely a papírt szállítja a dollárbankjegyekhez. Dean aktív háttér-tárgyalóként is működött a kormány számára, leszerelési konferenciákon fegyverzet-tárgyalóként. Dean a Rockefeller-féle American Ag&Chem Company igazgatója is volt. Igazgatója volt az American Solvay-nek, az American Metal-nek és más cégeknek is. A Climax Molybdenum és az American Metal tulajdonosai, a gazdag Hochschild család ügyvédjeként Dean a család alapítványának, a Hochschild Alapítványnak az igazgatója lett. Dean a Külkapcsolatok Tanácsának, az Ázsiai Alapítványnak, az International House-nak, a Carnegie Alapítványnak és a Sloan Kettering Rákközpontnak tiszteletbeli igazgatója.

1930-ban a Standard Oil bejelentette, hogy megvásárolta az alkoholmonopóliumot Németországban, egy olyan üzletet, amelyet az I. G. Farben hozott létre. Miután Hitler hatalomra került, John D. Rockefeller személyes sajtótitkárát, Ivy Lee-t Hitler mellé rendelte, hogy teljes munkaidőben tanácsadóként segítse Németország újrafegyverkezését, ami elengedhetetlen lépés volt a második világháború kirobbantásához. A Standard Oil ezután nagy finomítókat épített Németországban a nácik számára, és a második világháború alatt is folytatta az olajellátást. Az 1930-as években a Standard Oil fizetésként nagy mennyiségű, német hajógyárakban épített hangszert és hajót kapott Németországtól.

A rettegett Gestapo, a náci rendőrség valójában az I. G. Farben által alapítása óta fenntartott világméretű hírszerző hálózatból épült fel. Herman Schmitz, aki Carl Bosch utódjaként az I. G. élére került, Breuning kancellár személyes tanácsadója volt; amikor Hitler átvette a hatalmat, Schmitz lett a legmegbízhatóbb titkos tanácsadója. -szel való kapcsolata olyan jól titkolt volt, hogy a sajtónak parancsba adták, soha ne fényképezzék őket együtt. Schmitz-et a Reichstag tiszteletbeli tagjává nevezték ki, míg asszisztense, Carl Krauch, Göring főtanácsadója lett a nácik négyéves tervének végrehajtásában. Egy üzlettársa, Richard Krebs, később a Ház Amerikaiellenes Tevékenységek Bizottsága előtt tanúskodott: „Az I. G. Farbinindustrie, személyes tapasztalatból tudom, már 1934-ben teljesen a Gestapo kezében volt." Ez téves állítás volt; az I. G. Farben csupán szövetségre lépett a Gestapóval.

1924-ben a Krupp Industries súlyos pénzügyi nehézségekkel küzdött; a céget a Wall Street két legismertebb cége, a Hallgarten & Company és a Goldman Sachs által nyújtott 10 millió dolláros készpénzkölcsön mentette meg. Németország tervezett újrafegyverkezése csak akkor tudott megvalósulni, miután a Dillon Read 100 millió dollár értékű német kötvényt bocsátott ki a Wall Streeten erre a célra. Aligha volt meglepő, hogy a második világháború végén William Draper tábornokot nevezték ki Németország gazdasági cárjává, kinevezve a Szövetséges Katonai Kormány Gazdasági Osztályának vezetőjévé. Ő a Dillon Read partnere volt.

1939-ben Frank Howard, a Standard Oil alelnöke Németországba látogatott. Később így vallott: „Minden tőlünk telhetőt megtettünk, hogy kidolgozzunk egy olyan modus vivendi tervet, amely a háború egész ideje alatt működne, függetlenül attól, hogy belépünk-e a háborúba vagy sem." Ekkor az American I. G. igazgatótanácsában helyet kapott Charles Mitchell, a National City Bank, a Rockefeller-bank elnöke, Carl Bosch, Paul Warburg, Herman Schmitz és Schmitz unokaöccse, Max Ilgner.

Bár a neve alig ismert, Frank Howard sok éven át kulcsfigurája volt a Standard Oil működésének, mint a kutatás és a nemzetközi megállapodások igazgatója. Az 1930-as években a Sloan Kettering Intézet kutatási bizottságának elnöke is volt; a Sloan Ketteringben általa kinevezett Dusty Rhoads vezette a kemoterápia fejlesztésére irányuló kísérleteket. A második világháború alatt Rhoads vezette a vegyi hadviselési szolgálatot Washingtonban, az amerikai hadsereg főparancsnokságán. Frank Howard volt az, aki 1939-ben meggyőzte a General Motorsnál dolgozó Alfred Sloant és Charles Ketteringet, hogy vagyonukat a Rákközpontnak adományozzák, amely ezután a nevüket vette fel. A gazdag Atherton család tagjaként Frank Howard (1890–1964) másodszor is megnősült, második felesége a brit arisztokrácia egyik vezető tagja, Leeds hercegnője volt. Az első Leeds hercege 1694-ben kapta meg a címet, Sir Thomas Osborne, aki az egyik kulcsfontosságú összeesküvő volt II. Jakab király megdöntésében és III. Vilmos 1688-as angol trónra lépésében. Osborne II. Károly király uralkodása alatt békét kötött Hollandiával, és 1677-ben egyedülálló módon előmozdította York hercegének lányának, Máriának a házasságát Orániai Vilmossal. A Dictionary of National Biography megjegyzi, hogy Osborne „öt éven át korrupcióval irányította az alsóházat, és meggazdagodott". II. Károly király árulás vádjával vádat emelt ellene XIV. Lajos királlyal folytatott tárgyalásai miatt, és 1678-tól 1684-ig a londoni Towerben tartották fogva. Szabadulása után ismét aktív szerepet vállalt az összeesküvésben, amelynek célja az volt, hogy Orániai Vilmost Anglia királyává tegyék, és biztosította számára a kulcsfontosságú York tartományt. Vilmos ezután Leeds hercegévé nevezte ki. Vilmos angol trónra lépése lehetővé tette a összeesküvők számára, hogy végrehajtsák terveik döntő lépését, és 1694-ben megalapítsák az Angol Nemzeti Bankot. Ez lehetővé tette az amszterdami bankárok számára, hogy átvegyék az irányítást a Brit Birodalom vagyon felett. Osborne életrajza azt is megjegyzi, hogy később jakobinus összeesküvésekkel vádolták, és 1695-ben vádat emeltek ellene, mert nagy összegű kenőpénzt fogadott el az Indiai Keleti Társaság alapító okiratának megszerzéséért, de „az eljárás nem zárult le". Továbbá megjegyezték, hogy „hatalmas vagyont hagyott hátra".

A 11. Leeds-i herceg 1931 és 1935 között Washingtonban, 1936 és 1947 között, azaz a második világháború alatt a Szentszéknél volt nagykövet. A család egyik ága a Delano családba házasodott be, így Franklin Delano Roosevelt rokonai lettek. Egy unokatestvére, Chandos vikomt, kiemelkedő brit tisztviselő volt, aki 1942 és 1945 között Churchill háborús kabinetjében szolgált, később pedig a Rothschild-cég, az Alliance Assurance és az Imperial Chemical Industries igazgatója lett.

Frank Howard volt a kulcsfontosságú tisztviselő a Standard Oil és az I. G. Farben közötti kapcsolatok fenntartásában. Ő vezette a szintetikus gumi fejlesztését, amely döntő fontosságú volt a második világháborúban Németország számára ; később írt egy könyvet, „Buna Rubber" címmel. Emellett a Rohm and Haas gyógyszergyár tanácsadója is volt, képviselve a Rockefeller-család kapcsolatát azzal a céggel. Élete utolsó éveit Párizsban töltötte, de továbbra is megtartotta irodáját a New York-i Rockefeller Center 30. szám alatt.

Walter Teagle, a Standard Oil elnöke 500 000 részvényt birtokolt az American I. G.-ben; ezek a részvények később a Teagle Alapítvány alapját képezték. Herman Metz, aki szintén az American I. G. igazgatósági tagja volt, a New York-i H. A. Metz Company elnöke volt, egy olyan gyógyszeripari vállalaté, amely teljes egészében a német I. G. Farben tulajdonában állt. Francis Garvan, aki az első világháború alatt az idegen tulajdonok gondnokaként szolgált, az I. G. Farben működésének számos titkát ismerte. 1929-ben vádat emeltek ellene, hogy hallgatásra kényszerítsék. A pert a Igazságügyi Minisztérium indította Merton Lewis főügyész, a Bosch Company korábbi jogtanácsosa révén. John Krim, a német nagykövetség korábbi jogtanácsosa az Egyesült Államokban, tanúvallomást tett arról, hogy John King szenátor három éven át a Hamburg American Line alkalmazásában állt, évi tizenötezer dolláros fizetéssel; ő nevezte ki Otto Kahnt választási alapjának kincstárnokává. Homer Cummings, aki hat éven át volt főügyész, ezután a General Aniline and Film jogtanácsosa lett, évi 100 000 dolláros fizetéssel. A második világháború alatt a GAF állítólag egy svájci cég tulajdonában volt; jelentős gyanú merült fel rá, mint „ellenséges" vállalkozásra, és végül az Egyesült Államok kormánya vette át. John Foster Dulles 1927-től 1934-ig a GAF igazgatója volt; az I. G. Farben cégek hálózatához tartozó International Nickel igazgatója is volt. Dulles az Avery-kapcsolat révén rokonságban állt a Rockefeller családdal. 1936-ban ügyvédként működött közre egy új befektetési cég, a Schroder-Rockefeller Company létrehozásában, amelyet Avery Rockefeller alapított. A cég egyesítette a Schroder Bank, Hitler személyes bankja és a Rockefeller-érdekek működését. Kurt van Schroder báró Hitler egyik legközelebbi bizalmasa és az SS egyik vezető tisztje volt. A Keppler Associates vezetője volt, amely a vezető német vállalatok nevében pénzt juttatott az SS-nek. Keppler volt az ipari zsírokért felelős tisztviselő Göring 1936-ban elindított négyéves terve során.

Az amerikai I. G. a második világháború alatt General Aniline and Film névre változtatta nevét, de továbbra is teljes egészében a svájci I. G. Chemie tulajdonában volt, amely a német I. G. Farben leányvállalata volt. A céget Gadow vezette, aki Herman Schmitz sógora volt. Az I. G. Farben nemzetközi megállapodásai közvetlenül érintették az Egyesült Államok háborús erőfeszítéseit, mivel korlátozták az Egyesült Államok magnézium-, szintetikus gumi- és fontos orvosi ellátmány-ellátását. Az I. G. Farben festékanyag-részlegének igazgatója, George von Schnitzler báró rokonságban állt a hatalmas von Rath családdal, a J. H. Stein Bankhaus-szal, amely Hitler számláját vezette, valamint a von Mallinckrodt családdal, az Egyesült Államokban működő gyógyszergyár alapítóival. Más I. G. tisztviselőkhöz hasonlóan ő is a Hitler-rezsim lelkes támogatójává vált. Az I. G. Farben 1933-ban négy és fél millió birodalmi márkát adományozott a náci pártnak; 1945-re az I. G. 40 millió birodalmi márkát juttatott a pártnak, ami megegyezett az I. G. összes többi kedvezményezettnek nyújtott adományainak összegével abban az időszakban. A náci korszak egyik kutatója, Anthony Sutton, elsősorban a német Hitler-támogatókra összpontosított, miközben figyelmen kívül hagyta az Angol Nemzeti Bank és annak kormányzója, Sir Montague Norman által a náci rezsim finanszírozásában játszott döntő szerepet. Sutton álláspontját ebben a kérdésben valószínűleg befolyásolta az a tény, hogy brit állampolgár. Adolf Hitler nyílt kijelentései a zsidók németországi befolyásáról tekintve nehéz lenne megmagyarázni az I. G. Farben szerepét a náci korszakban. Peter Hayes az I. G. Farbenről szóló, mérvadó tanulmánya azt mutatja, hogy 1933-ban tíz zsidó volt a vállalat igazgatótanácsában. Korábban már rámutattunk arra, hogy az I. G. kezdettől fogva a Rothschild-ház vállalkozása volt, amelyet a Rothschild-ház alakított ki, és ügynökei, Max Warburg Németországban és a Standard Oil az Egyesült Államokban valósítottak meg.

Bernhard holland herceg az 1930-as évek elején csatlakozott az SS-hez. Ezután az I. G. leányvállalatának, a Farben Bildernek az igazgatótanácsába lépett be, amelyről a háború utáni szupertitkos politikai döntéshozó csoportja, a Bilderberg-csoport nevét vette. A Farben vezetői fontos szerepet játszottak Heinrich Himmler Baráti Körének megszervezésében, bár kezdetben Keppler Baráti Körének hívták, mivel Keppler az I. G. egyik leányvállalatának elnöke volt. Unokaöccse, Fritz J. Kranefuss, Heinrich Himmler személyi asszisztense volt. A Himmlernek bőséges anyagi támogatást nyújtó „ -baráti kör" negyven tagjából nyolc az I. G. Farben vagy annak leányvállalatainak vezetője volt.

Annak ellenére, hogy a második világháború légitámadásai a legtöbb német várost hihetetlenül elpusztították, az I. G. Farben frankfurti épülete, amely az egyik legnagyobb épület volt a városban, csodával határos módon sértetlenül megmaradt. A frankfurti nagy Rockefeller-kúria is érintetlenül maradt a háborúban, a szőnyegbombázások ellenére. Frankfurt a Rothschild-család szülőhelye volt. Aligha volt véletlen, hogy a háború utáni német kormány, a Szövetséges Katonai Kormányzat, a csodálatos I. G. Farben épületben rendezte be irodáit. Ezt a kormányt Lucius Clay tábornok vezette, aki később a New York-i Lehman Brothers bankárok partnere lett. A politikai osztályt Robert Murphy vezette, aki a nürnbergi per elnöke lett, ahol sikeresen eltitkolta az I. G. Farben tisztviselőinek és Kurt von Schroder bárónak a bűnrészességét. Schrodert rövid ideig fogva tartották egy internáló táborban, majd szabadon engedték, hogy visszatérjen banki üzleti tevékenységéhez. A gazdasági részleget Lewis Douglas vezette, a New York-i Memorial Cancer Center alapítójának fia, a Mutual Life elnöke és a General Motors igazgatója. Douglas-t jelölték az Egyesült Államok németországi főképviselőjének, de beleegyezett, hogy lemondjon a posztjáról sógora, John J. McCloy javára. Érdekes körülmény, hogy Douglas, McCloy és Konrad Adenauer német kancellár mindannyian testvéreket vettek feleségül, akik John Zinsser, a J. P. Morgan Company partnere lányai voltak.

A világ legjelentősebb kartelljeként az I. G. Farben és az általa az Egyesült Államokban a Rockefeller-érdekek révén ellenőrzött gyógyszergyárak felelősek voltak a gyógyszergyártás és -forgalmazás számos megmagyarázhatatlan fejleményéért. 1908 és 1936 között az I. G. visszatartotta a szulfanilamid felfedezését, amely hatékony fegyverré vált volna az orvostudományi arzenálban. 1920-ban az I. G. együttműködési megállapodásokat írt alá Svájc fontos gyógyszergyártóival, a Sandoz-szal és a Ciba-Geigy-vel. 1926-ban az I. G. egyesült a Dynamit-Nobellel, a dinamitgyártó cég német leányvállalatával, míg egy angol cég vette át az angol részleget. Az I. G. vezetői ezután tárgyalásokat kezdtek a Standard Oil vezetőiével a szintetikus szén lehetséges gyártásáról, ami komoly fenyegetést jelentett volna a Standard Oil monopóliumára. Kompromisszum született az American I. G. létrehozásával, amelyben mindkét cég aktív szerepet játszott és részesedett a nyereségből.

Charles Higham „Trading with the Enemy" című könyve bőséges dokumentációval szolgál a Rockefeller-család második világháborús tevékenységéről. Miközben Hitler bombázói tonnányi robbanószert zúdítottak Londonra, a hatályos szabadalmi megállapodások értelmében minden elhasznált gallon benzin után jogdíjat fizettek a Standard Oilnak. A második világháború után, amikor Erzsébet királynő az Egyesült Államokba látogatott, látogatása során csak egy magánlakásban szállt meg, a Standard Oil-nál dolgozó William Farish kentuckyi birtokán. Nelson Rockefeller a második világháborúba való belépésünk után Washingtonba költözött, ahol Roosevelt kinevezte őt az interamerikai ügyek koordinátorává. Úgy tűnik, fő feladata az volt, hogy koordinálja a német hajók Standard Oil-tartályokból történő üzemanyag-feltöltését Dél-Amerikában. Ezt a tisztségét arra is felhasználta, hogy fontos dél-amerikai koncessziókat szerezzen magáncégének, az International Basic Exonomy Corporationnak, beleértve a kolumbiai kávépiac monopóliumát is. Azonnal megemelte az árat, ami lehetővé tette számára, hogy hétmilliárd dollár értékű ingatlant vásároljon Dél-Amerikában, és egyúttal előidézte a „Yanqui imperialismo" sztereotípiáját. Az amerikai tisztviselők szerint a Nixon alelnök autójára elkövetett merényletet közvetlenül a Rockefeller-család pusztításai okozták, amelyek széles körű felháborodást váltottak ki az amerikaiak ellen Latin-Amerikában.

A második világháború után a győztesek huszonnégy német vezetőt állítottak bíróság elé, akik mindannyian kapcsolatban álltak az I. G. Farben vállalattal, köztük tizenegy I. G. tisztviselőt. Nyolcat felmentettek, köztük Max Ilgnert, Harman Schmitz unokaöccsét. Schmitz kapta a legsúlyosabb ítéletet, nyolc évet. Ilgner valójában három évet kapott, de ezt beszámították a tárgyalásra várva börtönben töltött idejébe, és azonnal szabadon engedték. A bíró C. G. Shake volt, az ügyész pedig Al Minskoff.

Az I. G. Farben túléléséről a Wall Street Journal 1988. május 3-i címlapján számolt be: „NÉMETORSZÁG MEGVERTE A VILÁGOT AZ -I VEGYI TERMÉKEK ÉRTÉKESÍTÉSÉBEN". Thomas F. O'Boyle riporter a következőképpen sorolta fel a világ öt legnagyobb vegyipari vállalatát 1987-ben: 1. BASF 25,8 milliárd dollár 2. Bayer 23,6 milliárd dollár. 3. Hoechst 23,5 milliárd dollár. 4. ICI 20 milliárd dollár. 5. DuPont 17 milliárd dollár, kizárólag vegyipari értékesítésből.

Az első három vállalat az I. G. Farben 1945 és 1952 közötti, a Szövetséges Katonai Kormányzat által végrehajtott „felbomlasztásának" eredményeként jött létre, egy olyan folyamat során, amely gyanúsan hasonlít a Standard Oil birodalom 1911-es bírósági határozattal történő „felbomlasztásához". Az I. G. Farben három leányvállalatának dollárban számított összértékesítése, mintegy 72 milliárd dollár, messze felülmúlja legközelebbi riválisait, az ICI-t és a DuPontot, amelyek együttesen a Farben-birodalom 1987-es dollárértékű értékesítésének körülbelül felét teszik ki. A Hoechst 1987-ben 2,72 milliárd dollárért vásárolta meg a Celanese Corp. t.

O'Boyle megjegyzi: „A Nagy Hármas (a Farben leányvállalatai) még mindig kartellként viselkedik. Mindegyikük ural egy-egy meghatározott területet; a közvetlen verseny korlátozott. A kritikusok összejátszást gyanítanak. Legalábbis van köztük egyfajta barátságos viszony, ami az amerikai vegyiparban nem létezik."

A háború után az amerikaiaknak azt mondták, hogy támogatniuk kell egy „önzetlen" tervet a romba dőlt Európa újjáépítésére, amelyet Marshall-tervnek neveztek el George Marshall vezérkari főnök után, akit Joseph McCarthy szenátor a szenátusban „élő hazugságnak" nevezett. A Marshall-terv csupán egy újabb Rockefeller-tervnek bizonyult, amelynek célja az amerikai adófizetők kifosztása volt. 1948. december 13-án Robert McCormick ezredes, a *Chicago Tribune* szerkesztője egy aláírt vezércikkben személyesen elítélte az Esso által a Marshall-tervből történő kifosztást. A Marshall-tervet egy hatalmas és hangos csoport hajtotta át a Kongresszuson, élén Winthrop Aldrich-csal, a Chase Manhattan Bank elnökével és Nelson Rockefeller sógorával, akit ügyesen segített Nelson Rockefeller és William Clayton, az Anderson, Clayton Company vezetője. A Marshall-terv csupán egyike volt a számos jövedelmező háború utáni csalásnak, amelyek között szerepelt a Bretton Woods-i megállapodás, az ENSZ Segélyezési és Újjáépítési Programja és mások.

A második világháború után a Rockefellerek háborús nyereségüket arra használták fel, hogy nagy részesedést vásároljanak az Union Minière du Haut Katanga-ban, egy afrikai rézérc-telepen, amely belga érdekeltségek, köztük a jezsuiták által irányított Société Générale tulajdonában volt. Befektetésüket követően nem sokkal a Rockefeller család merész kísérletet indított a bányák teljes ellenőrzésének megszerzésére egy helyi forradalom támogatásával, a Grangesberg vállalatot használva ügynökükként. Ezt a vállalkozást eredetileg Sir Ernest Cassel, VII. Edward király pénzügyi tanácsadója hozta létre – Cassel lánya később feleségül ment Lord Mountbattenhez, a brit királyi család tagjához, aki a Rothschild családdal is rokonságban állt. A Grangesberget ekkor Bo Hammarskjold vezette, akinek testvére, Dag Hammarskjold akkor az ENSZ főtitkára volt – Bo Hammarskjold a Rockefeller-forradalom áldozata lett, amikor repülőgépét lelőtték a kongói harcok során. Azóta számos történet kering arról, ki ölte meg és miért. A Rockefeller-család kongói beavatkozását tehetséges helyetteseik, Dean Rusk és George Ball a Külügyminisztériumból, valamint Fowler Hamilton hajtották végre.

Az Egyesült Államokban a Rockefeller-érdekek továbbra is meghatározó politikai szerepet játszanak. Az öreg John D. Rockefeller kincstárnoka a Standard Oilnál, Charles Pratt, New York-i kastélyát a Külkapcsolatok Tanácsára hagyta, hogy az ott hozza létre világszékhelyét. Unokája, George Pratt Shultz, jelenleg külügyminiszter. A Rockefeller-család az Egyesült Államokban működő trockista kommunista csoport, az Ipari Demokrácia Liga finanszírozásán keresztül is döntő szerepet játszott, amelynek igazgatói között olyan meggyőződéses „antikommunisták" is szerepelnek, mint Jeane Kirkpatrick és Sidney Hook. A Rockefellerek a „jobboldali" fronton is aktívak voltak a John Birch Society támogatásán keresztül. Hogy Robert Welch, egy 32. fokozatú szabadkőműves, minden idejét a John Birch Society-nak szentelhesse, Nelson Rockefeller jó áron megvásárolta tőle családi vállalkozását, a Welch Candy Company-t. Welch a Külkapcsolatok Tanácsában lévő ismerősei közül választotta ki a John Birch Society vezető tisztségviselőit. Az azt követő években az amerikai hazafiak nem értették, miért nem tud a John Birch Society előrelépni a nagy hűhóval hirdetett „antikommunista" céljainak megvalósításában. Lehet, hogy ebben a fejleményben szerepet játszott az a tény, hogy a társaságot a világ a kommunista forradalom támogatóinak utasítására hozták létre. Más hazafiak pedig azon tűnődtek, miért került a legtöbb amerikai konzervatív író, beleértve a jelen sorok íróját is, mintegy harminc éven át folyamatosan a John Birch Társaság feketelistájára. A leendő könyvvásárlók ezreinek kérésére ellenére a John Birch Társaság nem volt hajlandó egyetlen könyvemet sem recenzálni vagy listájára felvenni. Több évtizednyi hiábavaló erőfeszítés után a Társaság saját múltja miatt teljesen hiteltelenné vált. Kétségbeesett kísérletként imázsának helyreállítására William Buckley, a CIA propagandistája, „heves" támadást indított a John Birch Society ellen magazinjának, a *National Review-nak* az oldalain. Ez az ingyenes reklámkampány azonban szintén alig segített a haldokló szervezet újjáéledésében.

A Rockefeller-monopólium hatása kiterjedt New York néhány legnagyobb és leggazdagabb egyházára is. A Wall Street-i Trinity Church, amelynek pénzügyi forrásait nem más, mint J. P. Morgan irányította, mintegy negyven kereskedelmi ingatlant birtokol Manhattanben, és 50 millió dolláros részvényportfólióval rendelkezik, amely a jól megalapozott befektetéseknek köszönhetően évente 25 millió dolláros hozamot termel! Ebből a bevételből mindössze 2,6 millió dollárt fordítanak jótékonysági célokra. A rektor, aki évi 100 000 dolláros fizetést kap, a divatos Upper East Side-on él. A Trinity mauzóleuma a helyeket 1250 dollártól kezdődő, 20 000 dollárig emelkedő díjakért adja el. A Fifth Avenue-n található St. Bartholomews éves költségvetése 3,2 millió dollár, amelyből mindössze 100 000 dollárt fordítanak jótékonysági célokra. Rektora egy tizenhárom szobás lakásban lakik a Park Avenue-n.

Az orvostudományban a Rockefeller-család befolyása továbbra is szilárdan megmaradt az orvosi monopóliumban. Már említettük, hogy a Sloan Kettering Rákközponton keresztül ellenőrzésük alatt tartják a rákipart. Felsoroltuk a nagy gyógyszergyárak igazgatóit, akik közül mindegyiknek van egy igazgatója a Chase Manhattan Bankból, a Standard Oil Company-ból vagy más Rockefeller-cégekből. Az Amerikai Sebészek Kollégiuma a hatalmas Kórházi Vizsgálati Bizottságon keresztül tartja fenn monopóliumát a kórházak felett, amelynek tagjai, Winthrop Aldrich és David McAlpine Pyle képviselik a Rockefeller-család ellenőrzését.

A „gazdagok klubjaként" ismert orvosi testvériség, a New York-i Orvostudományi Akadémia (New York Academy of Medicine) új épületének építéséhez támogatást kapott a Rockefeller Alapítványtól és annak leányvállalatától, a Carnegie Alapítványtól. Ezt a „kezdőtőkét" aztán egy nyilvános kampány finanszírozására használták fel, amelynek köszönhetően összegyűlt a pénz az új épület felépítéséhez. Az új intézmény igazgatójának a Rockefellerek Dr. Lindsly Williamst választották, aki a Kidder, Peabody ügyvezető partnere veje volt, egy olyan cégé, amely szorosan kapcsolódott a J. P. Morgan érdekeihez (a J. P. Morgan Company eredetileg Peabody Company néven működött). Williams Grace Kidder Ford felesége volt. Bár Dr. Williamsről köztudott volt, hogy alkalmatlan orvos, családi kapcsolatait tekintve kifogástalan volt. Franklin D. Roosevelt választási kampányában fontos szerepet játszott, amikor nyilvánosan igazolta, hogy Roosevelt – aki kerekesszékes rokkant volt, és számos súlyos betegségben szenvedett – mind fizikailag, mind szellemileg alkalmas az Egyesült Államok elnöki posztjára. Dr. Williams véleménye, *amelyet* a széles körben terjesztett *Collier's Magazine* egyik cikkében tettek közzé, eloszlatta a közvélemény kétségeit Roosevelt állapotát illetően. Ennek eredményeként Williamsnak felajánlották Roosevelt kabinetjében egy újonnan létrehozott posztot, az egészségügyi miniszteri tisztséget. Azonban Oscar Ewing politikai manőverei miatt még harminc évnek kellett eltelnie, mire az egészségügy kabinetposzt lett.

A Rockefeller család a Rockefeller Egészségügyi Bizottság létrehozásával jelentősen kiterjesztette üzleti érdekeltségeit a szegény déli államokban. A bizottság élén Dr. Wickliffe Rose állt, aki régóta a Rockefeller család hűséges szolgája volt, és akinek a neve szerepel a Rockefeller Alapítvány eredeti alapító okiratán. Jótékonysági céljai ellenére a Rockefeller Egészségügyi Bizottság pénzügyi hozzájárulást követelt mind a tizenegy déli államtól, amelyekben működött, ami az állami egészségügyi minisztériumok létrehozásához vezetett ezekben az államokban, és fontos új befolyási területeket nyitott meg a gyógyszeripari trösztjük számára. Tennessee-ben a Rockefeller-képviselő Dr. Olin West volt, aki Chicagóba költözött, hogy negyven éven át az Amerikai Orvosi Szövetség háttérhatalmává váljon, titkárként és ügyvezető igazgatóként.

A Rockefeller Orvostudományi Kutatóintézet végül elhagyta nevéből az „orvostudományi kutatás" részt; elnöke, Dr. Detlev Bronk egy 600 000 dolláros kastélyban lakott, amelyet ez a jótékonysági szervezet rendezett be. Rockefeller Általános Oktatási Tanácsa több mint 100 millió dollárt költött arra, hogy átvegye az irányítást az ország orvosi egyetemei felett, és orvosainkat az allopátiás iskola képviselőivé alakítsa, akik a sebészetre és a gyógyszerek széleskörű használatára specializálódnak. A Tanács, amely az eredeti Peabody Alapítványból fejlődött ki, mintegy 66 millió dollárt költött a feketék oktatására is.

A General Education Board politikai filozófiájának egyik legmesszebb ható következménye 1917-ben valósult meg, amikor a Columbia Egyetem mindössze hatmillió dolláros támogatást kapott a „progresszív" Lincoln School létrehozására. Ebből az iskolából eredt ki a progresszív pedagógusok és társadalomtudósok országos hálózata, amelynek káros hatása szorosan egybeesett a Kommunista Párt céljaival – amely szintén a Rockefeller-milliók egyik kedvelt kedvezményezettje volt. A Lincoln Iskola kezdettől fogva nyíltan forradalmi iskolaként volt ismertetve az egész Egyesült Államok általános és középiskolái számára. Az iskola azonnal elvetette az összes olyan oktatási elméletet, amely formális és jól megalapozott tudományágakon alapult, vagyis a McGuffey Reader típusú oktatást, amely olyan tantárgyak tanításán alapult, mint a latin és az algebra, és így tanította meg a gyerekeket a problémák logikus megközelítésére. Rockefeller életrajzírója, Jules Abel a Lincoln Iskolát „a progresszív oktatás világítótornyának" nevezi.

A Rockefeller Intézet pénzügyi ösztöndíjai számos kiemelkedő szakembert nevelt ki atomprogramjaink számára, például J. Robert Oppenheimert, akit később szovjet ügynök gyanújával eltávolítottak a kormányzati laboratóriumokból. Bár barátai és munkatársai többsége ismert szovjet ügynök volt, ezt „társulás általi bűnösségnek" nevezték. A Rockefeller Alapítvány számos leányvállalatot hozott létre, amelyek ma számos bajjal sújtják a nemzetet; ezek egyike a Társadalomtudományi Kutatási Tanács, amely egyedül hozta létre az országos „szegénységi ipart", egy olyan üzletágat, amely évente mintegy 130 milliárd dollárnyi adófizetői pénzt költ el, miközben mintegy 6 milliárd dollár bevételt hoz a gyakorlóinak. A pénz, amely bőven elegendő lenne az ország összes „szegényének" ellátására és lakhatására, egy hatalmas adminisztratív hálózaton keresztül folyik el, amely nagylelkű juttatásokat biztosít számos parazita „tanácsadónak".

Évekig tartó kutatásai ellenére a jelen író csupán a felszínt kapargálta meg az itt felsorolt Rockefeller-befolyások közül. Például a hatalmas Burroughs Wellcome gyógyszergyár teljes egészében a „jótékonysági" Wellcome Trust tulajdonában van. Ezt a trösztöt Lord Oliver Franks irányítja, a London Connection kulcsfontosságú tagja, amely az Egyesült Államokat brit gyarmatként tartja fenn. Franks 1948 és 1952 között az Egyesült Államok nagykövete volt. Jelenleg a Rockefeller Alapítvány igazgatója, mint annak fő képviselője Angliában. Emellett a Schroder Bank igazgatója, amely Hitler személyes bankszámláját kezelte, a Rhodes Trust igazgatója, amely a Rhodes-ösztöndíjak jóváhagyásáért felel, vendégprofesszor a Chicagói Egyetemen, valamint a Lloyd's Bank elnöke, amely Anglia öt legnagyobb bankja közé tartozik.

A Rockefeller Alapítvány további leányvállalatai közé tartozik a befolyásos washingtoni agytröszt, a Brookings Institution, a Nemzeti Gazdasági Kutatási Hivatal, amelynek eredményei kritikus szerepet játszanak a tőzsde manipulálásában; a Közigazgatási Információs Központ, amely a nemzet önkormányzati alkalmazottait indoktrinálja; az Államkormányok Tanácsa, amely az ország állami törvényhozó testületeit ellenőrzi; valamint a Csendes-óceáni Kapcsolatok Intézete, az Egyesült Államok leghírhedtebb kommunista fedőszervezete. A Rockefellerek e csoport igazgatóiként jelentek meg, és pénzügyi tanácsadójuk, Lewis Lichtenstein Strauss (a Kuhn, Loeb Company-tól) révén juttattak pénzt a szervezetnek.

A Rockefellerek megtartották irányító részesedésüket a Chase Manhattan Bankban, amelynek részvényeinek 5 százalékát birtokolják. Általában úgy vélik, hogy 1 százalékos részesedés biztosítja a bank tényleges irányítását. Ezen egyetlen eszköz révén 42,5 milliárd dollár értékű vagyont irányítanak. A Chase Manhattan szorosan összefonódik a négy nagy biztosítótársasággal, amelyek közül háromnak – a Metropolitannek, az Equitable-nek és a New York Life-nak – 1969-ben 113 milliárd dollárnyi vagyona volt.

A Reagan-kormány 1980-as hatalomra kerülésével a Rockefeller-érdekek igyekeztek elhomályosítani a világkommunizmus iránti régóta fennálló támogatásukat azzal, hogy egy hangosan „antikommunista" kormányt hoztak Washingtonba. Reagan hamarosan ugyanolyan lelkesen vendégelte meg a szovjet miniszterelnököket, mint elődje, Jimmy Carter. Reagan kampányát két tisztviselő irányította: a Bechtel Corporation elnöke, George Pratt Schultz, a Standard Oil örököse, és tanácsadója, Casper Weinberger. Shultzot külügyminiszterré, Weinbergert pedig védelmi miniszterré nevezték ki. A Bechtel-t a Schroder-Rockefeller Company finanszírozta, amely a Schroder Bank és a Rockefeller-örökösök 1936-os szövetségéből jött létre.

A Rockefeller-család befolyása a monetáris területen is kiemelkedő maradt. 1910 novembere óta, amikor Nelson Aldrich szenátor elnökölt a Jekyl-szigeten tartott titkos konferencián, amelynek eredményeként megszületett a Federal Reserve Act, a Rockefeller-család a London Connection hatókörében tartott minket. A Carter-kormány idején David Rockefeller nagylelkűen elküldte személyi asszisztensét, Paul Volckert Washingtonba, hogy vezesse a Federal Reserve Boardot. Reagan végül 1987-ben leváltotta őt Alan Greenspanre, a J. P. Morgan Company partnerére. Befolyásuk bankrendszerünkre számos pénzügyi puccsuk révén változatlan maradt, amelyek közül az egyik legjövedelmezőbb az amerikai állampolgárok magántulajdonában lévő arany Roosevelt rendelete általi elkobzása volt. Polgárainknak át kellett adniuk aranyukat a magántulajdonban lévő Federal Reserve Systemnek. Az Alkotmány engedélyezi a kisajátítást közérdekből, de tiltja a magánnyereség érdekében történő kisajátítást. Az arany új tulajdonosai ezután az arany értékét unciánként 20 dollárról 35 dollárra emelték, ami hatalmas nyereséget jelentett számukra.

A Rockefeller-család és külföldi irányítóik, a Rothschildok amerikai élet minden területére kiterjedő hatásának áttekintésekor az állampolgárnak fel kell tennie magának a kérdést: „Mit lehet tenni?" A jog csak akkor érvényesülhet, ha az állampolgár aktívan törekszik az igazságosságra.

Az igazságosság csak akkor érvényesülhet, ha minden polgár rájön, hogy az igazságosság érvényesítése az Isten által ráruházott kötelessége. A történelem dokumentálta alkotmányunk bitorlóinak minden bűncselekményét. Megtanultuk azt a fájdalmas leckét, hogy a Rockefeller-monopolisták gonosz hatalmukat szinte kizárólag szövetségi és állami ügynökökön keresztül gyakorolják. E sorok írásakor Ron Paul volt kongresszusi képviselő rendkívül ésszerű és gyakorlatias kampánnyal indul az Egyesült Államok elnöki posztjáért – a Federal Reserve System (Szövetségi Tartalék Rendszer) eltörlése, az FBI eltörlése, az Internal Revenue Service (Belső Bevételi Szolgálat) eltörlése és a CIA eltörlése. Évek óta köztudott, hogy a Szövetségi Nyomozó Iroda (FBI) 90%-a, amelyet látszólag a „bűnözés elleni küzdelemre" hoztak létre, politikai ellenzékiek zaklatásával és elszigetelésével foglalkozik (beleértve a jelen írót is, mintegy harminchárom éven át).

A bűnszövetkezetek jelenleg évente egymilliárd dollárt rabolnak el az amerikai néptől, amelynek körülbelül egyharmada – azaz évente több mint háromszázmilliárd dollár – a Gyógyszeripari Tröszt és orvosi leányvállalatai nyereséges kifosztásainak eredménye. Mielőtt tartós erőfeszítéseket lehetne tenni ezeknek a kifosztásoknak a leküzdésére, az amerikaiaknak minden tőlük telhetőt meg kell tenniük egészségük visszaszerzése érdekében. Ahogy Ezra Pound egyik híres rádióadása során követelte: „Egészség, a fenébe is!" Amerika a világ legnagyobb és legtermékenyebb nemzete lett, mert nekünk voltak a világ legegészségesebb polgárai.

Amikor a Rockefeller-szindikátus 1910-ben megkezdte az orvosi szakma átvételét, polgáraink egészségi állapota hirtelen romlani kezdett. Ma számos legyengítő betegségtől szenvedünk, mind szellemi, mind fizikai téren, amelyek szinte mindegyike közvetlenül visszavezethető a vegyipari és gyógyszeripari monopólium működésére, és amelyek a legnagyobb fenyegetést jelentik nemzetünk további létezésére nézve. Egyesüljünk most, hogy helyreállítsuk nemzetünk egészségét – ennek eredményeként visszanyerjük nemzeti büszkeségünket, újra betöltjük a modern világ feltalálóinak és termelőinek szerepét, és a világ szabadságra és függetlenségre irányuló reményeinek és álmainak őrzői leszünk.

EGYÉB CÍMEK

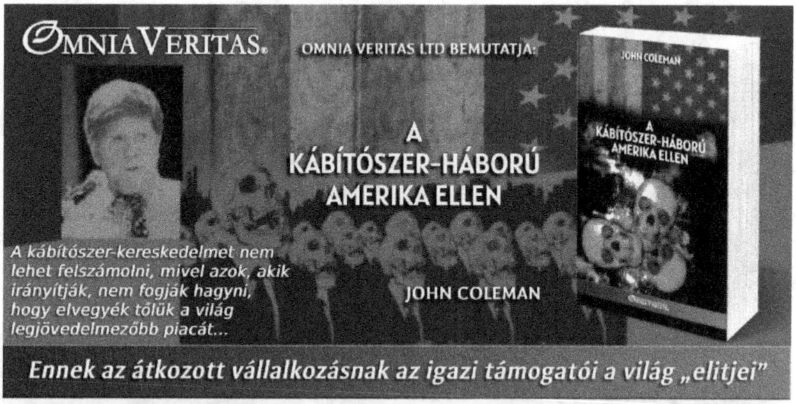
OMNIA VERITAS.
OMNIA VERITAS LTD BEMUTATJA:
A KÁBÍTÓSZER-HÁBORÚ AMERIKA ELLEN
A kábítószer-kereskedelmet nem lehet felszámolni, mivel azok, akik irányítják, nem fogják hagyni, hogy elvegyék tőlük a világ legjövedelmezőbb piacát...
JOHN COLEMAN
Ennek az átkozott vállalkozásnak az igazi támogatói a világ „elitjei"

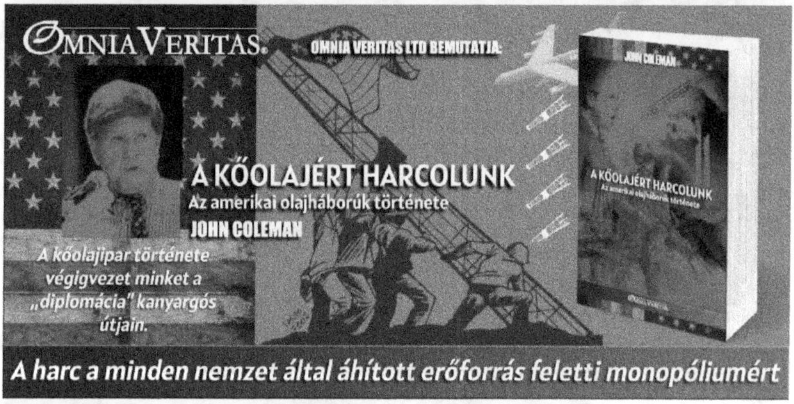
OMNIA VERITAS.
OMNIA VERITAS LTD BEMUTATJA:
A KŐOLAJÉRT HARCOLUNK
Az amerikai olajháborúk története
JOHN COLEMAN
A kőolajipar története végigvezet minket a „diplomácia" kanyargós útjain.
A harc a minden nemzet által áhított erőforrás feletti monopóliumért

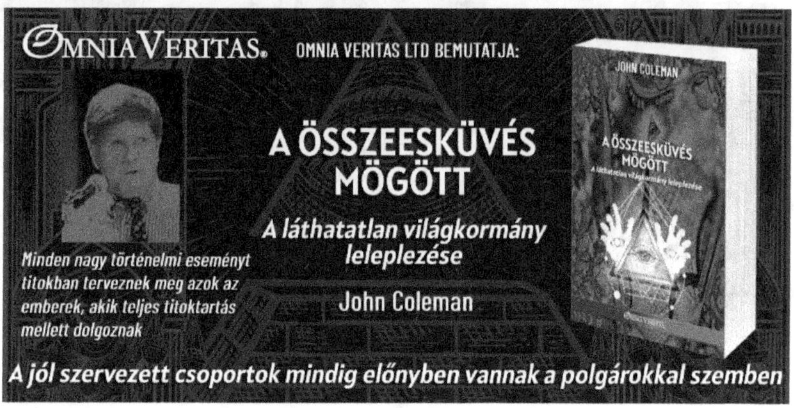
OMNIA VERITAS.
OMNIA VERITAS LTD BEMUTATJA:
A ÖSSZEESKÜVÉS MÖGÖTT
A láthatatlan világkormány leleplezése
John Coleman
Minden nagy történelmi eseményt titokban terveznek meg azok az emberek, akik teljes titoktartás mellett dolgoznak
A jól szervezett csoportok mindig előnyben vannak a polgárokkal szemben

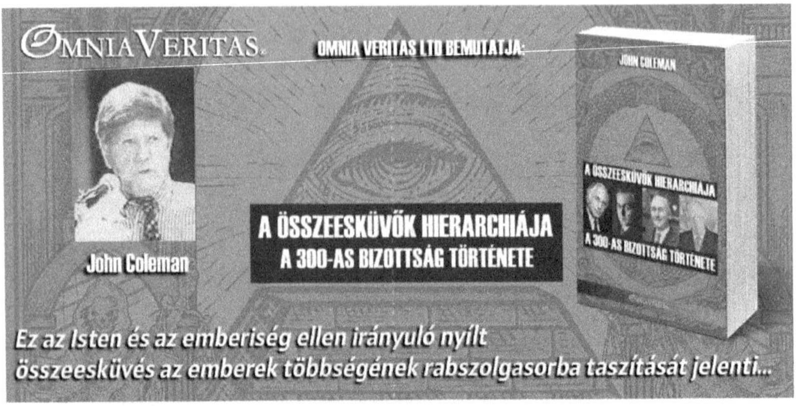
OMNIA VERITAS
OMNIA VERITAS LTD BEMUTATJA:
John Coleman
A ÖSSZEESKÜVŐK HIERARCHIÁJA
A 300-AS BIZOTTSÁG TÖRTÉNETE
JOHN COLEMAN
A ÖSSZEESKÜVŐK HIERARCHIÁJA
A 300-AS BIZOTTSÁG TÖRTÉNETE
Ez az Isten és az emberiség ellen irányuló nyílt összeesküvés az emberek többségének rabszolgasorba taszítását jelenti...

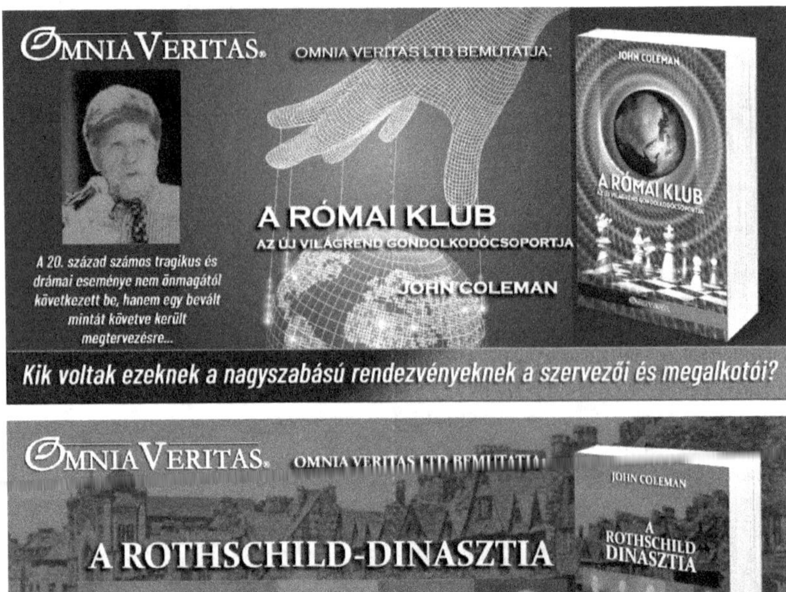
OMNIA VERITAS
OMNIA VERITAS LTD BEMUTATJA:
A 20. század számos tragikus és drámai eseménye nem önmagától következett be, hanem egy bevált mintát követve került megtervezésre...
A RÓMAI KLUB
AZ ÚJ VILÁGREND GONDOLKODÓCSOPORTJA
JOHN COLEMAN
JOHN COLEMAN
A RÓMAI KLUB
Kik voltak ezeknek a nagyszabású rendezvényeknek a szervezői és megalkotói?

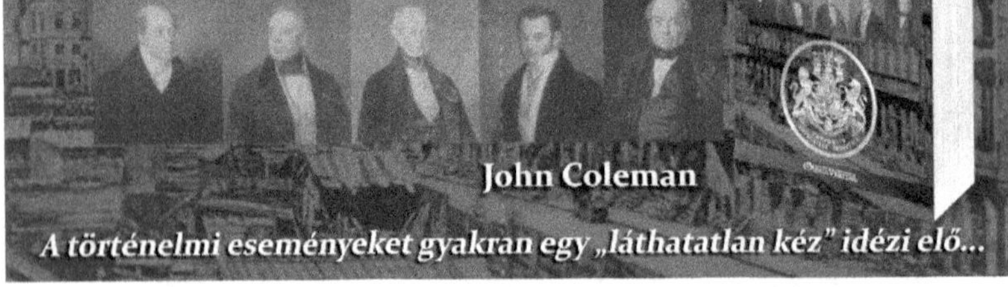
OMNIA VERITAS
OMNIA VERITAS LTD BEMUTATJA:
A ROTHSCHILD-DINASZTIA
JOHN COLEMAN
A ROTHSCHILD DINASZTIA
John Coleman
A történelmi eseményeket gyakran egy „láthatatlan kéz" idézi elő...

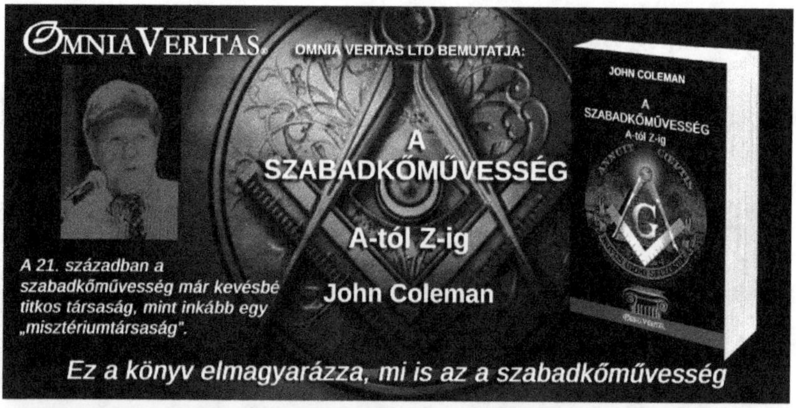
OMNIA VERITAS
OMNIA VERITAS LTD BEMUTATJA:
A SZABADKŐMŰVESSÉG
A-tól Z-ig
John Coleman
A 21. században a szabadkőművesség már kevésbé titkos társaság, mint inkább egy „misztériumtársaság".
Ez a könyv elmagyarázza, mi is az a szabadkőművesség
JOHN COLEMAN
A SZABADKŐMŰVESSÉG
A-tól Z-ig

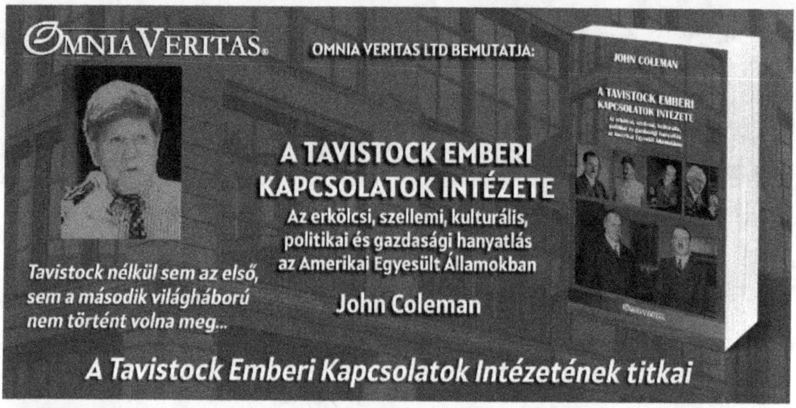
OMNIA VERITAS
OMNIA VERITAS LTD BEMUTATJA:
A TAVISTOCK EMBERI KAPCSOLATOK INTÉZETE
Az erkölcsi, szellemi, kulturális, politikai és gazdasági hanyatlás az Amerikai Egyesült Államokban
John Coleman
Tavistock nélkül sem az első, sem a második világháború nem történt volna meg...
A Tavistock Emberi Kapcsolatok Intézetének titkai
JOHN COLEMAN
A TAVISTOCK EMBERI KAPCSOLATOK INTÉZETE

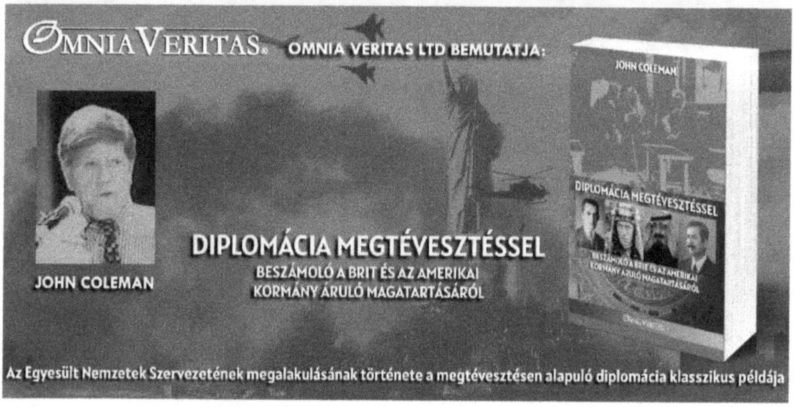
OMNIA VERITAS
OMNIA VERITAS LTD BEMUTATJA:
JOHN COLEMAN
DIPLOMÁCIA MEGTÉVESZTÉSSEL
BESZÁMOLÓ A BRIT ÉS AZ AMERIKAI KORMÁNY ÁRULÓ MAGATARTÁSÁRÓL
Az Egyesült Nemzetek Szervezetének megalakulásának története a megtévesztésen alapuló diplomácia klasszikus példája
JOHN COLEMAN
DIPLOMÁCIA MEGTÉVESZTÉSSEL

www.ingramcontent.com/pod-product-compliance
Lightning Source LLC
LaVergne TN
LVHW010948061026
849535LV00006B/1626
* 9 7 8 1 8 0 5 4 0 4 7 2 9 *